Endspurt Vorklinik

PsychSoz

2., vollständig überarbeitete Auflage

4 Abbildungen
7 Tabellen

Die Inhalte dieses Werks basieren überwiegend auf Prüfungswissen Physikum Abschnitt Psychologie/Soziologie von Thomas Hill, erschienen im Georg Thieme Verlag

Georg Thieme Verlag
Stuttgart · New York

Bibliografische Information der Deutschen Nationalbibliothek
Die Deutsche Nationalbibliothek verzeichnet diese Publikation in der Deutschen Nationalbibliografie; detaillierte bibliografische Daten sind im Internet über
http://dnb.d-nb.de abrufbar.

Wichtiger Hinweis: Wie jede Wissenschaft ist die Medizin ständigen Entwicklungen unterworfen. Forschung und klinische Erfahrung erweitern unsere Erkenntnisse, insbesondere was Behandlung und medikamentöse Therapie anbelangt. Soweit in diesem Werk eine Dosierung oder eine Applikation erwähnt wird, darf der Leser zwar darauf vertrauen, dass Autoren, Herausgeber und Verlag große Sorgfalt darauf verwandt haben, dass diese Angabe **dem Wissensstand bei Fertigstellung des Werkes** entspricht.

Für Angaben über Dosierungsanweisungen und Applikationsformen kann vom Verlag jedoch keine Gewähr übernommen werden. **Jeder Benutzer ist angehalten**, durch sorgfältige Prüfung der Beipackzettel der verwendeten Präparate und gegebenenfalls nach Konsultation eines Spezialisten festzustellen, ob die dort gegebene Empfehlung für Dosierungen oder die Beachtung von Kontraindikationen gegenüber der Angabe in diesem Buch abweicht. Eine solche Prüfung ist besonders wichtig bei selten verwendeten Präparaten oder solchen, die neu auf den Markt gebracht worden sind. **Jede Dosierung oder Applikation erfolgt auf eigene Gefahr des Benutzers.** Autoren und Verlag appellieren an jeden Benutzer, ihm etwa auffallende Ungenauigkeiten dem Verlag mitzuteilen.

Rüdigerstraße 14
D-70469 Stuttgart
Unsere Homepage: http://www.thieme.de

Satz: medionet Publishing Services Ltd., Berlin
Druck: AZ Druck und Datentechnik GmbH, Kempten
Umschlaggestaltung: Thieme Verlagsgruppe
Grafiken: Fa. willscript Dr. Wilhelm Kuhn, Tübingen

ISBN 978-3-13-153352-4 1 2 3 4 5 6

Auch erhältlich als E-Book:
eISBN (PDF) 978-3-13-166742-7

Auf zum Endspurt!

Das Physikum naht, und „richtige" Bücher scheinen alle zu dick? Dann biegen Sie mit unseren Endspurt-Skripten auf die Zielgerade ein! Kurz und knapp finden Sie hier schwerpunktmäßig die Inhalte, auf die das IMPP mit seinen Physikumsfragen zwischen **Frühjahr 2006** und **Herbst 2012** abzielte. Doch beschränkt haben wir uns darauf nicht, denn schließlich überlegt sich das IMPP immer neue Fragen, und auch das Mündliche will bestanden werden. Nicht unerwähnt bleiben dürfen an dieser Stelle alle Leser der 1. Auflage, die uns geduldig auf manchen inhaltlichen Mangel hingewiesen haben. Nicht zuletzt durch ihre Hilfe kommen unsere Skripten jetzt in der 2. Auflage deutlich korrekter daher als in der Vergangenheit. Herzlichen Dank dafür!

Festgehalten haben wir allerdings an dem Aufbau unserer Hefte:

▸ **Lernpakete.** Sie stellen in unseren Skripten eine Lerneinheit dar. Wenn Sie ein Lernpaket pro Tag durcharbeiten, bringt Sie unser Zeitplan **in 70 Tagen zum Physikum** – und zwar einschließlich zwei Wochen Zeit zum Wiederholen mit 1 Skript pro Tag. Da das Lerntempo sehr unterschiedlich und auch abhängig vom bereits vorhandenen Wissen ist, können unsere Lernpakete nur ein Vorschlag sein. Vielleicht kommen Sie auch schneller oder eben etwas langsamer voran. Zum individuellen Planen finden Sie unseren **Lernkalender** unter www.thieme.de/endspurt.

▸ **Prüfungsrelevante Inhalte.** Inhalte, zu denen das IMPP seit Frühjahr 2006 Fragen gestellt hat, sind im Text gelb hervorgehoben. Wenn Sie nur diese Inhalte lernen, sind Sie für die Beantwortung der Altfragen gut gewappnet.

FAZIT – DAS MÜSSEN SIE WISSEN ✕

- Die **Fazitkästen** sind zum Wiederholen der Altfragen-Inhalte gedacht – oder für die ganz Eiligen unter Ihnen. Sie listen die gelb markierten Antworten des vorangehenden Abschnitts noch einmal ohne die Zwischentexte auf.
- Die **Anzahl der !** zeigt an, wie häufig der Inhalt zwischen Frühjahr 2006 und Herbst 2012 vom IMPP gefragt wurde:
  - **!** Hierzu gab es seit 2006 eine Frage.
  - **!!** Dieser Sachverhalt wurde zwei- oder dreimal gefragt.
  - **!!!** Zu diesem Thema stellte das IMPP vier oder mehr Fragen.

▸ **Lerntipps und Co.** Weitere Unterstützung beim Lernen bieten Ihnen unsere Lerntipps, Rechenbeispiele und Apropos-Texte.

LERNTIPP !

In diesen Kästen finden Sie Hinweise darauf, welche Inhalte auch **mündlich** besonders gern gefragt werden, welche **Tücken** in bestimmten IMPP-Fragen auf Sie warten oder wie Sie sich manche Fakten besser merken können.

RECHENBEISPIEL

In einigen Fächern können Sie mit richtig gelösten Rechenaufgaben viele Punkte ergattern. Damit dies gelingt, finden Sie **Übungen zu Rechenaufgaben**, wie auch das IMPP sie stellt. Natürlich ist der auch Lösungsweg detailliert angegeben!

APROPOS

Die Apropos-Texte sind unser **Motivationsschub** für Sie. Hier finden Sie spannendes Zusatzwissen, das hoffentlich hilft, dass Sie sich die „Warum muss ich das eigentlich Lernen?"-Frage nur selten stellen.

▸ **Kreuzen mit examen online.** Auf **examenonline.thieme.de** sind Prüfungssitzungen zusammengestellt, die exakt auf die jeweiligen Lernpakete zugeschnitten sind. So können Sie nach jedem Lernpaket direkt prüfen, ob Sie den Inhalt verstanden und behalten haben. Viele Unis stellen ihren Studierenden einen kostenlosen Zugang bereit – erkundigen Sie sich! Das Verzeichnis der teilnehmenden Universitäten finden Sie ebenfalls auf examenonline.thieme.de. Sollte Ihre Uni nicht dabei sein, können Sie natürlich auch privat einen Zugang erwerben. In den Lernpaketen werden übrigens ab Frühjahr 2013 die neuen Examensfragen ergänzt, damit Ihnen keine Frage entgeht!

▸ **Fehlerteufel.** Viele Augen sehen mehr! Sollten Ihre Augen in unseren Skripten etwas entdecken, das nicht richtig ist, freuen wir uns über jeden Hinweis! Schicken Sie Ihre Fehlermeldung bitte an kundenservice@thieme.de oder benutzen Sie den Link auf www.thieme.de/endspurt. Wir werden sie in einem Erratum sammeln und unter „Aktualisierungen" auf www.thieme.de/endspurt online stellen. Und sollten Ihnen unsere Hefte gefallen: Lob ist natürlich ebenso willkommen ☺.

Alles Gute für Ihr Physikum wünscht Ihnen

Ihr Endspurt-Team

ENDSPURT - PSYCHSOZ

Obwohl die Medizinische Psychologie und Soziologie als „kleines Fach" gilt, gibt es in jedem Examen viele Fragen dazu. Wichtig sind auch die Informationen zum Gesundheitssystem und die theoretische Psychologie mit ihren praktischen Anteilen wie z.B. den verschiedenen Therapieverfahren. Nicht zuletzt geben Ihnen die Inhalte dieses Fachs wertvolle Hinweise darauf, wie Sie sich im späteren Berufsleben bei der Kommunikation mit dem Patienten verhalten sollten.

Inhaltsverzeichnis

LERNPAKET 1

1 Gesundheit und Krankheit ... 6
1.1 Patient ... 6
1.1.1 Subjektives Befinden und Erleben ... 6
1.1.2 Gesundheitsbezogene Lebensqualität ... 6
1.1.3 Emotionale und kognitive Einflüsse ... 6
1.2 Krankheit und Gesellschaft ... 7
1.2.1 Stigmatisierung und Diskriminierung psychisch Kranker und Behinderter ... 7
1.2.2 Etikettierungsansatz ... 7
1.3 Gesundheits- und Krankheitsmodelle ... 7
1.3.1 Verhaltensmodelle ... 7
1.3.2 Psychobiologische Modelle ... 8
1.3.3 Psychodynamische Modelle ... 9
1.3.4 Sozialpsychologische Modelle ... 10
1.3.5 Soziologische Modelle ... 12

2 Methodische Grundlagen der Psychologie ... 13
2.1 Untersuchungsplanung ... 13
2.1.1 Hypothesenbildung ... 13
2.1.2 Operationalisieren, beobachten und messen ... 14
2.1.3 Skalierungsmethoden ... 14
2.1.4 Testdiagnostik ... 15
2.1.5 Arten der Untersuchung ... 18
2.1.6 Epidemiologische Maßzahlen ... 20
2.1.7 Stichproben ... 21
2.1.8 Sozialwissenschaftliche Methoden der Datengewinnung ... 21
2.1.9 Psychobiologische Methoden der Datengewinnung ... 22
2.2 Datenauswertung und Interpretation ... 22

3 Theoretische Grundlagen der Psychologie ... 23
3.1 Psychobiologische Grundlagen ... 23
3.1.1 Gehirn und Verhalten: Elektroenzephalogramm 23
3.1.2 Andere neurobiologische Untersuchungsverfahren ... 24
3.1.3 Aktivierung und Bewusstsein ... 24
3.2 Lernen ... 27
3.2.1 Klassische Konditionierung ... 27

LERNPAKET 2

3.2.2 Operantes Konditionieren – Lernen anhand von Konsequenzen ... 29
3.2.3 Weitere Lerntheorien ... 31
3.2.4 Hirnareale und Hirnfunktionen ... 31
3.3 Kognition ... 32
3.3.1 Wahrnehmung ... 32
3.3.2 Gestaltpsychologie ... 32
3.3.3 Aufmerksamkeit ... 32
3.3.4 Gedächtnis ... 33
3.3.5 Intelligenz ... 34
3.4 Emotion und Motivation ... 35
3.4.1 Emotion ... 35
3.4.2 Motivation ... 39
3.5 Persönlichkeit und Entwicklung ... 42
3.5.1 Theorien der Persönlichkeit ... 42
3.5.2 Entwicklung und primäre Sozialisation ... 45
3.5.3 Entwicklung und Sozialisation im Lebenslauf ... 49
3.6 Soziologie ... 51
3.6.1 Soziodemografische Determinanten des Lebenslaufs ... 51
3.6.2 Sozialstrukturelle Determinanten des Lebenslaufs ... 55

LERNPAKET 3

4 Ärztliches Handeln ... 58
4.1 Arztrolle ... 58
4.1.1 Ärztliche Berufstätigkeit ... 58
4.1.2 Ethik ärztlichen Handelns ... 59
4.1.3 Kommunikation und Interaktion ... 59
4.1.4 Einflussfaktoren auf Kommunikation und Kooperation ... 63
4.1.5 Untersuchung und Gespräch ... 64
4.2 Prozess- und Ergebnisevaluation ... 65
4.2.1 Prozessforschung ... 65
4.2.2 Ergebnisevaluation ... 65
4.3 Interventionsformen ... 66
4.3.1 Ärztliche Beratung und Patientenschulung ... 66
4.3.2 Setting-Ansatz der Gesundheitsförderung ... 66
4.3.3 Psychotherapie ... 67
4.4 Besondere medizinische Anforderungen ... 74
4.4.1 Onkologie ... 74
4.4.2 Sexualmedizin ... 75
4.4.3 Tod und Sterben, Trauer ... 77

LERNPAKET 4

5 Patient und Gesundheitssystem ... 79
5.1 Stadien des Hilfesuchens ... 79
5.2 Bedarf und Nachfrage ... 79
5.3 Strukturen des deutschen Gesundheitssystems . 80

5.4 Qualitätsmanagement im Gesundheitswesen .. 82

6 Förderung und Erhaltung von Gesundheit 83

6.1 Prävention ... 83
6.1.1 Primäre Prävention ... 83
6.1.2 Sekundäre Prävention ... 84
6.1.3 Tertiäre Prävention ... 86
6.2 Maßnahmen ... 86
6.2.1 Gesundheitserziehung und Gesundheitsförderung ... 86
6.2.2 Rehabilitation, Soziotherapie, Selbsthilfe und Pflege ... 87

Sachverzeichnis ... 89

LERNPAKET 1

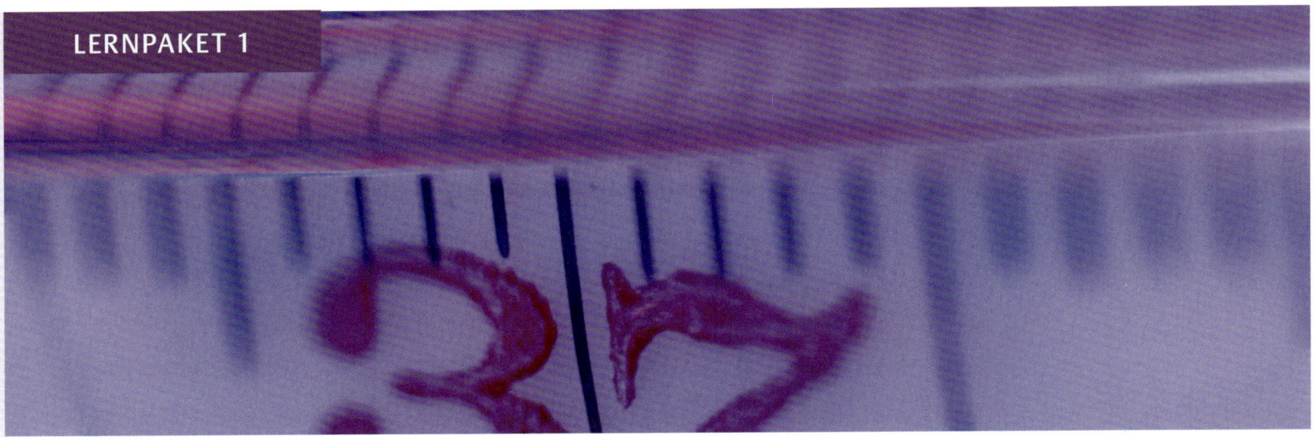

PhotoDisc

1 Gesundheit und Krankheit

Meistens wird der Begriff **Gesundheit** negativ definiert und als „Abwesenheit von Krankheit" beschrieben. Die WHO bemüht sich jedoch um eine positive Formulierung: Gesundheit ist laut **WHO** ein Idealzustand „völligen körperlichen, geistigen, seelischen und sozialen Wohlbefindens". Dieser Idealzustand wird auch **Idealnorm** genannt.

Die Modelle, die Gesundheit als die Abwesenheit von Krankheit definieren, gehen von einer dichotomen, zweipoligen Betrachtungsweise aus. Es scheint jedoch wesentlich wirklichkeitsnäher, Gesundheit als einen Zustand zu beschreiben, der sich auf einem Kontinuum zwischen den beiden Polen absoluter Krankheit und absoluter Gesundheit befindet.

Einige **Begriffe** rund um Gesundheit und Krankheit sind wichtig und tauchen immer wieder auf:

- **Ätiologie:** Lehre von den Krankheitsursachen. Sie untersucht alle Faktoren, die zu einer Krankheit geführt haben.
- **Pathogenese:** Sie beschreibt die Entstehungsgeschichte der Krankheit.
- **Krankengeschichte:** Hier finden sich u. a. Angaben zur Anamnese, zur Krankheitsursache, zum Verlauf der Erkrankung und zu den durchgeführten therapeutischen Maßnahmen. Ärzte müssen die Krankengeschichte dokumentieren (Dokumentationspflicht!).
- **Chronifizierung:** Übergang von einer akuten Krankheit zu einer dauerhaften, chronischen Krankheit. Ein Beispiel sind chronische Schmerzen, die lange bestehen und zu einer Einschränkung der Lebensqualität führen.
- **Rezidiv:** Rückfall, eine Krankheit tritt erneut auf, obwohl sie bereits abgeheilt war.
- **Rehabilitation**: Ein Patient wird so therapiert, dass er wieder in die Gesellschaft hineinpasst und für sie wieder „tauglich" wird.
- **Protektive Faktoren** und **Resilienz** (S. 83).

1.1 Patient

1.1.1 Subjektives Befinden und Erleben

Menschen, die unter der scheinbar selben Krankheit leiden, können diese ganz unterschiedlich wahrnehmen. Dies hängt sowohl von psychologischen als auch von sozialen Faktoren ab. Eine objektive Krankheit, wie z. B. eine Gewebsschädigung, und das subjektiv empfundene Leiden müssen also nicht immer miteinander in Beziehung stehen.

Die Fähigkeit zur Wahrnehmung von körperlichen Vorgängen wird **Interozeption** genannt. Sie ist von Mensch zu Mensch sehr verschieden und wird wie folgt unterteilt:

- **Propriozeption:** Wahrnehmung der Körperlage im Raum, die u. a. durch Muskel- und Sehnenspannung vermittelt wird.
- **Viszerozeption:** Fähigkeit zur Wahrnehmung von Körpersignalen, die ihren Ursprung in den inneren Organen haben.
- **Nozizeption:** Wahrnehmung von Schmerzen.

1.1.2 Gesundheitsbezogene Lebensqualität

Krankheiten schränken die Lebensqualität ein. Die Lebensqualität wird mit den folgenden vier Komponenten beschrieben:

1. physisches Befinden
2. psychisches Befinden (z. B. Stimmungen, Emotionen)
3. soziales Befinden (z. B. Qualität sozialer Beziehungen)
4. Funktionstüchtigkeit (Berufsfähigkeit, Belastbarkeit)

Die **gesundheitsbezogene Lebensqualität** kann mit dem **„Short-Form-36 Health Survey"** oder **SF-36** erfasst werden. Die deutsche Version (Bullinger et. al., 1995) besteht aus 36 Items mit acht Subskalen zur körperlichen Gesundheit (körperliche Funktionsfähigkeit, Rollenfunktion, Schmerzen, Gesundheitswahrnehmung) und zur psychischen Gesundheit (Vitalität, soziale Funktionsfähigkeit, emotionale Rollenfunktion, psychisches Wohlbefinden).

1.1.3 Emotionale und kognitive Einflüsse

Die Entstehung und der Verlauf von Krankheiten können ganz entscheidend durch Emotionen und Kognitionen beeinflusst werden. Zum Beispiel kann die negative Emotion Angst vor einer Krankheit dazu bewegen, regelmäßig Vorsorgeuntersuchungen in Anspruch zu nehmen.

Ein wichtiger kognitiver Faktor, der das subjektive Empfinden beeinflusst **sind implizite Krankheitstheorien** (**Laienätiologie**). Sie bestehen aus Laienwissen, das Wahrnehmung und Handlung beeinflusst. So kann ein Symptom wie Schnupfen als nicht problematisch gedeutet werden und somit auch unbehandelt bleiben, ohne die wirkliche Ursache des Symptoms zu kennen.

LERNTIPP !

Ein weiteres Beispiel zur Laienätiologie wird in einer älteren Prüfungsfrage angeführt: Ein Patient mit Blutspuren im Urin geht nicht zum Arzt, weil er sich das Symptom durch einen Sturz erklärt, den er einige Wochen vorher hatte.

1.2 Krankheit und Gesellschaft

Eine Krankheit wird auch durch die Sichtweise der Gesellschaft bestimmt. In einigen Gesellschaften ist es ein Tabu, laut über seine Krankheit zu klagen. Diese Einstellung kann zu einer veränderten Schmerzwahrnehmung führen. Das Leiden wird nicht als so extrem wahrgenommen wie in einer Gesellschaft, in der es völlig in Ordnung ist, öffentlich zu leiden.

Grundsätzlich verhält sich unsere Gesellschaft so, dass ein Mensch, der krank ist, von dem „Normalzustand" abweicht. Er weicht von den üblichen biopsychologischen Merkmalen ab und verhält sich anders. Dies bezieht das Körperliche, Psychologische und Soziale mit ein.

1.2.1 Stigmatisierung und Diskriminierung psychisch Kranker und Behinderter

Psychisch Kranke wurden im Lauf der Geschichte ganz unterschiedlich behandelt. In den letzten Jahrhunderten wurden sie eher von der Gesellschaft gemieden. Es war ihnen fast nicht möglich, sich wieder in die Gesellschaft zu integrieren.

In den letzten Jahrzehnten haben das Verständnis für psychisch Kranke und die Möglichkeiten der Behandlung stark zugenommen. Sie werden nicht mehr so häufig in staatlichen, psychiatrischen Krankenhäusern untergebracht und isoliert, sondern erhalten vermehrt eine ambulante Versorgung und Therapie.

Doch immer noch scheint eine psychische Krankheit einen anderen Stellenwert in der Gesellschaft zu haben als eine Krankheit, die rein körperlichen Ursprungs zu sein scheint. Man spricht von **Stigmatisierung**, da Menschen mit psychiatrischen Erkrankungen häufig auch nach erfolgreicher Therapie von anderen nicht akzeptiert werden. Ihre Chancen auf dem Arbeits- und Wohnungsmarkt sind geringer als die von anderen Menschen. Es wird ihnen ein diskreditierendes Merkmal zugeschrieben, obwohl sie dieses gar nicht mehr haben.

APROPOS
Auch berühmte und bewunderte Persönlichkeiten litten an psychischen Störungen. Das Wissen darum kann helfen, Vorurteile gegenüber psychisch Kranken abzubauen:
Arthur Schopenhauer und Marilyn Monroe litten an Depression, Abraham Lincoln und Ernest Hemingway an einer manisch-depressiven Störung; Jean-Jacques Rousseau und Georg III., König von England, an Störungen mit Realitätsverlust. Elvis Presley und Edgar Allan Poe waren von Störungen durch Abhängigkeit von Alkohol oder anderen Substanzen betroffen, Elisabeth I. litt an einer Essstörung und Victoria, Königin von England, an einer Angststörung.

1.2.2 Etikettierungsansatz

Der Etikettierungsansatz (Labeling-Theorie) geht davon aus, dass die Gesellschaft einen großen Einfluss hat auf die Bestimmung von psychisch gesund oder krank. Die Theorie geht davon aus, dass eine Störung erst entsteht, wenn Personen als „psychisch gestört" etikettiert worden sind. Erst durch die Etikettierung kommt es zur Festigung des abweichenden Verhaltens, das von der Gesellschaft als solches definiert wird.

FAZIT – DAS MÜSSEN SIE WISSEN

- **!! Gesundheitsbegriff der WHO (Idealnorm):** Idealzustand „völligen körperlichen, geistigen, seelischen und sozialen Wohlbefindens".
- **!! Rezidiv:** Erneutes Auftreten einer Erkrankung nach erfolgtem Heilungsprozess.
- **!! Interozeption:** Fähigkeit zur Wahrnehmung von körperlichen Vorgängen. Dazu zählen:
  - **Propriozeption:** Wahrnehmung der Körperlage im Raum, die u. a. durch Muskel- und Sehnenspannung vermittelt wird.
  - **Nozizeption:** Wahrnehmung von Schmerzen.
- **!** Die **gesundheitsbezogene Lebensqualität** kann mit dem **„Short-Form-36 Health Survey"** oder **SF-36** erfasst werden. Dabei wird unter anderem die körperliche Funktionsfähigkeit erfasst.
- **!!** Zur **gesundheitsbezogenen Lebensqualität** gehören die zentralen Dimensionen physisches Befinden, psychisches Befinden, soziales Befinden und körperliche Funktionstüchtigkeit.
- **!** Menschen mit psychiatrischen Erkrankungen werden häufig auch nach erfolgreicher Therapie von anderen nicht akzeptiert. Ihnen wird ein **diskreditierendes Merkmal** zugeschrieben (obwohl es nicht mehr vorhanden ist).

1.3 Gesundheits- und Krankheitsmodelle

In der Psychologie und Soziologie gibt es bis heute keine allumfassende Theorie des menschlichen Fühlens, Denkens und Verhaltens. Je nach Sichtweise gibt es verschiedene Gründe für unser alltägliches Verhalten und auch für die Entstehung von Krankheiten.

1.3.1 Verhaltensmodelle

▸ **Lerntheoretisches Modell.** Der behavioristische Ansatz beschäftigt sich damit, wie die klassische (S. 27) und die operante Konditionierung (S. 29) unser Erleben, Denken und Verhalten formen. Der psychotherapeutische Ansatz, der zu diesem Modell gehört, ist die Verhaltenstherapie (S. 70).

▸ **Kognitives Modell.** Beim kognitiven Ansatz sind Kognitionen (lat. cognitio = Erkenntnis) der wichtigste Ansatzpunkt der Psychologie. Der Begriff der Kognition umfasst alle Prozesse, die traditionell als „geistig" angesehen wurden, also das Wahrnehmen, Schlussfolgern, Erinnern, Denken und Problemlösen sowie das Gedächtnis, das Sprechen und Sprachverstehen, die Begriffe und die Einstellungen.

So wird auch die Entstehung und Aufrechterhaltung von psychischen Krankheiten durch unsere Gedanken und Einstellungen beeinflusst. Wir haben nur Angst vor Spinnen, wenn wir Spinnen als für uns gefährlich interpretieren. Die Spinne an sich kann keine Angst auslösen.

▸ **Kognitiv-behavioraler Ansatz.** Man geht davon aus, dass sowohl Lernprozesse als auch Kognitionen (Bewertungen, Interpretationen) eine wichtige Rolle bei der Entstehung und Aufrechterhaltung von psychischen Störungen spielen.

▸**Verhaltensmedizin.** Die Verhaltensmedizin ist ein interdisziplinärer Forschungsbereich, in dem Kenntnisse aus den Verhaltens- und medizinischen Wissenschaften zusammenlaufen. Dabei versucht man, den Zusammenhang zwischen psychischen Verhaltensweisen und physischen Krankheiten zu verstehen.

▸**Verhaltensgenetik.** Die Verhaltensgenetik versucht, Erkenntnisse darüber zu gewinnen, inwiefern Unterschiede im menschlichen Verhalten auf genetische Faktoren, beziehungsweise auf Umwelteinflüsse, zurückzuführen sind. Dabei hat sich gezeigt, dass der genetische Anteil stark variiert. Während bei der Schizophrenie oder der bipolaren Depression eine deutliche genetische Komponente existiert, scheinen beispielsweise Angststörungen so gut wie keine erblichen Anteile zu haben. Außerdem ist bei Verhaltensstörungen mit genetischer Komponente lediglich die Auftretenswahrscheinlichkeit der Störung erhöht. Für das Eintreten wiederum sind Faktoren der Umwelt (z. B. kritische Lebensereignisse) verantwortlich. Aus diesem Grund sagt man, dass lediglich eine **Disposition** (Anlage), nicht jedoch die Störung selbst, vererbt wird. Eine Verhaltensstörung, die genetisch beeinflusst ist, tritt also nur auf, wenn es zu einer **Gen-Umwelt-Interaktion** kommt.

LERNTIPP !

Das IMPP gibt in der Prüfung hierzu folgendes Beispiel an: Ein bestimmtes Allel des Monoaminoxidase-A-Gens prädisponiert für die Entwicklung einer antisozialen Persönlichkeit, aber nur, wenn die Betroffenen als Kinder schweren Missbrauchserfahrungen ausgesetzt waren. Hier treffen verhaltensgenetische und Umweltfaktoren zusammen.

1.3.2 Psychobiologische Modelle

Psychobiologie ist ein Überbegriff für Disziplinen, die sich mit dem **Zusammenhang** von **Körper** und **Geist** beschäftigen. Zu den Gebieten der Psychobiologie gehören: die Psychophysiologie, die physiologische Psychologie, die Neuropsychologie, die Psychoendokrinologie und die Psychoneuroimmunologie.

Stress und Krankheit

Stress ist eine Anpassungsreaktion des Organismus, die das innere Gleichgewicht, die Homöostase, wieder herstellen soll. Die Reize, die ein Ungleichgewicht erzeugen, nennt man **Stressoren**. Dies können äußere Dinge sein wie Lärm, organische wie Krankheitserreger, aber auch innere, psychische Faktoren. Diese Stressoren spielen eine Rolle im **Stress-Diathese-Modell (auch Vulnerabilitäts-Stress-Modell)**, das als Erklärungsmodell für viele körperlichen und psychischen Krankheiten dient. Es besagt, dass für bestimmte Erkrankungen genetische Prädispositionen bestehen und dann manifest werden, wenn zusätzliche äußere Einflüsse (eben die Stressoren) hinzukommen. Die Begriffe Diathese bzw. Vulnerabilität stehen dabei synonym für die Empfindlichkeit (Verletzlichkeit) gegenüber den Stressoren.

Allerdings wird Stress nicht immer negativ erlebt. Je nach Einstellung und Erfahrung können manche Reize bei einigen Menschen erregende Emotionen auslösen. Diesen Stress nennt man **Eustress**. Stress, den wir als negativ und bedrohlich wahrnehmen, wird als **Disstress** bezeichnet.

LERNTIPP !

Machen Sie sich klar, dass in diesem Zusammenhang nur die **Reaktion** auf einen Reiz **Stress** genannt wird. Der „stressende" Reiz ist der Stressor.

▸**Körperliche Stressreaktion.** Die Stressreaktion führt dazu, dass unser Körper Sekunden nachdem er die Gefahr wahrgenommen hat, bereit ist, zu kämpfen oder zu fliehen (**Fight-or-Flight-Syndrom** nach Cannon). Die maßgeblich an dieser Reaktion beteiligte Hirnregion ist der Hypothalamus. Man unterscheidet zwei Systeme der Stressreaktion:

- **Sympathisches Nebennierenmark-System:** Bei einer akuten Bedrohung aktiviert der Organismus den sympathischen Anteil des vegetativen Nervensystems. Der Sympathikus wird häufig auch als „Stressnerv" bezeichnet: **Herzfrequenz** und **Blutdruck steigen**, die Atmung wird schneller, der Muskeltonus steigt, die **Blutgefäße verengen** sich und die **Hautleitfähigkeit** steigt (Schwitzen). Gleichzeitig wird der parasympathische Anteil gehemmt, Speichelsekretion (trockener Mund) und die Magen- und Darmmotilität nehmen ab.
- **Hypophysenvorderlappen-Nebennierenrinden-System:** Die Hypophyse schüttet bei Stress zwei Hormone aus. Das thyreotrope Hormon (TSH) regt die Schilddrüse an, das adrenokortikotrope Hormon (ACTH) die Nebennierenrinde. Aus dieser werden als Folge Glukokortikoide (z. B. Kortisol) freigesetzt, die unter anderem für die Ausschüttung von Glucose aus der Leber und eine Reihe von Stoffwechselprozessen verantwortlich sind. Ein erhöhter Kortisolspiegel bewirkt eine Immunmodulation und führt zu einer höheren Infektanfälligkeit.

▸**Stressmodelle.** Es gibt mehrere Modelle, die die Reaktionen auf chronischen Stress beschreiben.

- Das **allgemeine Adaptationssyndrom (AAS)** ist eines der bekanntesten Stressmodelle und stammt von dem kanadischen Arzt und Forscher **Hans Selje**, der auch den Begriff Stress prägte. Es beschreibt, wie wir physiologisch auf Stressoren reagieren. Wir reagieren **immer gleich**, völlig egal, was uns stresst:
  - Nachdem wir einen Stressor wahrgenommen haben, findet die **Alarmphase** statt. Der Körper reagiert mit einer sympathischen Aktivierung.
  - Hält der Stress länger an, so befindet sich der Körper in der **Widerstandsphase** (**Resistenz**) und reagiert mit einer erhöhten Katecholaminausschüttung. In diesem Zustand sind wir am besten auf den Stressor eingestellt, das heißt, jetzt können wir am besten kämpfen oder fliehen.
  - Stehen wir aber zu lange unter Stress (mehrere Tage oder Wochen), kommt es zur **Erschöpfungsphase**. Die erhöhte Hormonausschüttung kann nicht mehr aufrechterhalten werden. Der Körper kann nicht mehr auf den Stressor reagieren, Krankheiten und Schlafstörungen nehmen zu (psychosomatische Beschwerden). So wirkt zu lang anhaltender Stress immunsuppressiv.
- **Psychoendokrines Stressmodell nach Henry:** Dieses Modell bezieht zusätzlich emotionale Reaktionen auf Stressoren mit ein. Die Verhaltensweisen lösen ihrerseits wieder bestimmte Verhaltensweisen und neuroendokrine Reaktionsmuster aus. So führen bestimmte Stressoren zur Emotion Ärger. Dieser Ärger führt zur vermehrten Ausschüttung von Noradrenalin und Testosteron und wird eher ein Kampf-

verhalten bewirken. Ein Stressor, der Furcht auslöst, führt zur vermehrten Ausschüttung von Adrenalin und zu einem Fluchtverhalten. Wird das Gefühl der Depression ausgelöst, so ist die Kortisolausschüttung erhöht, der Testosteronspiegel erniedrigt. Die Person wird mit Trauer oder Hilflosigkeit reagieren.

- **Psychologisches (transaktionales) Stressmodell (Coping-Modell) nach Lazarus:** Nach Lazarus ist ein Reiz nicht von sich aus ein Stressor. Ob etwas Stress auslöst oder nicht, hängt von der **kognitiven Bewertung** ab. Stress entsteht nur dann, wenn das Individuum **glaubt**, dass eine bestimmte Situation gefährlich ist und die Anforderungen höher sind als die eigenen Kräfte.
  Es gibt drei Phasen:
  - **Primäre Bewertung** (primary appraisal). Ein auftretendes Ereignis wird auf seine Gefährlichkeit hin eingeschätzt „Ist die nächste Prüfung für mich ein Problem?"
  - **Sekundäre Bewertung** (secondary appraisal). Bei diesem kognitiven Schritt werden die Stressbewältigungsstrategien im Kopf überprüft. „Ich kann noch genügend lernen, bei meinem Kommilitonen abschreiben … ."
  - **Bewältigung:** Die Situation wird durchlebt und erfahren.
  - In der letzten Stufe, der **Neubewertung,** wird nun überprüft, ob die Strategien den Stress vermindert haben. Wenn ja, ist der Stress verschwunden, wenn nein, bleibt er bestehen. Dieses Modell ist ein kognitives Modell, das heißt, alles findet im Kopf statt.

LERNTIPP !

Mit dem hier beschriebenen kognitiven Bewertungskonzept nach Lazarus lässt sich auch erklären, warum der eine Patient vor einer schwerwiegenden Operation am Herzen mit starken Stress-Symptomen reagiert, während ein anderer Patient in der gleichen Situation hoffnungsvoll ist und vor allem an den nach der OP zu erwartenden Gewinn an Lebensqualität denkt.

▸**Interindividuelle Unterschiede der Stressreaktion.** Menschen reagieren nicht auf jeden Stressor mit genau derselben Stressreaktion. So können die physiologischen Unterschiede darin bestehen, dass Stress manchen Menschen auf den Magen schlägt (Reaktion über das gastrointestinale System), andere Menschen reagieren auf Stressoren mit Spannungskopfschmerzen (Reaktion über das muskuläre System).

Die **individualspezifische Reaktion** bzw. die **individuelle Reaktionsstereotypie** (oder auch nur Individualstereotypie) besagt, dass ein Individuum auf unterschiedliche Reize immer mit **demselben** psychophysiologischen Reaktionsmuster antwortet. Also wird ein bestimmter Mensch vielleicht immer mit einer Erhöhung der Muskelspannung reagieren, egal, welcher Stressor ihn belastet, ob es der Straßenlärm ist, der Stau oder die bevorstehende Prüfung.

▸**Allostase.** Darunter versteht man das Ergebnis langfristiger Anpassungsprozesse nach längeren chronischen Belastungen (z. B. Stress). Dabei werden physiologische Funktionen stabilisiert, die außerhalb der normalen Reaktionsbandbreite liegen, was einer Sollwertverschiebung gleichkommt.

FAZIT – DAS MÜSSEN SIE WISSEN

- **! Gen-Umwelt-Interaktion:** Einige psychische Störungen treten nur auf, wenn bestimmte Umweltfaktoren auf eine bestimmte genetische Disposition treffen.
- **!** Im **Stress-Diathese-Modell** (auch Vulnerabilitäts-Stress-Modell) stehen die Begriffe Diathese bzw. Vulnerabilität synonym für die Empfindlichkeit (Verletzlichkeit) gegenüber den Stressoren.
- **!** Die Kortisolausschüttung bei der **körperlichen Stressreaktion** bewirkt eine **Immunmodulation.**
- **!!! Psychologisches Stressmodell (Coping-Modell) nach Lazarus:** Ob etwas Stress auslöst oder nicht, hängt von der kognitiven Bewertung des Individuums ab.
  - **Primäre Bewertung** (primary appraisal): Ein auftretendes Ereignis wird auf seine Gefährlichkeit hin eingeschätzt.
  - **Sekundäre Bewertung** (secondary appraisal): Die Stressbewältigungsstrategien werden im Kopf überprüft.
  - **Bewältigung:** Die Situation wird durchlebt.
  - **Neubewertung:** Es wird überprüft, ob die Strategien den Stress vermindert haben.
- **!!! Individualspezifische Reaktion/Hypothese** bzw. **individuelle Reaktionsstereotypie:** Diese Hypothese besagt, dass ein Individuum auf unterschiedliche Reize immer mit **demselben** psychophysiologischen **Reaktionsmuster** antwortet.
- **!! Allostase:** Einstellung eines neuen Gleichgewichts nach Anpassungsprozessen, die durch längere, chronische Belastung (z. B. Stress) induziert wurden.

1.3.3 Psychodynamische Modelle

Die Psychoanalyse, auch psychodynamisches Modell genannt, wurde von dem Wiener Arzt Sigmund Freud (1856–1939) begründet. Er entwickelte zwei Modelle der menschlichen Psyche; das topografische Modell und das Strukturmodell.

▸**Topografisches Modell.** Dieses Modell beschreibt den Ort (griech. topos = Ort) der psychischen Vorgänge. Die psychischen Vorgänge können im Bewussten, Vorbewussten und Unbewussten ablaufen.

- Der **bewusste** Anteil besteht aus dem, was uns unmittelbar zugängig ist, also dem, was wir gerade denken.
- Das **Vorbewusste** besteht aus automatisierten Handlungen, also Dingen, über die wir uns im Klaren sind, die unserem Bewussten zugängig sind, aber die ohne unsere Kontrolle ablaufen, wie das Schreiben, das Autofahren …
- Im **Unbewussten** sind alle seelischen Inhalte angesiedelt, die uns nicht unmittelbar zugänglich sind. Dies sind nach Freud vor allem sexuelle oder aggressive Triebwünsche. Diese unbewussten Anteile sind es aber, die uns zum alltäglichen Handeln motivieren. Denn wir handeln nur, um unsere Triebwünsche befriedigen zu können.

▸**Strukturmodell.** Später differenzierte Freud sein Modell der Psyche mehr und entwickelte das Strukturmodell. Hier geht er davon aus, dass die Persönlichkeit sich aus den **drei Instanzen** Es, Ich und Über-Ich zusammensetzt, die sich in einem dynamischen Gleichgewicht befinden.

- **Es:** Das Es ist von Geburt an vorhanden. Es ist der primitive Teil unserer Persönlichkeit. Das Es ist die Quelle unserer Triebwünsche. Freud postulierte zwei Triebe. Den Sexualtrieb (Libido) und den Aggressions- oder Todestrieb (Tanatos). Beide streben nach Befriedigung. Das Es will seine Lust (Triebwünsche) immer unmittelbar befriedigen. Es ist vollkommen unbewusst.

- **Über-Ich:** Es ist der Sitz unserer Moral- und Idealvorstellungen. Es entwickelt sich zum Ende der ödipalen Phase (S. 43). Das Über-Ich ist auch unbewusst. Wir bemerken es nur in Form unseres schlechten Gewissens.
- **Ich:** Das Ich ist als einzige Instanz bewusst. Das Ich versucht immer, zwischen den Bedürfnissen des Es, den Ansprüchen des Über-Ichs und den Umweltgegebenheiten zu vermitteln. Das Ich ist im Strukturmodell nach Freud der **Repräsentant des Realitätsprinzips**. Zu seinen **Funktionen** gehört die **Angstabwehr**, der Einsatz von **Abwehrmechanismen** (S. 68), die **Realitätsprüfung** und die **Vermittlung** zwischen Triebbedürfnissen und moralischen Forderungen.

APROPOS

Es ist dein Ich, das im Augenblick bewusst diese Worte liest, der Wunsch, lieber in die Stadt zu gehen, um dich mit deinen Freunden zu treffen, entspringt dem Bedürfnis des Es, seine Lust zu befriedigen. Der Grund dafür, dass du nicht nachgibst, sondern weiterliest, ist dein Über-Ich, das dir ein schlechtes Gewissen bereiten würde. Das Ich wird den passenden Ausgleich finden, und vielleicht hörst du deswegen im Hintergrund zur Entspannung gerade Musik.

▸**Abwehrmechanismen.** Manchmal werden die Bedürfnisse des Es so stark, dass es dem Ich nicht mehr gelingt, einen Kompromiss zu finden. Damit die **Es-Impulse** nicht ins **Bewusstsein** dringen und die Kontrolle übernehmen können, setzt das Ich Abwehrmechanismen (S. 68) ein. Diese gehören zum alltäglichen Erleben und werden erst dann pathologisch, wenn sie zu häufig und zu starr eingesetzt werden, um Es-Impulse in Schach zu halten.

▸**Entwicklung psychischer Störungen.** Nach analytischer Auffassung ist das Symptom einer psychischen Störung nur ein Ausdruck eines unbewussten psychischen **Konflikts** zwischen den Persönlichkeitsinstanzen, der erst bewusst gemacht werden muss. Der Grund für diesen Konflikt liegt nach der traditionellen Analyse immer in einem Trauma aus der Kindheit begründet. So kann es beispielsweise sein, dass das Es ein nicht akzeptables, sexuelles Bedürfnis in der Vergangenheit verspürt hat, das es nicht stillen konnte, ohne eine extreme Bestrafung durch das Über-Ich zu fürchten. Ein solcher **Über-Ich-Es-Konflikt** kann in **Konversionsstörungen** (S. 69) münden. In diesem Fall funktionieren die üblichen **Abwehrmechanismen** nicht mehr genügend. Um dem Trieb die Energie zu entziehen, produziert das Ich Angst, die sich dann in Form einer Phobie äußert.

Die beiden Konzepte von **Konflikt** und **Abwehr** stehen im Zentrum des **psychoanalytischen Modells der Symptomentstehung**. Persönlichkeitsstörungen werden in einem eigenen Kapitel (S. 44) besprochen.

▸**Primärer und sekundärer Krankheitsgewinn.** Die Entwicklung eines Symptoms hat für den Patienten auch „Vorteile". Zum einen **reduziert** das Symptom wie ein Ventil die **Spannung** des **unbewussten** (neurotischen) **Konflikts** (**primärer Krankheitsgewinn**) und zum anderen bekommt der Patient auch **Zuwendung** oder erfährt **Entlastung** (**sekundärer Krankheitsgewinn**).

LERNTIPP !

Manche Patienten wünschen sich, nachdem sie durch eine Anschlussbehandlung eigentlich wieder arbeitsfähig sind, eine weitere Behandlung, weil für sie die Zuwendung und Aufmerksamkeit im Rahmen der Therapie ein sekundärer Krankheitsgewinn darstellt.
Auch Kopfschmerzen können einen sekundären Krankheitsgewinn erzeugen, wenn nämlich durch diese Form der Beeinträchtigung z. B. der Besuch der ungeliebten Schwiegermutter verhindert wird.

▸**(Dis-)Simulation und Aggravation.** Der Mensch ist in der Lage, die Vor- und Nachteile des Krankseins **bewusst** zu reflektieren. So kann er auch die Krankheit zu seinem Vorteil nutzen. Er kann **Symptome vortäuschen** (**simulieren**), z. B. um krankgeschrieben zu werden (oder den Besuch der Schwiegermutter zu verhindern). Er kann auch bestehende **Symptome stärker darstellen**. Dies nennt man **Aggravation** (Übertreiben bestehender Symptome). Wenn ein **Symptom geleugnet** und **Gesundheit vorgetäuscht** wird, so spricht man von **Dissimulation**.

FAZIT – DAS MÜSSEN SIE WISSEN

- !! **Primärer Krankheitsgewinn:** Das Symptom selbst reduziert wie ein Ventil die Spannung des unbewussten (neurotischen) Konflikts.
- !! **Sekundärer Krankheitsgewinn:** Der Patient erfährt durch die Erkrankung Zuwendung oder Entlastung.
- ! **Aggravation:** Bestehende Symptome werden stärker oder **übertriebener dargestellt**.
- !! **Dissimulation:** Symptome werden **geleugnet**, Gesundheit wird vorgetäuscht.

1.3.4 Sozialpsychologische Modelle

Normen

Normen sind in der Gesellschaft verankerte **Regelsysteme**, die das Verhalten der Gesellschaftsmitglieder regeln und es erleichtern, das gegenseitige Verhalten **vorherzusehen**. Wenn eine Person normabweichendes Verhalten (Devianz) zeigt, wird sie bestraft, das Verhalten wird **sanktioniert**. Soziale Normen werden meist für **wiederkehrende Situationen** aufgestellt, für die es verbindliche **Verhaltenserwartungen** gibt. Sie enthalten eine **Bewertung** des Verhaltens und sind teilweise in Form von **Gesetzen** codiert.

Häufig tritt normabweichendes Verhalten zunächst zufällig oder ungewollt auf, z. B. bei einem Jugendlichen, der das erste Mal verbotene Drogen konsumiert (= **primäre Devianz**).

Sekundäre Devianz oder **Abweichung** ist das abweichende Verhalten als Folge gesellschaftlicher **Etikettierung**. Wird also der Jugendliche wie ein Junkie behandelt, so wird ihn dies veranlassen, weiter Drogen zu nehmen.

LERNTIPP !

Im Physikum wird zum Thema „Etikettierung" immer wieder das Beispiel einer Frau bemüht, die ein großes Muttermal im Gesicht hat, was dazu führt, dass sich wiederholt Bekannte und Freunde von ihr abwenden. Als sekundäre Devianz erfolgt daraufhin der Rückzug der Frau aus dem gesellschaftlichen Leben und der Berufstätigkeit.

Soziale Rollen

Eine **soziale Rolle** besteht aus einem Bündel von (genormten) Verhaltens- und Denkweisen, die von dem Inhaber einer bestimmten sozialen Position **erwartet werden**. Wir verhalten uns unterschiedlich, je nachdem, in welchem sozialen Kontext, also in welcher sozialen Rolle, wir uns gerade befinden. Wir denken, fühlen und verhalten uns im Beruf anders als abends mit den besten Freunden.

Wenn ein Individuum auf einer bestimmten sozialen Position die Rollenerwartungen der Gesellschaft übernimmt, spricht man von **Rollenidentifikation**. Widersetzt sich jemand, der eine bestimmte Rolle innehat, den Rollenerwartungen, so spricht man von **Rollendistanz**.

> **LERNTIPP** !
>
> Eine sehr starke Identifikation mit seiner Rolle zeigt z. B. ein Geschäftsmann, der außerhalb seiner Arbeit keinen Gestaltungsraum für andere Lebensbereiche kennt.

Viele Berufsgruppen sind mit einer starken sozialen Rollenerwartung verknüpft. Parsons fasste die Rollenerwartungen an einen Arzt wie folgt zusammen:

▸ **Arztrolle nach Parsons.**

- **Affektive Neutralität:** Ein Arzt soll seine Patienten unabhängig von Gefühlen wie Zu- oder Abneigung behandeln.
- **Universale Orientierung:** Jede Person soll nach gleichen Grundsätzen ärztlicher Kunst behandelt werden, egal, ob arm oder reich, alt oder jung, männlich oder weiblich. Gemeint ist eine uneingeschränkte Bereitschaft zur Hilfeleistung (= **Universalismus**).
- **Funktionale Spezifität:** Der Arzt soll sich nur auf das **ärztliche Handeln beschränken**, für das er kompetent ist, und nichts anderes tun.

> **LERNTIPP** !
>
> Laut IMPP verstößt ein Arzt z. B. dann gegen die Erwartung der **funktionalen Spezifität**, wenn er einen Patienten nicht an einen anderen Facharzt überweist, sondern ihn selbst weiter behandelt, weil der Patient das möchte. Man könnte hier auch argumentieren, dass die Erwartung der **Kompetenz** (s. u.) bei einem solchen Verhalten verletzt wird.

- **Kollektivitätsorientierung/Altruismus:** Der Arzt soll **uneigennützig** handeln.
- **Kompetenz:** Der Arzt muss in dem was er tut kompetent sein, um richtig handeln zu können.

▸ **Krankenrolle nach Parsons.** Wie für den Arzt, formulierte Parsons auch für den Patienten Rollenerwartungen, die er aus den Normen und somit aus den Erwartungen der Gesellschaft ableitete.

- Demnach ist der Kranke von **sozialen Normen befreit**, was durch die ärztliche Diagnosestellung legitimiert ist.
- Er wird für seine Krankheit **nicht verantwortlich** gemacht.
- Und schließlich muss er schnell **wieder gesund** werden (genesen) und das auch wollen und alles dafür tun, z. B. indem er die medizinischen Angebote (Diagnose, Behandlung) wahrnimmt und sich dem behandelnden Arzt gegenüber kooperativ verhält, also eine hohe **Compliance** (S. 62) zeigt.

▸ **Intra- und Interrollenkonflikt.** Rollenkonflikte können dann entstehen, wenn **unterschiedliche Erwartungen** an **eine Person** gestellt werden. Rollenkonflikte führen zu Stress und können damit auch **Krankheiten** auslösen. Es werden Intrarollenkonflikte und Interrollenkonflikte unterschieden.

- Ein **Intrarollenkonflikt** liegt dann vor, wenn an ein und dieselbe Rolle unterschiedliche Erwartungen gestellt werden, die nicht miteinander in Einklang zu bringen sind.

> **LERNTIPP** !
>
> Ein Arzt findet sich z. B. in einem Intrarollenkonflikt, wenn er im Interesse des Patienten ein teures Medikament verschreiben will, die Krankenkasse von ihm aber die Verordnung einer günstigen Therapie erwartet.
>
> Ein anderes Beispiel ist eine Ärztin, die laut Berufsethos Leben erhalten soll, von der aber Angehörige verlangen, das Leiden eines Patienten durch Abschalten der Geräte zu beenden.

- Ein **Interrollenkonflikt** liegt dann vor, wenn sich mehrere Rollen, die wir zur selben Zeit innehaben, gegenseitig ausschließen (z. B. Berufstätigkeit und der Wunsch, für die Kinder da zu sein).

▸ **Soziale Konformität.** Sie beschreibt, dass Menschen es aufgrund eines sozialen Drucks akzeptieren, wenn von ihnen Dinge erwartet werden, die sie eigentlich nicht erfüllen müssten.

▸ **Soziale Kohäsion.** Sie beschreibt den **Zusammenhalt** einer Gruppe zwischen Menschen, die in sozial-räumlichen Einheiten miteinander leben. Wo starke Kohäsion herrscht, findet man wechselseitiges Vertrauen und Hilfsbereitschaft. Soziale Kohäsion gilt als **Schutzfaktor für die Gesundheit**. Der Soziologe Émile Durkheim konnte zeigen, dass es einen Zusammenhang gibt zwischen geringer sozialer Kohäsion und hohen Selbstmordraten.

▸ **Soziales Kapital.** Der Begriff soziales Kapital umfasst die Gesamtheit der sozialen Beziehungen eines Menschen. Je höher das soziale Kapital eines Menschen ist, umso besser ist sein Zugang zu den Ressourcen des sozialen und gesellschaftlichen Lebens (z. B. Unterstützung, Anerkennung). Ein hohes Ausmaß an sozialem Vertrauen vermindert das Krankheitsrisiko und die vorzeitige Sterblichkeit.

> **FAZIT – DAS MÜSSEN SIE WISSEN** ✕
>
> - **!** **Normen** sind **Regelsysteme**, die das Verhalten der Gesellschaftsmitglieder regeln und es erleichtern, das gegenseitige Verhalten **vorherzusehen**. Sie enthalten eine **Bewertung** des Verhaltens und sind teilweise in Form von **Gesetzen** codiert.
> - **!!** **Sekundäre Devianz** oder Abweichung ist das abweichende Verhalten als Folge gesellschaftlicher **Etikettierung**.
> - **!!** **Arztrolle nach Parsons:**
>   - **Affektive Neutralität:** Ein Arzt soll seine Patienten unabhängig von Gefühlen wie Zu- oder Abneigung behandeln.
>   - **Universale Orientierung (Universalismus):** Jede Person soll nach gleichen Grundsätzen behandelt werden. Gemeint ist eine uneingeschränkte Bereitschaft zur Hilfeleistung.
>   - **Funktionale Spezifität:** Der Arzt soll sich nur auf das **ärztliche Handeln beschränken**, für das er kompetent ist.

- **Kollektivitätsorientierung/Altruismus:** Der Arzt soll uneigennützig handeln.
- **Kompetenz:** Der Arzt muss in dem was er tut kompetent sein, um richtig handeln zu können.

- ! Laut **Krankenrolle nach Parsons** ist der Kranke ist von sozialen Normen befreit, was durch die ärztliche Diagnosestellung legitimiert ist.
- !! **Intrarollenkonflikt:** An ein und dieselbe Rolle werden unterschiedliche Erwartungen gestellt, die nicht miteinander in Einklang zu bringen sind.
- ! **Interrollenkonflikt:** Mehrere Rollen, die jemand zur selben Zeit innehat, schließen sich gegenseitig aus (z. B. Berufstätigkeit und der Wunsch, für die Kinder da zu sein).
- ! **Soziale Kohäsion: Zusammenhalt** einer Gruppe, die in sozial-räumlichen Einheiten miteinander lebt. Wo starke Kohäsion herrscht, findet man wechselseitiges **Vertrauen** und **Hilfsbereitschaft**. Soziale Kohäsion gilt als **Schutzfaktor für die Gesundheit**. Es gibt einen Zusammenhang zwischen geringer sozialer Kohäsion und hohen **Selbstmordraten**.
- ! **Soziales Kapital:** die Gesamtheit aller sozialer Beziehungen, die eine Person hat.

Theorie der kognitiven Dissonanz

Menschen streben ein Gleichgewicht ihres kognitiven Systems an. Unter Kognitionen versteht man dabei Meinungen, Glaubensweisen, Wissenseinheiten etc. (allgemein: Bewusstseinsprozesse).

Das heißt, dass Menschen ihr Verhalten **sinnvoll begründen** müssen, um sich wohlzufühlen. Wenn Kognitionen untereinander im Zusammenhang stehen, dann können sie entweder **konsonant** sein, also sich gegenseitig ergänzen, oder **dissonant** sein, also sich gegenseitig ausschließen.

APROPOS

Ein klassisches Beispiel ist das Rauchen. „Ich möchte rauchen" (Kognition 1). „Rauchen ist schädlich" (Kognition 2). Diese schließen sich gegenseitig aus, erzeugen Dissonanz.

▸**Dissonanzreduktion.** Stellen Menschen fest, dass ihr **Verhalten** und ihre **Einstellungen** nicht in Einklang zu bringen sind (= **kognitive Dissonanz**), entsteht bei ihnen eine Motivation oder ein Druck, die entstandene Dissonanz zu reduzieren. Diese Reduktion kann auf verschiedene Weise durch Veränderung des kognitiven Systems erfolgen:

- **Addition** (Hinzufügen) neuer konsonanter Kognitionen,
- **Subtraktion** (Abziehen) dissonanter Kognitionen (Ignorieren, Vergessen, Verdrängen),
- **Substitution** (Ersetzen) von Kognitionen.

Häufiger ändern Menschen zur Dissonanzreduktion ihre **Einstellung** statt ihr Verhalten.

LERNTIPP !

Kognitive Dissonanz und Beispiele dafür werden sehr gerne in der Prüfung gefragt:

- ► Ein übergewichtiger Mann mit erhöhtem Herzinfarkt-Risiko reduziert die kognitive Dissonanz („Ich bin dick" und „Dicksein führt zu Herzinfarkt") damit, dass er sagt, dass viel dickere Männer in seinem Umfeld auch keinen Infarkt bekommen haben.
- ► Eine übergewichtige Frau weigert sich abzunehmen mit dem Argument, dadurch Widerstandskräfte gegenüber Infektionskrankheiten zu verlieren.
- ► Ein Raucher behauptet, das Rauchen sei im Vergleich zu anderen Umweltbelastungen harmlos.
- ► Ein Arzt rechtfertigt das ruppige Verhalten einer geschätzten Kollegin gegenüber einem Patienten damit, dass die Kollegin sich wohl Sorgen macht über das unvernünftige Verhalten des Patienten.

Soziale Risiko- und Schutzfaktoren

Eine wichtige Einflussgröße auf die Gesundheit ist die soziale Unterstützung (**social support**, **sozialer Rückhalt**). Mit sozialer Unterstützung sind gemeint:

- **emotionaler Rückhalt** (Anteilnahme und Zuwendung, **Anerkennung**, **Wertschätzung**, **Vertrauen**),
- die **Weitergabe von Wissen/Informationen/Rat** oder
- **instrumentelle (direkte) Hilfe** und **materielle Unterstützung**.

Soziale Unterstützung wird auch als soziale Eingebundenheit oder soziales Netzwerk bezeichnet. Gute soziale Netzwerke können z.B. von Nachbarn geschaffen werden und wirken als Puffer gegen Stress und somit gegen Krankheiten. Dieses **Stresspuffer-Modell sozialer Unterstützung** fängt negative Belastungsfolgen ab, bevor sie einen schädlichen Einfluss ausüben können.

LERNTIPP !

Unter instrumentellem Rückhalt versteht man z. B., wenn die Nachbarin für eine rückenkranke Frau wöchentlich die Treppe putzt.
Achtung! Staatliche Unterstützung gehört **nicht** zu den sozialen Risiko- und Schutzfaktoren.

FAZIT – DAS MÜSSEN SIE WISSEN

- !!! **Kognitive Dissonanz:** Feststellung, dass eigenes **Verhalten** und **Einstellungen** nicht in Einklang zu bringen sind. Aus kognitiver Dissonanz entsteht eine Motivation oder ein Druck, die entstandene Dissonanz zu reduzieren (**Dissonanzreduktion**).
- ! Häufiger ändern Menschen zur Dissonanzreduktion ihre **Einstellung** statt ihr Verhalten.
- ! **Social Support, sozialer Rückhalt, soziale Unterstützung:**
  - **emotionaler Rückhalt** (Anteilnahme und Zuwendung, Anerkennung, Wertschätzung, Vertrauen),
  - die Weitergabe von **Wissen**, **Informationen** und **Rat**,
  - **instrumentelle** (direkte) Hilfe und **materielle Unterstützung**.
- !!! **Stresspuffer-Modell sozialer Unterstützung:** Es fängt negative Belastungsfolgen ab, bevor sie einen schädlichen Einfluss ausüben können.

1.3.5 Soziologische Modelle

Soziologische Modelle gehen davon aus, dass soziale Strukturen wie Schichtzugehörigkeit einen Einfluss auf Gesundheit und Krankheit haben. Diese soziostrukturellen Determinanten werden im Kap. Soziologie (S. 51) besprochen.

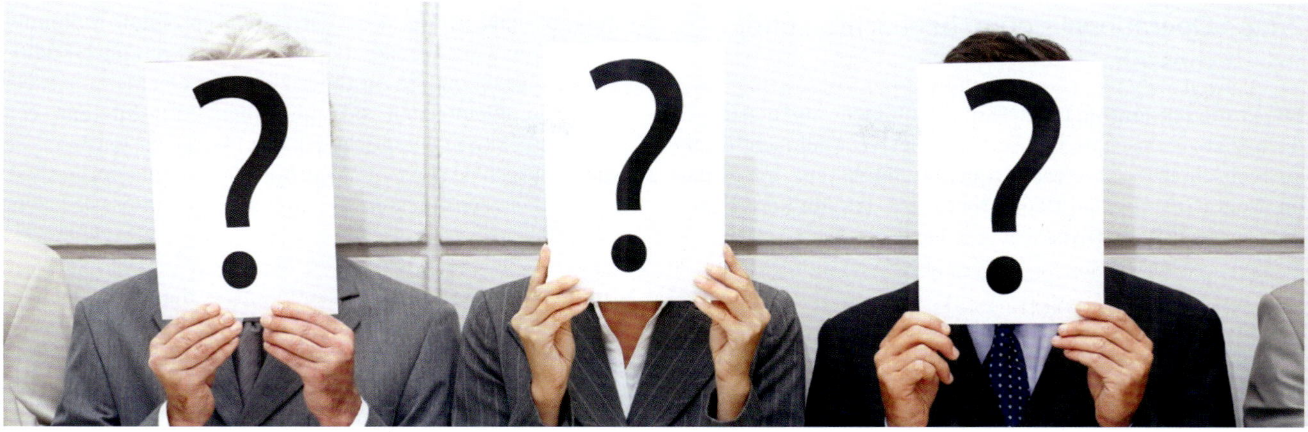

istockphoto/laflor

2 Methodische Grundlagen der Psychologie

Die Psychologie ist eine Naturwissenschaft. Sie will menschliches Erleben und Verhalten beschreiben, erklären und vorhersagen können. Dazu bedient sie sich naturwissenschaftlicher, empirischer Methoden.

2.1 Untersuchungsplanung

2.1.1 Hypothesenbildung

Eine Hypothese ist eine Vermutung darüber, wie verschiedene Faktoren miteinander in Beziehung stehen. Will man in der Psychologie oder Soziologie etwas untersuchen, so stellt man als Erstes eine Hypothese auf, die dann wissenschaftlich bewiesen oder verworfen wird.

Für wissenschaftliche Hypothesen gilt das **Falsifikationsprinzip** nach Karl Popper: Es muss grundsätzlich möglich sein, die Hypothese zu widerlegen (Falsifikation). Die endgültige Verifikation einer Hypothese ist nicht möglich, da die Hypothese dann unter allen nur denkbaren Bedingungen zutreffen müsste – unzutreffende Annahmen können allerdings ausgeschlossen werden. Dies ist aber nicht überprüfbar. Deshalb kann sich eine Hypothese nur **bewähren**.

▸**Deterministische Hypothese.** Die deterministische Hypothese fordert, dass eine Aussage unter bestimmten Bedingungen **immer zutrifft**.

▸**Probabilistische Hypothese.** Eine Aussage, die nur mit einem bestimmten **Wahrscheinlichkeitsgehalt** zutrifft, ist eine probabilistische Hypothese.

▸**Null- und Alternativhypothesen.** Sie kommen nur bei einem Experiment vor.

- Die **Nullhypothese** besagt, dass sich die experimentelle Bedingung (s. u.) nicht von der Kontrollbedingung unterscheidet.
- Die **Alternativhypothese** hingegen trifft zu, wenn es einen Unterschied zwischen der experimentellen und der Kontrollbedingung gibt.

Also muss bei einem Experiment immer eine der beiden Hypothesen zutreffen, während die andere falsifiziert wird.

Die meisten Hypothesen in einem psychologischen Experiment sind probabilistische Hypothesen. Sie treffen also nur mit einer bestimmten Wahrscheinlichkeit zu. Das Wahrscheinlichkeitsniveau, auf dem die Alternativhypothese zutrifft, wird vorher festgelegt. Meist liegt es bei 0,95. Das heißt, es wird eine Irrtumswahrscheinlichkeit α von 0,05 (5 %) angenommen.

Wenn die **Irrtumswahrscheinlichkeit α** 0,05 beträgt und die **Nullhypothese stimmt**, dann beträgt die Wahrscheinlichkeit 0,05, fälschlicherweise die Nullhypothese abzulehnen. Dies wird auch durch die sog. **Signifikanz** ausgedrückt. Bei einer Irrtumswahrscheinlichkeit von 0,05 kann man auch sagen, das Ergebnis sei auf dem 5 %-Niveau signifikant. Wenn ein Testergebnis statistisch signifikant ist, dann ist es nur mit einer geringen Wahrscheinlichkeit zufällig entstanden.

Andersrum ausgedrückt: Wenn die Nullhypothese mit einer Signifikanz von 0,05 stimmt, würde in ca. 5 von 100 gleichartigen Studien ein Unterschied im Ergebnis zwischen experimenteller und Kontrollbedingung gefunden werden.

Statistische Tests geben außerdem einen Signifikanzwert (**p-Wert**) an, der die Glaubwürdigkeit der Nullhypothese angibt. Dabei gilt: Die Nullhypothese wird dann verworfen, wenn $p <$ Irrtumswahrscheinlichkeit α und sie wird angenommen, wenn $p > \alpha$.

FAZIT – DAS MÜSSEN SIE WISSEN ✕

- **! Falsifikationsprinzip:** Eine wissenschaftliche Hypothese muss grundsätzlich widerlegbar sein.
- **!** Unzutreffende Annahmen können beim Falsifikationsprinzip ausgeschlossen werden.
- **!!! Signifikanz:** Ist ein Testergebnis statistisch signifikant, dann ist es nur mit einer geringen Wahrscheinlichkeit zufällig entstanden.
  - Ist ein Ergebnis auf dem 5 %-Niveau signifikant, beträgt die Wahrscheinlichkeit < 0,05, die Nullhypothese irrtümlich abzulehnen.
  - Beträgt die **Irrtumswahrscheinlichkeit** 0,05 und **stimmt** die **Alternativhypothese**, dann beträgt die Wahrscheinlichkeit, fälschlicherweise die Nullhypothese anzunehmen, 0,05 (5 von 100 Fällen). Man kann auch sagen, das Ergebnis sei auf dem **5 %-Niveau signifikant**.
  - Wenn die **Nullhypothese** mit einer **Signifikanz von 0,05 stimmt**, würde in ca. 5 von 100 gleichartigen Studien ein Unterschied im Ergebnis zwischen experimenteller und Kontrollbedingung gefunden werden.
- **!** Die Nullhypothese wird dann verworfen, wenn p-Wert < Irrtumswahrscheinlichkeit α, und sie wird angenommen, wenn $p > \alpha$.

2.1.2 Operationalisieren, beobachten und messen

▶ **Operationalisierung.** Die meisten Phänomene, mit denen sich die Sozialwissenschaften auseinandersetzen, sind nicht direkt zu beobachten. So sind **Lebensqualität**, **Intelligenz**, **Introversion**, **Neurotizismus** und **Depressivität** z. B. **latente Konstrukte**, da man sie nicht direkt beobachten kann.

> **APROPOS**
> Verhaltensweisen hingegen sind direkt zu beobachtende Phänomene. Einen weinenden Menschen kann man direkt beobachten, weil ihm die Tränen über das Gesicht laufen. Wenn wir also jemanden weinen sehen, und wir sagen, dieser Mensch sei depressiv, so schließen wir auf das Konstrukt Depressivität. Dies kann unter Umständen auch falsch sein. Manchen Menschen laufen die Tränen über das Gesicht, obwohl sie nicht depressiv sind, sondern weil sie gerade eine Zwiebel geschält haben.

Operationalisierung bezeichnet den Vorgang, nicht direkt beobachtbare Phänomene für die Beobachtung und Messung zugänglich zu machen. Dazu werden Variablen (S. 18) herangezogen, die beobachtet und somit gemessen werden können. Die Operationalisierung umfasst sowohl die Beschreibung der **Vorgehensweise bei der Messung** als auch die Beschreibung der eingesetzten Messinstrumente.

▶ **Arten der Beobachtung.** Es werden nicht immer Experimente durchgeführt, um ein psychologisches oder soziologisches Phänomen zu erforschen. Die operationalisierten Kriterien werden häufig auch lediglich durch Beobachtung gewonnen.

- Bei einer **offenen Beobachtung** ist bekannt, wer und wo der Beobachter ist. Setzt sich ein Arzt beispielsweise zu seinen Patienten, um sie einfach besser kennenzulernen, handelt es sich um eine offene Beobachtung.
- Bei der **verdeckten Beobachtung** ist der Beobachter nicht zu sehen.

Die Beobachtungsformen lassen sich weiter in **teilnehmend** und **nicht teilnehmend** unterteilen.

▶ **Messen.** Dieser Begriff ist von der Operationalisierung zu unterscheiden. Messen meint die Zuordnung von **empirischen Sachverhalten** zu **Zahlen** nach einer bestimmten Regel (Stevens, 1959).

2.1.3 Skalierungsmethoden

Testergebnisse lassen sich anhand verschiedener Skalenniveaus abbilden. Diese erlauben unterschiedliche Rechenoperationen.

▶ **Verhältnisskala (Rational- oder Absolutskala).** Auf diesem Skalenniveau sind die meisten **Rechenoperationen** möglich. Hier weiß man, dass die Verhältnisse, die hier abgebildet werden, einen absoluten Nullpunkt haben. Dies sind Größen wie Körpergewicht, Grad in Kelvin, Reaktionszeiten etc. Erlaubte Rechenoperationen sind Multiplikation und Division (A ist doppelt so groß wie B) und Addition und Subtraktion.

> **LERNTIPP** !
> Auf einer Verhältnisskala lassen sich in Zahlen ausgedrückt z. B. Serum-Enzymaktivitäten oder Reaktionszeiten abbilden.

▶ **Intervallskala.** Diese Skala hat keinen absoluten Nullpunkt mehr. Erlaubte Rechenoperationen sind daher nur noch Addition und Subtraktion. Die Abstände zwischen den Merkmalsausprägungen entsprechen sich (die Temperaturdifferenz von 10 Grad zu 12 Grad entspricht der von 14 Grad zu 16 Grad). Die meisten psychologischen Testverfahren (Intelligenzquotient, Ängstlichkeit etc.) messen das Merkmal auf Intervallskalenniveau.

▶ **Ordinalskala (Rangskala).** Die Merkmale, die hier abgebildet werden, lassen eine Anordnung nach bestimmten Kriterien (größer/kleiner, schlechter/besser, schöner/hässlicher) bzw. nach ihrer Ausprägungsstärke zu. Beispiel: Probanden können die Häufigkeit angeben, mit der bestimmte körperliche Beschwerden in den letzten Wochen aufgetreten sind: 1 (nie), 2 (selten), 3 (gelegentlich), 4 (oft), 5 (immer). Die Werte lassen sich auch in Prozent ausdrücken. Erlaubte Rechenoperationen sind $a < b$, $a > b$. Auf diesem Niveau werden als intervenierende Variable auch Schichtzugehörigkeit, Bildungsabschluss, Schulnote und sozialer Status abgebildet.

▶ **Nominal- oder Kategorialskala.** Auf diesem Skalenniveau lassen sich nur noch Kategorien bzw. kategoriale Variablen abbilden. Hier kann man also am wenigsten Aussagen machen. Kategorien sind klar zuzuordnende Merkmale wie z. B. viele anamnestische Daten wie verheiratet – ledig, Mann – Frau, oder auch Diagnosen. Als Maß der **zentralen Tendenz** kann der **Modus** (**Modalwert**) angegeben werden. Er bezeichnet das Merkmal, das am häufigsten ausgeprägt ist.

> **LERNTIPP** !
> Die Reihenfolge der Skalen geordnet nach ihren Niveaus vom niedrigsten zum höchsten lautet:
> Nominalskala – Ordinalskala – Intervallskala – Verhältnisskala.

▶ **Absolute Beurteilungsskalen.** Hierzu zählen Skalen, bei denen Merkmale auf einer **mehrstufigen Skala** direkt eingeschätzt werden (Ordinalskala-Niveau).

Hierher gehört auch die **dichotome Beurteilung** „trifft zu", „trifft nicht zu" (**Nominal- bzw. Kategorieskala**). Einige Beispiele zu Skalierungsmethoden werden im Folgenden besprochen:

- **Likert-Skala:** Hier geben die Probanden ihre Zustimmung auf einer meist fünfstufigen Skala an. Dabei werden die Antwortmöglichkeiten verbal beschrieben (z. B. „stimme gar nicht zu" und „stimme völlig zu"). bedeuten. Die Besonderheit dieser Skala ist, dass der Gesamttestwert eines Probanden berechnet wird, indem die angekreuzten Skalenwerte einfach zusammengezählt werden. Likert-Skalen sind zur Indexbildung geeignet.
- **Thurstone-Skala:** Hier liegt ein dichotomes Format von „stimme zu" und „stimme nicht zu" vor.
- **Numerischen Analogskala:** Hier wird ein Merkmal auf einer Zahlenreihe (wie ein Lineal) zwischen zwei Extremwerten eingeschätzt. Patienten können beispielsweise das Ausmaß ihrer Schmerzen auf einer Zahlenreihe zwischen den Extremwerten „keine Schmerzen" bis „sehr starke Schmerzen" auftragen.
- **Visuelle Analogskala:** Es sind nur die Endpunkte der Skala markiert, dazwischen finden sich keine Zahlenwerte. Auf der Rückseite können die Markierungen des Patienten dann

in Zahlen abgelesen werden oder die Abstände zu den Endpunkten werden ausgemessen.

LERNTIPP !

Seien Sie sich dessen bewusst, dass bei einer Ordinal- oder Kategorieskala keine quantifizierbare Aussage wie: „Prima, Ihre Schmerzen haben sich ja halbiert!" gemacht werden kann.

▸**Relative Beurteilungsskalen.** Bei relativen Beurteilungsskalen stellt man einen Vergleich an. „Sind Ihre Schmerzen heute stärker als gestern?" erfordert einen Vergleich mit dem Vortag. „Haben Sie Schmerzen?" ist eine absolute Frage.

Zu den relativen Beurteilungen zählen der **Rangvergleich**, der **Paarvergleich** und das **Soziogramm**.

FAZIT – DAS MÜSSEN SIE WISSEN ✗

- ! **Latente Konstrukte:** z. B. Lebensqualität, Intelligenz, Introversion, Neurotizismus und Depressivität, da man diese Parameter **nicht direkt beobachten** kann.
- ! **Operationalisierung:** Vorgang, bei dem man nicht direkt beobachtbare Phänomene (latente Konstrukte) für die Beobachtung und **Messung zugänglich** macht. Dazu werden **Variablen** herangezogen, die beobachtet und somit gemessen werden können. Die Operationalisierung umfasst sowohl die Beschreibung der **Vorgehensweise** bei der Messung als auch die Beschreibung der eingesetzten **Messinstrumente**.
- !!! **Verhältnisskala (Rational-, Absolutskala):** Auf diesem Skalenniveau sind die meisten Rechenoperationen möglich. Hier weiß man am meisten über die Wirklichkeit. Man weiß, dass die Verhältnisse, die hier abgebildet werden, einen absoluten Nullpunkt haben. Dies sind Größen wie Körpergewicht, Grad in Kelvin, Reaktionszeiten etc.
- !! **Ordinalskala (Rangskala):** Die Merkmale, die hier abgebildet werden, lassen eine Zuordnung nach bestimmten Kriterien (größer/kleiner, schlechter/besser) zu.
- ! **Nominal- oder Kategorialskala:** Auf diesem Skalenniveau lassen sich nur noch Kategorien bzw. kategoriale Variablen abbilden.
- !! Der **Modalwert** ist ein Maß der **zentralen Tendenz**.
- ! **Likert-Skala:** Hier geben die Probanden ihre Zustimmung auf einer meist fünfstufigen Skala an. So kann 1 „stimme gar nicht zu" und 5 „stimme völlig zu" bedeuten.

2.1.4 Testdiagnostik

Im folgenden Kapitel wird beschrieben, wie man einen Test konstruiert und wie man seine Tauglichkeit überprüft.

Testkonstruktion

Ein psychologischer Test ist ein Verfahren, mit dem quantifizierbare Aussagen über psychische Merkmale gemacht werden können. Es sollen also hypothetische Konstrukte gemessen werden. Psychologische Tests unterteilen sich in Leistungs-, Persönlichkeits- und Intelligenztests.

Zunächst werden **Testaufgaben** (Items) ausgewählt. Durch eine Itemselektion wird entschieden, welche Aufgaben in die Endform kommen. Kriterien hierfür sind Itemschwierigkeit, Trennschärfekoeffizient und Itemhomogenität.

- Die **Itemschwierigkeit** besagt, wie viele Probanden die Frage richtig gelöst haben.
- Mit dem **Trennschärfekoeffizient** wird beurteilt, wie die Beantwortung eines Items mit dem Gesamttestergebnis (über alle Items) zusammenhängt.

LERNTIPP !

Wenn man davon ausgeht, dass das Physikum ein Test ist, der das medizinische Wissen testet, dann sind die einzelnen Aufgaben die Items. Dann könnte man die Trennschärfe so beschreiben, dass ein Proband, der eine Aufgabe richtig löst, auch eine gute Endnote haben sollte und ein Teilnehmer, der diese Aufgabe nicht löst, eine schlechtere Endnote haben müsste.

- Die **Itemhomogenität** besagt, wie sehr sich die einzelnen Items in Schwierigkeit und Trennschärfe gleichen.

Eine gute Trennschärfe liegt bei etwa 50%, dies gilt auch für die Itemhomogenität. Nun wird der Test auf seine Güte geprüft (s. u.).

Die entstandene Testendform wird dann an einer **Normstichprobe** normiert. Man spricht auch von Eichung und einer Eichstichprobe. Für die Normierung benötigt man eine möglichst große Stichprobe. Aus diesen Ergebnissen werden Normen gewonnen. Anhand dieser Normen lassen sich individuelle Testergebnisse interpretieren.

Die Normierung (**Eichung**) eines Tests schafft ein **Bezugssystem**, in das individuelle Testergebnisse eingeordnet werden können und das diese miteinander vergleichbar macht.

Testgütekriterien

Ein psychologischer Test muss gewisse Qualitätsmerkmale aufweisen, um als gut zu gelten. Die **Hauptgütekriterien** sind **Objektivität**, **Reliabilität** und **Validität**. Im weiteren Sinne können auch Ökonomie und Änderungssensitivität als Gütemerkmale verstanden werden.

▸**Objektivität.** Sie besagt, dass **jeder**, der den Test durchführt, auswertet und interpretiert, zu **demselben Ergebnis** kommen muss.

▸**Reliabilität (Zuverlässigkeit).** Sie macht eine Aussage über die **Genauigkeit**, mit der ein Test ein bestimmtes Merkmal misst, egal, ob er dieses Merkmal auch messen soll. Es gibt mehrere Arten, die Reliabilität eines Tests zu bestimmen.

- **Retestreliabilität:** Der Test wird mit ein und derselben Versuchsperson zweimal durchgeführt und die Testergebnisse miteinander verglichen (korreliert, s. u.). Ein hoher Reliabilitätskoeffizient liegt vor, wenn beide Male ähnliche Ergebnisse erzielt werden.
- **Split-Half-Reliabilität:** Ein Test wird in zwei Teile geteilt. Nun lässt man Probanden beide Testteile ausfüllen und vergleicht dann die Ergebnisse der Testteile (Splithalf = in die Hälfte geteilt).
- **Innere Konsistenz (Inter-Item-Konsistenz-Analyse):** Die Methode ähnelt der Testhalbierungsmethode, jedoch wird hier jede einzelne Testaufgabe mit allen Testaufgaben in Beziehung gesetzt. Ein Korrelationskoeffizient gibt demnach Auskunft über die innere Konsistenz.
- **Paralleltest-Reliabilität:** Ein vergleichbares Testverfahren sollte zu gleichen Ergebnissen kommen.

Durch **Verlängerung** eines Tests verbessert sich seine Reliabilität, durch Verkürzung verschlechtert sie sich.

Je höher die Reliabilität, desto besser der Test. Im schlechtesten Fall beträgt der **Reliabilitätskoeffizient r**, der in einem der oben genannten Verfahren ermittelt wurde, 0 und im besten Fall 1. Man erreicht nie eine Reliabilität von 1, jedoch strebt man Werte an, die um 0,8 oder 0,9 liegen. Man muss also eine gewisse Unzuverlässigkeit in Kauf nehmen. Diese Ungenauigkeit wird durch den Standardmessfehler ausgedrückt.

▸ **Standardabweichung (SD).** Die Standardabweichung bezeichnet einen Bereich um den Mittelwert (M) eines Tests, in dem mit einer bestimmten Wahrscheinlichkeit der tatsächliche Wert des Tests liegt. Es gilt:

- 68,3 % aller Werte eines Tests liegen zwischen M ± 1SD.
- 95,4 % aller Werte eines Tests liegen zwischen M ± 2 SD.

Beispiel: Über einen entsprechenden Test wird herausgefunden, dass die Lebensqualität eines bestimmten Schmerzpatienten 2 SD unter dem Mittelwert liegt. Von den oben genannten 95,4 % liegen die Hälfte der Werte oberhalb und die andere Hälfte unterhalb des Mittelwertes, also jeweils 47,7 %. Dies bedeutet, dass nur 2,3 % der Gesamtbevölkerung einen noch niedrigeren Wert aufweisen.

▸ **Standardmessfehler (SM).** Er errechnet sich aus dem **Reliabilitätskoeffizienten** (r) und der **Standardabweichung** (SD) der Testwerteverteilung. Die Standardabweichung gehört zu den Kennwerten der Intervallskala:

$$SM = SD\sqrt{(1 - r)}$$

Jeder individuelle Wert, der mit dem Test erhoben wird, ist also mit einem Fehler behaftet. Rechnet man zu dem Testwert eines Probanden einen Bereich hinzu, der vom Ausmaß des Standardmessfehlers abhängt, ergibt sich ein **Konfidenzintervall** (Vertrauensintervall), in dem der „wahre" (also fehlerfreie) Wert sehr wahrscheinlich (z. B. zu 95 %) liegt. Je reliabler der Test, desto geringer ist der Standardmessfehler und desto enger ist das Konfidenzintervall.

▸ **Korrelationskoeffizient.** Der Korrelationskoeffizient sagt aus, ob und wie 2 Variablen miteinander zusammenhängen.

- Ein **positiver linearer Korrelationskoeffizient** (z. B. 0,7) gibt an, dass ein hoher Wert einer Variablen mit einem hohen Wert einer anderen Variablen einhergeht (z. B. Gedächtnisleistung und Intelligenz).
- Ein **negativer linearer Korrelationskoeffizient** (z. B. –0,79) gibt an, dass ein hoher Wert der einen Variablen mit einem niedrigen Wert der anderen Variablen einhergeht.
- Ein eher **niedriger Korrelationskoeffizient** (z. B. 0,15) gibt an, dass die beiden Variablen eher einen geringen Zusammenhang zeigen.

LERNTIPP !

Der Korrelationskoeffizient macht keine Aussage über die Kausalität, also welche Variable die jeweils andere beeinflusst.

▸ **Validität.** Sie ist die **Gültigkeit**. Ein Test ist dann valide, wenn er auch das misst, was er zu messen vorgibt. Ein Test, der Angst misst, sollte also das Konstrukt Angst erfassen und nicht etwa das latente Konstrukt Introversion. Die Validität kann auf mehrere Arten bestimmt werden:

- Bei der **Kriteriumsvalidität** wird die Validität gemessen, indem das Testergebnis mit einem Außenkriterium in Beziehung gesetzt (korreliert) wird. Werden das Testergebnis und das Außenkriterium zur gleichen Zeit erhoben, spricht man von **Übereinstimmungsvalidität**. Soll das Testergebnis das Kriterium zu einem späteren Zeitpunkt vorhersagen, spricht man von Vorhersagevalidität (**prädiktiver Validität**). Ein Berufseignungstest beispielsweise ist dann (vorhersage-)valide, wenn er den späteren Berufserfolg gut vorhersagen kann.

LERNTIPP !

Übereinstimmungsvalidität wird z. B. getestet, indem ein neuartiger Computer-Persönlichkeitstest parallel zu dem entsprechenden älteren und bewährten Papiertest durchgeführt wird. Der Computertest ist dann übereinstimmungsvalide, wenn die Ergebnisse ähnlich denen des Papiertests sind.

- Häufig gibt es für ein komplexes Konstrukt nicht ein einzelnes Merkmal. Bei der **Konstruktvalidität** wird deshalb überprüft, inwieweit das Testergebnis mit anderen Indikatoren desselben Konstrukts zusammenhängt. Wenn jemand bei einem Angsttest sehr hohe Werte erzielt, dann sollte er z. B. eher schüchtern sein und kein extrovertierter „Draufgänger".
- Wenn die Testaufgaben selbst das zu messende Merkmal repräsentieren, spricht man von **Inhaltsvalidität**. Beispielsweise ist ein Rechentest ein inhaltsvalider Test, wenn es um die Erfassung von Rechenfähigkeit geht.
- Es wird weiterhin in **interne** und **externe Validität** unterschieden. Eine Untersuchung ist dann **intern valide**, wenn die erzielten Ergebnisse eindeutig für (oder gegen) die Hypothese sprechen, alternative Erklärungen für deren Zustandekommen also ausgeschlossen werden können. **Externe Validität** meint, dass die Ergebnisse auch für andere vergleichbare Probandengruppen, Orte und Situationen gültig sind.

LERNTIPP !

Ein Test zum Erfolg einer Behandlungsmaßnahme ist nur dann intern valide, wenn die Änderung des Testergebnisses (vor/nach der Behandlung) nur auf die durchgeführte Behandlungsmaßnahme zurückzuführen ist und nicht auf andere Faktoren.

APROPOS

Auch die Prüfungsfragen des IMPP sollten an sich allen drei Gütekriterien entsprechen.

▸ Die Prüfung ist objektiv, da die angekreuzten Fragen mittels einer Schablone ausgewertet werden.

▸ Die Prüfung ist reliabel, denn wenn man nicht gerade zwischendurch lernt, so kommt man beim zweiten Mal Kreuzen ca. auf dasselbe Ergebnis.

▸ Und wenn die Fragen wirklich nur das Prüfungswissen erfassen sollen und nicht noch andere Konstrukte, wie beispielsweise die Fähigkeit gut zu raten, so ist der IMPP-Test auch valide.

▸ **Beziehung der Testgütekriterien untereinander.** Nach der **klassischen Testtheorie** sind die Gütekriterien voneinander **abhängig**. Eine hohe **Objektivität** ist notwendig für eine gute **Reliabilität**. Eine hohe Reliabilität ist notwendig, um eine hohe **Validität** zu erhalten (= **Hierarchie der Gütekriterien**). **Messfehler** gehören auch zur klassischen Testtheorie, weil Testwerte häufig

	tatsächlicher Zustand		
Diagnose	positiv (krank)	negativ (gesund)	insgesamt
positiv (krank)	Entscheidung richtig positiv A	Entscheidung falsch positiv B	A + B positiver Prädiktionswert A / (A + B)
negativ (gesund)	Entscheidung falsch negativ C	Entscheidung richtig negativ D	C + D negativer Prädiktionswert D / (C + D)
insgesamt	A + C Sensitivität A / (A + C)	B + D Spezifität D / (B + D)	

Abb. 2.1 **Die Vierfeldertafel am Beispiel von AIDS.**

fehlerbehaftet sind. Der Standardmessfehler (s. o.) korreliert mit der Standardabweichung und dem Reliabilitätskoeffizienten.

▸ **Änderungssensitivität.** Ein Test ist dann **änderungssensitiv**, wenn er sensibel gegenüber **Veränderungen eines Merkmals** ist. Zur Abbildung von Behandlungsfortschritten muss in einem Test Änderungssensitivität gewährleistet sein. Ein Beispiel ist die Messung von Angstunterschieden vor und nach einer Therapie, um deren Wirksamkeit zu überprüfen. Hierbei besteht das methodische Problem, nur schwer unterscheiden zu können, ob unterschiedliche Testergebnisse tatsächlich die Veränderungen des Merkmals wiedergeben oder aber die Folge der mangelnden Reliabilität des Tests sind (und das Merkmal in Wirklichkeit stabil bleibt). Tests, die überdauernde Verhaltensdispositionen erfassen, müssen keine hohe Änderungssensitivität aufweisen.

▸ **Sensitivität und Spezifität.** Diese Maße beziehen sich darauf, wie zuverlässig der Test einen Gesunden identifiziert (Spezifität) oder wie wahrscheinlich er einen Kranken erkennt (Sensitivität). Diese Wahrscheinlichkeiten lassen sich am besten in einer Vierfeldertafel ausdrücken (**Abb. 2.1**). Bei diesem Beispiel eines AIDS-Tests werden insgesamt 500 Probanden auf Anwesenheit von Viren getestet. Ein positiver Test (+) bedeutet, dass Viren gefunden wurden bzw. derjenige an AIDS erkrankt ist, ein negativer Test (–) bedeutet, dass keine Viren gefunden wurden bzw. derjenige gesund ist.

Die **Spezifität** des Tests gibt an, wie wahrscheinlich ein **Nichterkrankter** (richtig negativ) durch den Test identifiziert wird. Sie errechnet sich aus der Anzahl der Personen, die als richtig negativ ermittelt wurden (250), geteilt durch die Gesamtzahl der Gesunden (also der Summe aus als richtig negativ und falsch positiv Erkannten, 400):

$$250 / 400 = 0{,}625.$$

Von allen Gesunden erhalten also 62,5 % ein richtig negatives Ergebnis und werden als gesund erkannt. Umgekehrt erhalten 37,5 % der Gesunden ein falsch positives Ergebnis und werden unnötig verängstigt.

Die **Sensitivität** des Tests gibt an, mit welcher Wahrscheinlichkeit der Test einen **tatsächlich Kranken** als **positiv** identifiziert. Sie errechnet sich aus der Anzahl der Personen, die per Diagnose als positiv (krank) ermittelt wurden, geteilt durch die Gesamtanzahl der tatsächlich Kranken.

Davon unterschieden werden müssen:

- **Falsch negative** = Anteil der Kranken an allen Kranken, die, obwohl sie krank sind, als gesund getestet wurden.
- **Falsch positive** = Anteil der Gesunden an allen Gesunden, die, obwohl sie gesund sind, als krank getestet wurden.
- **Korrekt negative** = Anteil der Gesunden an allen Gesunden, die korrekt als gesund getestet wurden.

▸ **Positiver prädiktiver und negativ prädiktiver Wert.** Die prädiktiven Werte (Prädikationswerte, Prädiktionswerte) geben an, mit welcher Wahrscheinlichkeit ein Testergebnis zutreffend ist.

Der **positiv prädiktive Wert** gibt an, mit welcher Wahrscheinlichkeit ein positives Testergebnis (krank) wirklich Krankheit bedeutet. Er errechnet sich aus der Anzahl der Personen, die im Test als richtig positiv (krank) ermittelt wurden, geteilt durch die Anzahl aller Personen, die ein positives Testergebnis erhalten haben. Der positiv prädiktive Wert ist damit abhängig von der Zahl der Erkrankten (= **Prävalenz**).

LERNTIPP !

Machen Sie sich klar: Wird ein Screening-Test in der Allgemeinbevölkerung angewandt, so ergibt sich ein niedrigerer positiver prädiktiver Wert (positiver Vorhersagewert) als wenn der gleiche Test innerhalb einer Hochrisikopopulation durchgeführt wird, weil die Prävalenz in der Allgemeinbevölkerung naturgemäß geringer ist.

Der **negativ prädiktive Wert** gibt umgekehrt an, wie wahrscheinlich ein negatives Testergebnis (gesund) wirklich Gesundheit bedeutet. Er errechnet sich aus der Anzahl der Personen, die durch den Test als richtig negativ (gesund) ermittelt wurden, geteilt durch die Gesamtzahl der Personen mit negativem Testergebnis.

FAZIT – DAS MÜSSEN SIE WISSEN ✕

- **!!! Testgütekriterien:** Die Hauptgütekriterien sind **Objektivität**, **Reliabilität** und **Validität.** Nach der **klassischen Testtheorie** sind sie voneinander **abhängig**. Eine hohe **Objektivität** ist notwendig für eine gute **Reliabilität**. Eine hohe Reliabilität ist notwendig, um eine hohe **Validität** zu erhalten (= **Hierarchie der Gütekriterien**).
  - **Objektivität:** Jeder, der den Test durchführt, auswertet und interpretiert, muss zu demselben Ergebnis kommen.
  - **Reliabilität** (= Zuverlässigkeit): Sie macht eine Aussage über die Genauigkeit, mit der ein Test ein bestimmtes Merkmal misst, egal, ob er dieses Merkmal auch messen soll. Durch Verlängerung eines Tests verbessert sich seine Reliabilität, durch Verkürzung verschlechtert sie sich.
  - **Paralleltest-Reliabilität:** Ein vergleichbares Testverfahren sollte zu gleichen Ergebnissen kommen.
- **!!** Liegt bei einer Normalverteilung ein Wert **2 Standardabweichungen** unter dem Mittelwert bedeutet das, dass 2,3 % der Gesamtbevölkerung einen noch niedrigeren Wert aufweisen.
- **! Konfidenzintervall:** Vertrauensintervall, in dem der „wahre" (also fehlerfreie) Wert sehr wahrscheinlich (z. B. zu 95 %) liegt.
- **!!!** Der **Korrelationskoeffizient** sagt aus, ob und wie 2 Variablen miteinander zusammenhängen.

- **positiver** linearer Korrelationskoeffizient (z. B. 0,7): ein hoher Wert einer Variablen geht mit einem hohen Wert einer anderen Variablen einher
- **negativer** linearer Korrelationskoeffizient (z. B. −0,79): ein hoher Wert der einen Variablen geht mit einem niedrigen Wert der anderen Variablen einher
- **niedriger** Korrelationskoeffizient (z. B. 0,15): beide Variablen zeigen einen geringen Zusammenhang.

- **!!! Validität (Gültigkeit):** Liegt vor, wenn ein Test das misst, was er zu messen vorgibt.
  - **Übereinstimmungsvalidität:** Liegt vor, wenn das Testergebnis und das Außenkriterium zur gleichen Zeit erhoben werden.
  - **Interne Validität:** Liegt vor, wenn die erzielten Ergebnisse eindeutig für (oder gegen) die Hypothese sprechen, alternative Erklärungen für deren Zustandekommen also ausgeschlossen werden können.
  - **Externe Validität** meint, dass die Ergebnisse auch für andere vergleichbare Probandengruppen, Orte und Situationen gültig sind.
- **!! Änderungssensitivität:** Liegt vor, wenn ein Test sensibel gegenüber **Veränderungen** des zu untersuchenden **Merkmals** ist. Tests, die **überdauernde Verhaltensdispositionen** erfassen, müssen keine hohe Änderungssensitivität aufweisen.
- **!!! Sensitivität:** Sie gibt an, mit welcher Wahrscheinlichkeit der Test einen **tatsächlich Kranken** als **positiv** identifiziert. Sie errechnet sich aus der Anzahl der **Personen**, die per Diagnose als **positiv** (krank) ermittelt wurden, geteilt durch die **Gesamtanzahl der tatsächlich Kanken**.
  - **Falsch negative** = Anteil der Kranken an allen Kranken, die, obwohl sie krank sind, als gesund getestet wurden.
  - **Falsch positive** = Anteil der Gesunden an allen Gesunden, die, obwohl sie gesund sind, als krank getestet wurden.
- **!!! Positiv prädiktiver Wert:** Wahrscheinlichkeit, mit der ein positives Testergebnis (krank) wirklich Krankheit bedeutet. Anzahl der Personen, die im Test als richtig positiv (krank) ermittelt wurden, geteilt durch die Anzahl aller Personen, die ein positives Testergebnis erhalten haben. Der positiv prädiktive Wert ist abhängig von der Zahl der Erkrankten (= **Prävalenz**).
- **! Negativ prädiktiver Wert:** Wahrscheinlichkeit, mit der ein negatives Testergebnis (gesund) wirklich Gesundheit bedeutet. Er errechnet sich aus der Anzahl der Personen, die durch den Test als richtig negativ (gesund) ermittelt wurden, geteilt durch die Gesamtzahl der Personen mit negativem Testergebnis.

2.1.5 Arten der Untersuchung

Experiment

Es ist immer am günstigsten, wenn man ein Experiment durchführen kann. Denn mit einem Experiment können Kausalzusammenhänge – also Ursache-Wirkungs-Prinzipien – untersucht werden.

▸**Experiment.** Ein Experiment muss **wiederholbar**, **willkürlich** und **variierbar** sein. Das heißt, der Versuchsleiter muss es jederzeit wiederholen können, er muss die Kontrolle über die Variablen haben und muss sie so variieren können, wie er will.

▸**Variablen.** Um zu überprüfen, ob ein Ereignis A wirklich zu einem Ereignis B führt, variiert man planmäßig eine Variable (unabhängige Variable) und misst deren Auswirkungsgrad (abhängige Variable). Möchte man z.B. ein Medikament testen, das die Gedächtnisleistung verbessern soll, so ist die Gabe des Medikaments als (vermuteter) Einflussfaktor die **unabhängige Variable**. Das Ergebnis, also das verbesserte Gedächtnis, ist die **abhängige Variable**. Als weiteres Beispiel kann die Auswirkung von Rauchen auf die Lebenserwartung gelten: Hier stellt das Rauchen die unabhängige, die Lebenserwartung die abhängige Variable dar.

Nun kann es natürlich mehrere unabhängige und somit auch mehrere abhängige Variablen geben. So könnte in unserem Experiment die Dosis variiert werden, und zusätzlich könnte man überprüfen, ob ein Spaziergang die Wirkung noch erhöht.

Eine **intervenierende Variable beeinflusst** andere Variablen. Sie wird auch **Mediatorvariable** genannt und vermittelt kausal die Wirkung der unabhängigen Variablen auf die abhängige Variable.

> **LERNTIPP** !
>
> In der Prüfung wird anhand des folgenden Beispiels nach der Mediatorvariablen gefragt: Menschen mit koronarer Herzkrankheit können durch psychoedukative Maßnahmen ihr Herzinfarkt-Risiko senken. Dies ist jedoch nur dann erfolgreich, wenn durch die Maßnahme auch der arterielle Blutdruck verringert wird. Der arterielle Blutdruck entspricht hier der Mediatorvariablen.

Moderatorvariable nennt man Bedingungen, die dazu führen, dass bestimmte Ursache-Wirkungs-Beziehungen unterschiedlich stark ausgeprägt sind. Dies ist z.B. der Fall, wenn eine bestimmte Behandlungsmethode bei Frauen besser anschlägt als bei Männern. Das Geschlecht ist hierbei die Moderatorvariable. **Interaktionseffekt** bedeutet ganz allgemein, dass es eine Wechselwirkung zwischen zwei Variablen gibt, hier z.B. die Wechselwirkung zwischen Behandlungsmethode (unabhängige Variable) und Geschlecht (Moderatorvariable), die sich beide auf den Therapieerfolg auswirken.

Eine **Störvariable** beeinflusst unabhängig von der zu untersuchenden unabhängigen Variablen den Effekt, den man beobachten möchte.

> **LERNTIPP** !
>
> Hier das passende Beispiel aus der Prüfung: Möchte man den Einfluss des Alkoholkonsums auf das Lungenkrebsrisiko untersuchen, sollte man unbedingt das Rauchen als mögliche Störvariable berücksichtigen!

Ändert sich in Abhängigkeit von einer unabhängigen Variablen auch eine **Störvariable**, die eigentlich nicht Gegenstand der Untersuchung ist, sodass man nicht sagen kann, ob der gefundene Effekt auf die Stör- oder auf die unabhängige Variable zurückzuführen ist, spricht man von **Konfundierung** (**Confounding**).

Wenn die unabhängige Variable nicht willkürlich manipuliert werden kann, so spricht man von einem **Quasiexperiment** (**quasiexperimentelle Studie**).

APROPOS
Dies wird anhand einer älteren Physikumsfrage verständlich: In einem Betrieb wollte man die Produktivität verbessern und aus diesem Grund in einigen Abteilungen die Arbeiter nach Leistung bezahlen und nicht mehr einen fixen Lohn ausschütten. Ursprünglich sollten fünf Abteilungen mitmachen, aber nur drei haben sich bereiterklärt. Das Experiment konnte also nicht willkürlich gestaltet werden. Man spricht von einem Quasiexperiment.

Von einer **multivarianten Studie** spricht man, wenn nicht nur einfache Wirkungen, sondern auch Wechselwirkungen zwischen mehreren unabhängigen Variablen erfasst werden.

FAZIT – DAS MÜSSEN SIE WISSEN

- **!!! Unabhängige Variable:** Einflussfaktor, der untersucht werden soll (z. B. Medikament).
- **!!! Abhängige Variable:** Die zu messende Auswirkung der unabhängigen Variablen (Reaktion des Probanden auf die unabhängige Variable, z. B. verbesserte Gedächtnisleistung nach Medikamentengabe).
- **!!! Intervenierende Variable (Mediatorvariable):** Sie beeinflusst andere Variablen und vermittelt kausal die Wirkung der unabhängigen Variablen auf die abhängige Variable.
- **!! Moderatorvariable:** Bedingungen, die dazu führen, dass bestimmte Ursache-Wirkungs-Beziehungen unterschiedlich stark ausgeprägt sind (z. B. Geschlecht).
- **! Störvariable:** Sie beeinflusst unabhängig von der zu untersuchenden unabhängigen Variablen den Effekt, den man beobachten möchte.
- **! Multivariante Studie:** Es werden nicht nur einfache Wirkungen, sondern auch **Wechselwirkungen** zwischen **mehreren** unabhängigen Variablen erfasst.

Kontrollierte Studie

▸**Experimental- und Kontrollgruppe.** Um eine unabhängige Variable systematisch variieren zu können, benötigt man mindestens eine Experimental- und eine **Kontrollgruppe**. Die Kontrollgruppe wird nicht der Intervention unterzogen, sondern erhält eine konventionelle oder keine Behandlung. Entscheidend für die Auswertung ist der Vergleich der Zielgröße beider Gruppen zum Postzeitpunkt, also nach Studienende. In unserem Experiment mit dem Medikament, das die Gedächtnisleistung verbessern soll, gibt es dementsprechend eine **Gruppe von Probanden**, die nichts eingenommen haben, um nach dem Experiment beurteilen zu können, ob die verbesserte Gedächtnisleistung wirklich durch das Medikament zustande kommt.

▸**Fehlervermeidung.** Je komplexer das Experiment, desto mehr Fehler können sich einschleichen.

- **Randomisieren:** Zum Nachweis der **Wirksamkeit** einer neuen **Behandlungsmethode** verwendet man am besten eine **randomisierte kontrollierte Studie**. Beim Randomisieren werden die Versuchspersonen zufällig zu den einzelnen Gruppen zugeordnet. Dadurch wird ein Selektionseffekt vermieden, d. h. jeder Studienteilnehmer hat die gleiche Chance, in die Interventions- oder Kontrollgruppe zu gelangen.
- **Parallelisieren:** Beim Parallelisieren wird jedem Merkmalsträger in Gruppe A ein Merkmalszwilling in Gruppe B zugeordnet.
- **Ausbalancieren:** Um z. B. bei Messwiederholungen Reihenfolgeeffekte auszuschließen, durchlaufen die Probanden der einzelnen Gruppen die experimentellen Bedingungen in unterschiedlicher Reihenfolge.

▸**Versuchspersonenfehler (Hawthorne-Effekt).** Er besagt, dass die Versuchspersonen sich anders verhalten, wenn sie wissen, dass sie an einem Experiment teilnehmen. Der Hawthorne-Effekt lässt sich durch den einfachen Blindversuch ausgleichen (s. u.).

▸**Versuchsleiterfehler (Rosenthal-Effekt).** Er besagt, dass der Versuchsleiter selbst das Experiment durch seine Erwartung beeinflusst. Der Rosenthal-Effekt lässt sich durch den **Doppelblindversuch** ausgleichen.

▸**Blindversuch und Doppelblindversuch.** Wenn man ein Medikament testen will, so gibt man der Kontrollgruppe ein Placebo. Die Kontrollgruppe weiß natürlich nichts davon. Dies ist ein Blindversuch. Wenn der Versuchsleiter selbst nicht weiß, wer das Placebo bekommt und wer das wirkliche Medikament, so handelt es sich um einen Doppelblindversuch.

FAZIT – DAS MÜSSEN SIE WISSEN

- **!! Kontrollgruppe:** Um eine unabhängige Variable systematisch variieren zu können, benötigt man mindestens eine Experimental- und eine Kontrollgruppe. Letztere wird **nicht** der Intervention unterzogen, sondern erhält eine konventionelle oder keine Behandlung.
- **!! Randomisieren:** Die Versuchspersonen werden zufällig zu den einzelnen Gruppen zugeordnet. Dadurch wird ein **Selektionseffekt** vermieden, d. h. jeder Studienteilnehmer hat die gleiche Chance, in die Interventions- oder Kontrollgruppe zu gelangen.
- **!!** Zum Nachweis der **Wirksamkeit neuer Behandlungsmethoden** verwendet man am besten **randomisierte kontrollierte Studien**.
- **!!! Versuchspersonenfehler (Hawthorne-Effekt):** Versuchspersonen verhalten sich anders, wenn sie wissen, dass sie an einem Experiment teilnehmen.
- **!!! Versuchsleiterfehler (Rosenthal-Effekt):** Der Versuchsleiter selbst beeinflusst das Experiment durch seine Erwartungen fehlerhaft. Dieser Effekt lässt sich durch eine **doppelblinde Versuchsanordnung** ausgleichen.

Ökologische Studie

Ökologie beschreibt die Wechselwirkung zwischen Umwelt und Lebewesen. In einer ökologischen Studie wird also untersucht, wie sich ein **Umwelteinfluss** auf den Menschen auswirkt.

Feldstudie

Nicht immer ist es möglich oder sinnvoll, ein Experiment durchzuführen. Gerade dann, wenn man z. B. Phänomene in ihrem **natürlichen Umfeld** (z.B. am Arbeitsplatz) untersuchen will, spricht man von einer **Feldstudie**. Hier ist Willkürlichkeit, Wiederholbarkeit und Variierbarkeit nicht gegeben. Eine Feldstudie (Beobachtungsstudie) lässt sich nicht standardisieren, sie ist also immer ein Quasiexperiment.

Längsschnittstudie und Querschnittstudie

Die **Längsschnittstudie** ist eine Methode, die Veränderungsprozesse erfassen kann. Dazu wird eine Personengruppe (und ggf. eine Kontrollgruppe) zu **mehreren Messzeitpunkten** getestet. Der Vorteil hierbei ist, dass man wirklich Veränderungsprozesse erfasst. Der Nachteil ist, dass sie lange dauert und finanziell und arbeitstechnisch sehr aufwendig ist.

LERNPAKET 1

In einer **Querschnittstudie** werden alle interessierenden Merkmale **einmalig** und **zur gleichen Zeit** erhoben. Es gibt keine Wiederholungsmessung. Ihr Vorteil ist die große Ökonomie. Nur erfasst man hierbei keine Veränderung an sich.

Querschnittstudien werden auch eingesetzt, um Aussagen zur **Auftretenshäufigkeit** einer bestimmten **Krankheit** in einer Population zu einem bestimmten **festgelegten Zeitpunkt** zu machen –, um also die **Prävalenz** einer Erkrankung festzustellen.

Kohortenstudie

Kohorte meint die Zugehörigkeit zu einer bestimmten Gruppe, deren Mitglieder alle **ein Merkmal gemeinsam** haben, das sich auf einen bestimmten Zeitpunkt bezieht. In der Regel ist damit das Geburtsjahr gemeint.

Eine **Kohortenstudie** untersucht z. B. Probanden **einer Altersklasse** zu verschiedenen Zeitpunkten, um Alterseffekte auszuschließen. Eine Kohorte muss nicht zwangsläufig aus Menschen gleichen Alters gebildet werden. Sie kann auch aus Probanden des gleichen Geschlechts bestehen, die alle ein **gleichartiges Testergebnis** in einem Persönlichkeitstest aufweisen.

Bei einer **prospektiven Kohortenstudie** werden Probanden mit einem bestimmten gemeinsamen Definitionsmerkmal (z. B. ein Risiko, Geschlecht oder Wohnort) im Längsschnitt (also zu verschiedenen Zeitpunkten) beobachtet. In **Follow-up-Untersuchungen** will man herausfinden, wie sich die Probanden der Kohorte bezüglich bestimmter Messgrößen entwickelt haben.

Fallkontrollstudie

Fallkontrollstudien werden durchgeführt, um den Einfluss eines Risikofaktors auf die Entstehung einer Erkrankung (S. 84) zu ermitteln. Hierbei werden zwei Gruppen gebildet: eine mit gesunden und eine mit kranken Personen. Man vergleicht dann, in welchem Ausmaß diese Gruppen einem Risikofaktor ausgesetzt waren. Man spricht dann auch von exponierten und nicht exponierten Gruppen. Somit ergeben sich vier Gruppen, die miteinander verglichen werden:

- Es gibt Menschen mit Risikofaktor, die erkranken und
- solche, die ohne Risikofaktor gesund bleiben.
- Hinzu kommen diejenigen, die trotz des Risikofaktors nicht erkranken und schließlich
- diejenigen, die ohne Risikofaktor dennoch erkranken.

Evaluationsstudie

Eine Evaluationsstudie ist eine Kontrolle von Programmen oder Prozessen und findet z. B. im Qualitätsmanagement (S. 82) Anwendung. So gibt es die

- **Prozessevaluation**, die für die Erfassung des gesamten Prozesses steht,
- die **Ergebnisevaluation**, die eine Kontrolle darüber ist, ob die erwarteten Ergebnisse auch eingetroffen sind, und
- die **Impact Evaluation**. Dies ist eine Kontrolle über die erwarteten Effekte hinaus. Beobachtet man beispielsweise bei einem Therapieverfahren einen Effekt, den man vorher nicht berücksichtigt hatte, so kann er bei der Impact Evaluation noch mit erfasst werden.

FAZIT – DAS MÜSSEN SIE WISSEN

- **!! Querschnittstudien:** Alle interessierenden Merkmale werden **einmalig** und **gleichzeitig** erhoben. Es werden **keine Veränderungen** erfasst. Es können aber Aussagen zur **Auftretenshäufigkeit** einer bestimmten **Krankheit** in einer Population zu einem bestimmten **festgelegten Zeitpunkt** gemacht werden –, um also die **Prävalenz** einer Erkrankung festzustellen.
- **!! Prospektive Kohortenstudie:** Probanden mit einem **gemeinsamen Definitionsmerkmal** werden im Längsschnitt (also zu verschiedenen Zeitpunkten) beobachtet. In **Follow-up-Untersuchungen** will man herausfinden, wie sich die Probanden der Kohorte bezüglich bestimmter Messgrößen entwickelt haben.
- **!! Fallkontrollstudie:** Hier wird der Einfluss eines **Risikofaktors** auf die Entstehung einer **Erkrankung** ermittelt. Es werden zwei Gruppen mit gesunden und kranken Personen gebildet. Man vergleicht, in welchem Ausmaß diese Gruppen einem Risikofaktor ausgesetzt waren.

2.1.6 Epidemiologische Maßzahlen

▸**Absolutes Risiko.** Das absolute Risiko entspricht der Inzidenzrate (kurz: **„Inzidenz"**) also der Wahrscheinlichkeit, eine bestimmte Erkrankung zu erleiden).

▸**Relatives Risiko.** Dieses entspricht dem Faktor, um den sich zwei Risiken unterscheiden. Zur Berechnung des relativen Risikos wird der Anteil der Erkrankten (z. B. Lungenkrebs), die einem Risikofaktor (z. B. Rauchen) ausgesetzt waren, durch den Anteil der Erkrankten, die keinem Risikofaktor ausgesetzt waren, geteilt. Beträgt das relative Risiko 1, so gibt es keinen Unterschied in beiden Gruppen. Das relative Risiko kann **nur mit vorhandenen Angaben zur Inzidenz** berechnet werden.

RECHENBEISPIEL

	Anzahl Exponierte	Anzahl Nicht-exponierte
Anzahl Erkrankter	100 (EE)	10 (EN)
Anzahl Gesunder	900 (GE)	990 (GN)

Lösungsweg: Es erkranken 100 von 1000 Rauchern an Lungenkrebs, somit beträgt der Anteil der Erkrankten an den Exponierten:

EE/(EE+GE) = 100/1000 = 1:10

Von 1000 Nichtrauchern erkranken nur 10 Personen an Lungenkrebs, der Anteil der Erkrankten an den Nichtexponierten beträgt also nur

EN/(EN+GN) 1:100

Zur Ermittlung des **relativen Risikos** setzt man nun beide Werte ins Verhältnis zueinander:

1/10 : 1/100 = 10

Lösung: Damit ist das relative Risiko, an Lungenkrebs zu erkranken 10-mal höher wenn man raucht, als wenn man nicht raucht.

▸**Odds Ratio.** Die Odds Ratio ist ein **Näherungsmaß** für das relative Risiko. Hierbei teilt man das Verhältnis **EE/GE** durch das Verhältnis **EN/GN**. Odds Ratios können auch berechnet werden, wenn **Angaben zur Inzidenz fehlen**.

RECHENBEISPIEL

Verwendet man die Zahlen von oben, so ergibt sich folgende Rechnung für die Odds Ratio:

EE/GE = 100/900

EN/GN = 10/990

$$EE/GE : EN/GN = \frac{100}{900} : \frac{10}{990} = \frac{100 \times 990}{900 \times 10} = \frac{99}{9} = 11$$

In der Gruppe der Exponierten gibt es 11-mal so viele Erkrankungen wie in der Gruppe der Nichtexponierten.

▸**Attributales Risiko.** Dies ist der prozentuale **Anteil von Erkrankungen**, der einem **bestimmten Risikofaktor** zugeschrieben werden kann.

RECHENBEISPIEL

10 von 1000 Nichtrauchern erkranken an Lungenkrebs, also 1 %. Bei Rauchern erkranken 100 von 1000 = 10 %. Die Differenz beträgt 9 %, somit liegt das absolute Risiko, durch Rauchen an Lungenkrebs zu erkranken, bei 9 %.

Oder: Wenn Probanden ohne Behandlung ein 6 %iges Herzinfarkt-Risiko haben und dieses Risiko durch eine Präventionsmaßnahme auf 4 % sinkt, dann wurde das absolute Risiko um 2 % reduziert.

▸**Prävalenz und Inzidenz.** Man unterscheidet:

- **Inzidenz:** Rate der **Neuerkrankungen** in einem festgelegten Zeitraum, z. B. die Neuerkrankungen während eines Jahres.
- **Prävalenz:** Auftretenswahrscheinlichkeit einer Erkrankung, gleichgültig, ob Neuerkrankungen dabei sind oder nicht. Also Auftretenswahrscheinlichkeit der Erkrankung in der Population X zum Zeitpunkt Y.

LERNTIPP !

Die Prävalenz einer Krankheit ist demnach **immer** größer als die Inzidenz.

- **Punktprävalenz:** Häufigkeit einer Erkrankung in einer Population an einem bestimmten **Stichtag**. Sie kann durch eine Querschnittstudie ermittelt werden.

FAZIT – DAS MÜSSEN SIE WISSEN

- **!!! Relatives Risiko:** ist definiert als Quotient aus **Erkrankungswahrscheinlichkeit der Exponierten** und **Erkrankungswahrscheinlichkeit der Nicht-Exponierten**. Ist das relative Risiko = 1, so gibt es keinen Unterschied in beiden Gruppen.
- **!! Odds Ratio:** Näherungsmaß für das relative Risiko. Hierbei teilt man das Verhältnis (erkrankt + exponiert)/(gesund + exponiert) durch das Verhältnis (erkrankt + nicht exponiert)/(gesund + nicht exponiert). Zur Berechnung der Odds Ratio reicht eine Prävalenzangabe aus.
- **!!! Attributales Risiko:** Prozentualer Anteil von Erkrankungen, der einem **bestimmten Risikofaktor** zugeschrieben werden kann.
- **!! Inzidenz:** Rate der **Neuerkrankungen** in einem festgelegten Zeitraum.
- **!! Prävalenz: Auftretenswahrscheinlichkeit** einer Erkrankung, gleichgültig, ob Neuerkrankungen dabei sind oder nicht.
- **!** Die **Punktprävalenz** kann durch eine **Querschnittstudie** ermittelt werden.

2.1.7 Stichproben

Wenn man das Ergebnis einer Untersuchung auf eine große Gruppe Menschen übertragen will, so sollte die untersuchte Gruppe ein kleines Abbild der gesamten Gruppe sein. Man spricht von einer Stichprobe, die die Grundgesamtheit repräsentiert (widerspiegelt).

Anhand einer **Interferenzstatistik** schließt man von den Stichprobenkennwerten auf die Parameter der Population.

Nimmt man eine **Vollerhebung** vor, so entspricht die **Grundgesamtheit** der **Stichprobe** (Untersuchungspopulation).

Es gibt mehrere Möglichkeiten, eine **Stichprobe** zu erstellen, die die Grundgesamtheit repräsentiert.

▸**Zufallsstichprobe.** Bei einer Zufallsstichprobe hat jede Person dieselbe Chance, ausgewählt zu werden. Es ist so, als würde man ein Telefonbuch aufschlagen und einfach mit dem Finger auf einen Namen tippen, derjenige, der so ausgewählt wurde, kann mitmachen.

▸**Quotastichprobe bzw. Quotenstichprobe.** Hier werden die Probanden so zusammengestellt, dass ihre Verteilung der Grundgesamtheit entspricht.

APROPOS

Nimmt man als Grundgesamtheit die Bundesrepublik Deutschland und bildet eine Quotastichprobe, so wird man darauf achten, dass die Hälfte männliche und die Hälfte weibliche Versuchspersonen sind. Ebenfalls wird man versuchen, die Schichtzugehörigkeit, den Bildungsstatus usw. durch eine entsprechende prozentuale Verteilung der Probanden abzubilden. Der Vorteil bei dieser Stichprobenauswahl ist, dass ein ausfallender Proband sehr rasch durch einen neuen mit denselben Merkmalen ersetzt werden kann.

FAZIT – DAS MÜSSEN SIE WISSEN

- **! Interferenzstatistik:** Ausgehend von den Kennwerten der Stichprobe wird auf die Parameter der gesamten Population geschlossen.
- **! Vollerhebung:** Die **Grundgesamtheit** entspricht der **Stichprobe** (Untersuchungspopulation).
- **!! Quotastichprobe bzw. Quotenstichprobe:** Probanden werden so zusammengestellt, dass Ihre Verteilung der Grundgesamtheit entspricht.

2.1.8 Sozialwissenschaftliche Methoden der Datengewinnung

Daten von Menschen können auf vielfältige Weise erfasst werden, beispielsweise durch Beobachtung, Interviews, psychologische Tests oder Experimente. Die gewonnenen Daten unterscheiden sich je nach ihrer Erhebungsart voneinander. Abhängig vom Forschungs- und Untersuchungsgegenstand werden unterschiedliche Daten erhoben.

- **Individualdaten:** Dies sind Daten, die direkt an der Person abgenommen werden wie Blutdruck, Gewicht und Körpergröße.
- **Aggregatdaten:** zusammengefasste Individualdaten, wie z. B. das durchschnittliche Einkommen in verschiedenen Stadtbezirken. Aus ihnen lässt sich bereits eine Statistik erstellen, die einen Mittelwert und eine Varianz bzw. Standardabweichung hat.
- **Globaldaten:** Hier handelt es sich nicht mehr um personenbezogenen Daten, sondern z. B. um Angaben zur Bevölke-

rungsdichte oder zum durchschnittlichen Kaffeekonsum pro Kopf.

- **Primär- und Sekundärdaten:** Hier wird nur nach dem Zeitpunkt der Erhebung unterschieden. Primärdaten werden vom Forscher selbst erhoben, während **Sekundärdaten** aus Primärdaten generiert werden, die bereits vorliegen und auf die der Forscher oder Arzt zurückgreift.

2.1.9 Psychobiologische Methoden der Datengewinnung

Sie werden im Rahmen der psychobiologischen Grundlagen (S. 23) beschrieben.

2.2 Datenauswertung und Interpretation

▸**Datenarten.** Je nachdem, um welche Daten es sich handelt, wird unterschiedlich vorgegangen.

Qualitative Daten sind Daten, die nicht in Zahlen ausgedrückt werden, wie beispielsweise zusammengefasste Interviewberichte oder Biografien.

Quantitative Daten sind Daten, die in Zahlen vorliegen und beispielsweise durch Skalen beschrieben werden. Diese Daten lassen sich auf unterschiedliche Weise interpretieren.

- Bei einer **deskriptiven Statistik** werden Häufigkeitsverteilungen mit den dazugehörigen Kennwerten wie **Mittelwert** und **Abweichung** dargestellt. Der **Medianwert** beschreibt die zentrale Tendenz von Daten, die auf einer **Ordinalskala** abgebildet wurden, oder von **kontinuierlichen Variablen**, die **nicht normalverteilt** sind. 50 % der erhobenen Daten liegen per definitionem unter dem Medianwert und 50 % darüber.
- Bei einer **Inferenzstatistik** werden die Daten genutzt, um von einer Stichprobe auf die **Allgemeinheit** (Grundgesamtheit) zu schließen.

Führt man z. B. ein strukturiertes Interview mit Skalen, so erhält man quantitative Daten. Beim offenen Interview erhält man hingegen qualitative Daten. Demzufolge gewährleisten **strukturierte Interviews** in Studien eine bessere **Vergleichbarkeit der Ergebnisse**.

▸**Interventionseffekt.** Er beschreibt, wie sehr sich die unabhängige Variable (z. B. Therapie) auf die abhängige Variable (z. B. Beschwerdebild) auswirkt. Bei hoher **Effektstärke d** („Cohen's d") hat die unabhängige Variable einen starken Einfluss auf die abhängige Variable. Sie berechnet sich folgendermaßen:

$$\text{Effektstärke d (Interventionseffekt)} = \frac{\text{Mittelwert}_{\text{Experimentalgruppe}} - \text{Mittelwert}_{\text{Kontrollgruppe}}}{\text{gepoolte Standardabweichung}}$$

APROPOS

Aus der Formel kann man logischerweise ableiten, dass die Effektstärke bei einem großen Mittelwertunterschied zwischen Experimental- und Kontrollgruppe und geringer Standardabweichung sowohl in Experimental- als auch in Kontrollgruppe hoch sein muss.

▸**Induktion und Deduktion.** Bei der Interpretation von Daten, muss man aufpassen, ob man induktiv oder deduktiv argumentiert:

- **Induktion:** Ausgehend von einer **speziellen Beobachtung** kommt man zu einer **allgemeinen Schlussfolgerung**.
- **Deduktion:** Ausgehend von einer **allgemeinen Erkenntnis** kommt man zu einer **speziellen Schlussfolgerung**.

LERNTIPP !

Beispiel für Induktion. Viele Patienten, die ein bestimmtes Medikament erhalten, entwickeln Kopfschmerzen. Der Arzt folgert, dass Kopfschmerzen eine Nebenwirkung des Medikaments sind.

Beispiel für Deduktion. Es ist bekannt, dass ein bestimmtes Medikament als Nebenwirkung Kopfschmerzen hervorruft. Ein Patient, der das Medikament nimmt, klagt über Kopfschmerzen, der Arzt führt dies auf die bekannte Nebenwirkung zurück.

FAZIT – DAS MÜSSEN SIE WISSEN

- !! **Aggregatdaten:** Zusammengefasste Individualdaten, wie z. B. das durchschnittliche Einkommen in verschiedenen Stadtbezirken.
- !! **Sekundärdaten:** Werden aus Primärdaten generiert, die bereits vorliegen und auf die der Forscher zurückgreift.
- !! **Medianwert:** Er beschreibt die **zentrale Tendenz** von Daten, die auf einer Ordinalskala abgebildet wurden, oder von kontinuierlichen Variablen, die nicht normalverteilt sind. (50 % der gewonnenen Daten liegen unter und 50 % über dem Medianwert.)
- !! **Interventionseffekt:** Er beschreibt, wie sehr sich die unabhängige Variable (z. B. Therapie) auf die abhängige Variable (z. B. Beschwerdebild) auswirkt. Bei hoher **Effektstärke d** („Cohen's d") hat die unabhängige Variable einen starken Einfluss auf die abhängige Variable:

$$\text{Effektstärke d (Interventionseffekt)} = \frac{\text{Mittelwert}_{\text{Experimentalgruppe}} - \text{Mittelwert}_{\text{Kontrollgruppe}}}{\text{gepoolte Standardabweichung}}$$

- ! **Induktion:** Ausgehend von einer **speziellen Beobachtung** kommt man zu einer **allgemeinen Schlussfolgerung**.

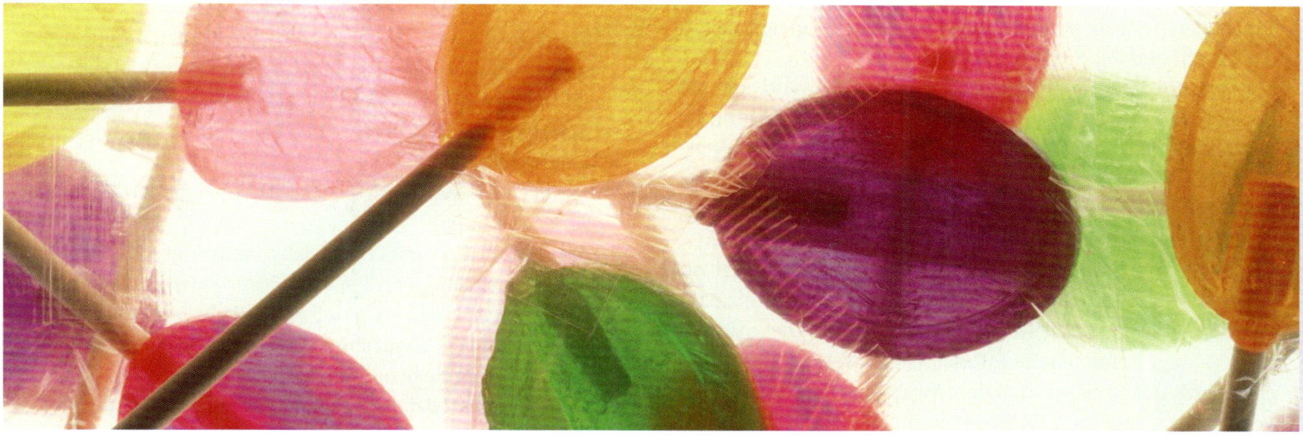

Corel Stock

3 Theoretische Grundlagen der Psychologie

3.1 Psychobiologische Grundlagen

3.1.1 Gehirn und Verhalten: Elektroenzephalogramm

Das Elektroenzephalogramm (EEG) ist ein Messinstrument, mit dem Hirnfunktionen beobachtet werden können. Es hat die **beste zeitliche Auflösung**, aber die **geringste räumliche Auflösung** unter den verwendeten Untersuchungsmethoden.

Das EEG misst mit **Oberflächenelektroden** an standardisierten **Ableitpunkten** auf der Kopfhaut die bioelektrische **Aktivität** bestimmter Gehirnregionen. Es erfasst dabei die **Potenzialschwankungen** an der Kopfhaut. Diese sind das Ergebnis der Aktivität großer Neuronenverbände.

▸**Frequenz und Amplitude.** Die **Frequenz** ist die Häufigkeit elektrischer Potenzialschwankungen und wird in Hertz [Hz] angegeben. Die Frequenzen des EEGs umfassen einen Bereich von 1–80 Hz.

Die **Amplitude** ist ein Maß für die Intensität der Potenzialschwankungen, im EEG also die Höhe des Ausschlags. Sie wird in Mikrovolt (μV) angegeben und kann zwischen einigen bis mehreren hunderten Mikrovolt liegen.

APROPOS
Hohe Frequenzen gehen häufig mit niedriger Amplitude einher, sodass im EEG ein „Zackenmuster“ zu erkennen ist. Die Kombination niedriger Frequenzen mit hoher Amplitude lässt ein „Wellenmuster“ entstehen.

▸**Frequenzbänder des EEGs.** Je nachdem, welches Wellenmuster überwiegend vorliegt, spricht man von Beta-, Alpha-, Theta- oder Delta-Wellen. Anhand dieses Wellenmusters kann man auf die Grundtätigkeit des Gehirns schließen (**Tab. 3.1**).

LERNTIPP !

Je höher die Frequenzen des EEGs, desto höher der Grad des Bewusstseins. Man könnte als Faustregel also sagen: Je entspannter oder schläfriger jemand ist, desto wellenförmiger ist sein EEG, und je wacher und konzentrierter er ist, desto zackiger ist es.

▸**Spontan-EEG.** Das Spontan-EEG zeigt die Potenzialschwankungen, die ohne einen Einfluss von außen im Wachzustand zu messen sind. Meist sitzt man ganz entspannt im Labor, vielleicht träumt man ab und zu oder denkt über etwas nach. So können also verschiedene Wellen vorkommen: Beta- und Alpha-Wellen, aber auch Alphablockaden, Sägezahnwellen (desynchronisierte Theta-Wellen), K-Komplexe und Schlafspindeln (**Tab. 3.1**).

Eine **Alpha-Blockade** (Aussetzen der Alpha-Wellen während des EEGs mit geschlossenen Augen) kann durch eine **Orientierungsreaktion** (S. 24) – z.B. durch ein lautes plötzliches Geräusch – ausgelöst werden. Die Alpha-Wellen setzen dann nach einiger Zeit wieder ein.

Tab. 3.1 **Frequenzbänder des EEGs.**

Wellenmuster	Frequenz (Hz)	Zustand des Hirns
Beta-Wellen (β-Wellen)	24	aufmerksamer Wachzustand, Konzentration
Alpha-Wellen (α-Wellen)	12	**entspannter Wachzustand**, Augen geschlossen, kreative Gedanken, Tagträume
Theta-Wellen (θ-Wellen), K-Komplexe, Schlafspindeln	6	Schlafstadium 2 (leichter Schlaf)
langsame Delta-Wellen (δ-Wellen) mit ausgeprägter Amplitude	3	Schlafstadium 4 (Tiefschlaf, auch slow-wave-sleep genannt)
desynchronisiertes EEG mit geringer Amplitude	–	REM-Schlaf

▸**Evozierte Potenziale.** Bei den evozierten Potenzialen (= **ereigniskorrelierte Potenziale**, EKP) handelt es sich um eine elektrische Veränderung, die durch einen **Reiz** ausgelöst (= evoziert) wird. Bei der Messung werden die registrierten **EEG-Amplituden** im **stimulusnahen Zeitfenster** gemittelt.

APROPOS
Evozierte Potenziale sind nicht direkt zu beobachten. Sie müssen durch Mittelungstechniken sichtbar gemacht werden. Um ein EKP zu ermitteln, werden in einer Vielzahl von Durchgängen Potenziale auf dieselbe Weise ausgelöst und die entstandenen EEG-Muster übereinandergelegt. Die in beide Richtungen ausschlagenden Potenzialschwankungen der ständig vorhandenen EEG-Hintergrundaktivität (Spontan-EEG, auch „Rauschen“) mitteln sich hierbei gegenseitig aus, werden also weggefiltert, und man erhält das evozierte Potenzial.

Man unterscheidet visuell evozierte Potenziale (VEP), akustisch evozierte Potenziale (AEP) und somatisch evozierte Potenziale

(SEP). Zu den bekanntesten EP gehören CNV (contingent negative variation) und der P300-Komplex.

- **CNV (contingent negative variation):** Die CNV wird auch als **Bereitschaftspotenzial** bezeichnet. Es handelt sich hier um ein bestimmtes charakteristisches Hirnwellenmuster. Wellen im EEG werden mit P = positiv und N = negativ beschrieben. Wenn man eine **CNV** evozieren will, geht man üblicherweise so vor, dass man einen 1. Reiz (**Warnreiz**) setzt, auf den ein 2. Reiz (**imperativer Reiz**) folgt. Auf den imperativen Reiz muss die Testperson reagieren. Wird der Warnreiz dargeboten, sieht man eine Negativierung im EEG. Diese wird als CNV oder Bereitschaftspotenzial interpretiert. Die CNV entsteht 1–2 Sekunden nach dem Warnreiz. Sie entsteht im Vergleich zu anderen EKP langsam und gehört zu den langsamen Hirnpotenzialen.
- **P300:** Diese Potenzialschwankung interessiert vor allem bei Untersuchungen von Aufmerksamkeitsprozessen. Das typische Paradigma ist das „Odd-ball-Paradigma“: Es wird eine Reihe gleicher Töne dargeboten, in die ab und zu ein abweichender Ton eingestreut wird, auf den reagiert werden muss. 300 Millisekunden nach dem Entdecken des relevanten Reizes zeigt sich eine positive Potenzialverschiebung: die P300.

3.1.2 Andere neurobiologische Untersuchungsverfahren

Bei der **Positronenemissionstomografie** (**PET**) werden radioaktive Substanzen eingesetzt, deren Verteilung im Gehirn anschließend bildgebend (mit Schnittbildern) nachgewiesen wird. Mit dieser Methode können z. B. Stoffwechselprozesse und Hirntumoren dargestellt werden.

Mit der **funktionellen Magnetresonanztomografie** (**fMRT**) können besonders aktive Bereiche des Gehirns sichtbar gemacht werden. Die Messung beruht darauf, dass in den Bereichen mit hoher Stoffwechselaktivität ein besonders hoher Sauerstoffgehalt vorliegt. Diese erhöhte Sauerstoffkonzentration kann in der Bildgebung mit unterschiedlichen Farbintensitäten sichtbar gemacht werden. Über das anatomische MRT-Bild können die entsprechend aktiven Areale im Gehirn dann lokalisiert werden.

Die **Magnetenzephalografie** ist ebenfalls ein bildgebendes Verfahren, das die neuronale Aktivität des Gehirns sichtbar macht und überwiegend in der Forschung eingesetzt wird. Sehr empfindliche Detektoren visualisieren das natürliche Magnetfeld, das durch die elektrische Aktivität des Gehirns entsteht. Die räumliche Auflösung ist bei dieser Methode zwar gering, aber es können trotzdem dreidimensionale Modelle des Gehirns erstellt werden, aus denen sich ablesen lässt, wann an welchen Stellen eine Aktivierung erfolgt.

Die Lokalisierung von Hirnfunktionen wird im Kap. Hirnareale und Hirnfunktionen (S. 31) beschrieben.

FAZIT – DAS MÜSSEN SIE WISSEN

- **!!** Das **EEG** hat die **beste zeitliche Auflösung**, aber die **geringste räumliche Auflösung** unter den neurobiologischen Untersuchungsmethoden.
- **!** Das **EEG** misst mit **Oberflächenelektroden** an standardisierten **Ableitpunkten** auf der Kopfhaut die bioelektrische **Aktivität** bestimmter Gehirnregionen. Es erfasst dabei die **Potenzialschwankungen** an der Kopfhaut.
- **!!** **α-Wellen** im EEG sind charakteristisch für den **entspannten Wachzustand** mit geschlossenen Augen, kreativen Gedanken und Tagträumen.
- **!** Schlafspindeln, K-Komplexe und Thetawellen sind typisch für **Schlafstadium 2**.
- **! Langsame δ-Wellen** sind charakteristisch für den **Tiefschlaf** (slow-wave-sleep).
- **! Spontan-EEG:** Es zeigt Potenzialschwankungen im Wachzustand ohne Zufügung von äußerlichen Reizen. Folgende Wellen sind möglich: Beta- und Alpha-Wellen, aber auch **Alphablockaden**, **Sägezahnwellen** (desynchronisierte Theta-Wellen), **K-Komplexe** und **Schlafspindeln.**
- **!! Evozierte Potenziale** (= **ereigniskorrelierte Potenziale**, EKP): elektrische Veränderung, die durch einen **Reiz** ausgelöst (= evoziert) wird. Bei der Messung werden die registrierten **EEG-Amplituden** im **stimulusnahen Zeitfenster** (kurz nach dem Stimulus) gemittelt.
- **!** Wenn man eine **Contingent negative Variation** (**CNV**) evozieren will, setzt man kurz nach einem 1. Reiz (**Warnreiz**) einen 2. Reiz (**imperativen Reiz**), auf den die Versuchsperson reagieren muss.
- **!** Bei der **Positronenemissionstomografie** (**PET**) werden **radioaktive Substanzen** eingesetzt.

3.1.3 Aktivierung und Bewusstsein

▸**Bewusstsein.** Der größte Teil der Informationsverarbeitung erfolgt ohne Beteiligung des Bewusstseins. Ein Beispiel sind gefährliche Situationen, in denen Schutzhandlungen erst nachträglich realisiert werden. Wenn Handlungsroutinen unterbrochen und **neue Handlungspläne** aktiviert werden, dann setzt Bewusstsein ein.

▸**Aktivierung und Orientierungsreaktion.** Jeder von außen kommende Reiz kann eine Orientierungsreaktion auslösen. Die Orientierungsreaktion verändert das Aktivierungsniveau des gesamten Organismus und versetzt ihn so in die Lage, Reize, die für ihn bedeutsam sein könnten, zu erfassen und auf sie zu reagieren. Die **Orientierungsreaktion** muss auf **neue Reize** sensitiv sein. Sie besteht in einer **Hinwendung** zum Reiz. Sie richtet die Aufmerksamkeit auf Reize, die neu und unerwartet sind (z. B. ein lautes Geräusch). Wurden andere **motorische Aktivitäten** durchgeführt, werden diese **unterbrochen.** Neben der motorischen Hinwendung geht die Orientierungsreaktion noch mit einer ganzen Reihe anderer Veränderungen der unterschiedlichsten Systeme einher:

- Zentralnervös ist eine **EEG-Wellen-Desynchronisation** zu beobachten (Veränderung der hirnelektrischen Aktivität, z. B. α-Blockade, dominierende β-Frequenz). Die **Alpha-Blockade** ist das schnellste Anzeichen einer Orientierungsreaktion und hat eine sehr kurze Latenzzeit. Aber auch die **P300-Amplitude** (s. o.) kann Ausdruck einer Orientierungsreaktion sein.
- Das angesprochene **Sinnessystem** wird **sensitiver**.
- Im **ZNS** erfolgt eine **Vasodilatation**.
- Auf **vegetativer Ebene** kommt es zu einer Erhöhung der **Sympathikusaktivität**. Daraus folgt eine Erhöhung des Blutdrucks mit peripherer Vasokonstriktion, Respirationssteigerung, Tonuserhöhung der Skelettmuskulatur, Schwitzen (mit Veränderung der elektrodermalen Aktivität: Abnahme des **Hautwiderstands**), eine Zunahme der Lidschlagfrequenz

und ein Anstieg der Herzfrequenz (Beachte: kurz nach einem akustischen Reiz sinkt die Herzfrequenz zunächst ab und steigt dann erst an!). Es werden vermehrt **Katecholamine** (z. B. Adrenalin, Noradrenalin) und andere Hormone (z. B. Cortisol) ausgeschüttet.

LERNTIPP !

Beachten Sie: Peripher erfolgt eine Vasokonstriktion, im ZNS aber eine Vasodilatation!

Alle diese Funktionen sind Anzeichen einer erhöhten Aufmerksamkeit. Subjektiv wird dieser Zustand als Anspannung oder Wachheit erlebt.

▸ **Elektrodermale Aktivität.** Die elektrodermale Aktivität ist ein Indikator für **psychophysiologische Prozesse** und **Erregungsänderungen**, wie z. B. bei der eben besprochenen Aktivierung. Durch Messung der elektrodermalen Aktivität über Hautpotenzialveränderungen können psychophysische Zusammenhänge **objektiviert** werden. Das Hautleitfähigkeitsniveau (skin conductance level, SCL) misst die basale (tonische) elektrodermale Aktivität. Die Hautleitfähigkeitsreaktion (skin conductance response, SCR) macht akute (phasische) Änderungen der elektrodermalen Aktivität sichtbar. Sie geht auch mit einer veränderten Schweißsekretion einher. Eine sympathische Aktivierung korreliert mit der Frequenz von Spontanfluktuationen bei dieser Messung.

▸ **Habituation.** Mit **zunehmender Wiederholung** des gleichen Reizes, ohne dass eine Konsequenz folgt (z. B. wiederholtes In-die-Hände-Klatschen), wird die **Intensität der Orientierungsreaktion** schwächer. Man spricht von Habituation (S. 31) oder Gewöhnung. Die Habituation wird auch als nicht assoziative Lernform bezeichnet.

▸ **Adaptation.** Sensorische Kanäle (z. B. optisch, akustisch) besitzen nur eine begrenzte Kapazität zur Informationsübertragung. Prasselt ein Reiz (z. B. ständiger Lärm, starker Geruch) konstant auf die Rezeptoren ein, wird die Reizschwelle des Rezeptors so weit erhöht, dass kein Aktionspotenzial mehr ausgelöst wird und der Reiz erst gar nicht bis ins Gehirn weitergeleitet wird. Das nennt man Adaptation (Anpassung), sie findet auf der Ebene der Rezeptoren statt.

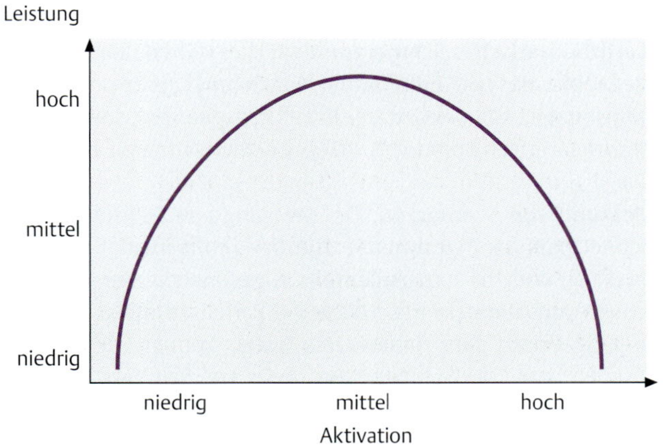

Abb. 3.1 **Yerkes-Dodson-Gesetz bei mittelschweren Aufgaben.**

▸ **Defensivreaktion.** Eine Defensivreaktion ist das genaue Gegenteil einer Orientierungsreaktion. Bei einer Defensivreaktion wendet man sich von dem schädigenden Reiz weg. Subjektiv wird die Defensivreaktion als Erschrecken erlebt.

▸ **Aktivierung und Leistung.** Die psychologische Forschung hat herausgefunden, dass die Leistung sinkt, wenn die Aktivierung zu hoch wird. Den Zusammenhang zwischen Leistung und Aktivierung beschreibt die **Yerkes-Dodson-Regel**: Leistung und Aktivierung stehen in einer umgekehrt U-förmigen Beziehung (**Abb. 3.1**).

Das bedeutet, dass eine mittlere Aktivierung zu optimaler Leistung führt.

APROPOS

Ein bisschen Lampenfieber und Prüfungsangst vor einer Prüfung sind gut, dann strengt man sich nämlich an und gibt sein Bestes. Bei zu viel Angst sinkt die Leistung. Je schwerer die Aufgabe ist, desto geringer sollte die Aktivierung sein. Umgekehrt sollte man bei sehr leichten Aufgaben ein hohes Aktivierungsniveau haben, da ein zu sicheres Gefühl dazu führt, dass man sich weniger Mühe gibt und nachlässig bei der Beantwortung der Fragen wird.

FAZIT – DAS MÜSSEN SIE WISSEN

- ! **Orientierungsreaktion:** Sie muss hinsichtlich **neuer Reize** sensitiv sein und besteht in einer **Hinwendung** zum neuen, unerwarteten Reiz. Wurden andere motorische Aktivitäten durchgeführt, werden diese unterbrochen.
- !!! **Kennzeichen** für eine **Orientierungsreaktion:**
  - **EEG-Wellen-Desynchronisation** mit **Alpha-Blockade** als das schnellste Anzeichen einer Orientierungsreaktion. Auch die **P300-Amplitude** kann Ausdruck einer Orientierungsreaktion sein.
  - Erhöhung der **Sympathikusaktivität** mit Blutdrucksteigerung und peripherer Vasokonstriktion, Respirationssteigerung, Tonuserhöhung der Skelettmuskulatur, Schwitzen (mit Veränderung der elektrodermalen Aktivität: Abnahme des **Hautwiderstands**), Herzfrequenzanstieg und einer Zunahme der Lidschlagfrequenz. Vermehrte Ausschüttung von **Katecholaminen** und anderen Hormonen (z. B. Cortisol).
- !! **Habituation:** Mit **zunehmender Wiederholung** des gleichen Reizes, ohne dass eine Konsequenz folgt, wird die **Intensität der Orientierungsreaktion** schwächer.
- !! **Yerkes-Dodson-Regel:** Leistung und Aktivierung stehen in einer umgekehrt U-förmigen Beziehung. Die Leistung sinkt wieder, wenn die Aktivierung zu groß ist.

Schlaf

▸ **Phasen des Schlafs.** Es werden unterschieden:

- **Phase 1 (Einschlafstadium):** keine Alpha-Wellen, niedrige, schnelle Beta-Aktivität sowie niedrige Theta-Aktivität.
- **Phase 2 (leichter Schlaf):** niedrige, schnelle Aktivität mit Spindeln und späten K-Komplexen.
- **Phase 3 (mittlerer Schlaf, Übergang in den Tiefschlaf):** Delta-Wellen in 10–50 % der Zeit.
- **Phase 4 (Tiefschlaf):** Delta-Wellen in > 50 % der Zeit.
- **REM-Schlaf** (s. u.).

In einer Nacht werden diese Schlafstadien etwa 5-mal durchlaufen.

LERNTIPP !

Der Schlaf ist vorrangig Thema in der Physiologie, jedoch interessiert sich das IMPP auch in der Psychologie/Soziologie für den Schlaf, insbesondere für den REM-Schlaf.

▶**REM-Schlaf.** Er macht etwa **20% der Schlafzeit** aus und die Anzahl der REM-Phasen nimmt in der **zweiten Nachthälfte** zu. REM-Schlaf ist charakterisiert durch:

- ein **desynchronisiertes EEG** mit **geringer Amplitude**,
- eine gute Erinnerung an **lebhafte Träume** nach dem Wecken,
- eine **hohe Weckschwelle** (es ist schwer, geweckt zu werden),
- eine tonische Hemmung der quer gestreiften Muskulatur (**Schlafparalyse**).

Außerdem können Erektionen, auch ohne Träume mit sexuellem Inhalt, auftreten.

▶**Schlafapnoe-Syndrom.** Bei dieser Erkrankung **schnarchen** die Patienten nachts laut und unregelmäßig und haben anfallsweise **Atemstillstände**, die über 10 Sekunden andauern. Dadurch wachen die Patienten auf, ringen nach Atem und schlafen daraufhin weiter. Tagsüber resultieren aus dieser Störung **Müdigkeit** und **Unkonzentriertheit**.

FAZIT – DAS MÜSSEN SIE WISSEN ✘

- **!!** Die **Tiefschlafphase** (Phase 4) ist durch **Delta-Wellen** gekennzeichnet.
- **!!** **REM-Schlaf** ist charakterisiert durch:
  - Er macht etwa **20% der Schlafzeit** aus.
  - Die Anzahl der REM-Phasen nimmt in der **zweiten Nachthälfte** zu.
  - desynchronisiertes EEG mit geringer Amplitude
  - gute Erinnerung an lebhafte Träume nach dem Wecken
  - hohe Weckschwelle
  - Schlafparalyse
  - Erektionen.

Schmerz

Der Schmerz ist eine Erfahrung, die sich aus mehreren Komponenten zusammensetzt. Schmerz ist ein Alarmsignal für den Organismus. Er signalisiert eine Schädigung des Organismus und besitzt somit eine lebenswichtige Funktion. Schmerzen können nach ihrer Dauer und nach ihrer Qualität unterschieden werden.

▶**Akute Schmerzen.** Bei akuten Schmerzen sind die Auslöser (z. B. Verletzungen) meist direkt erkennbar. Der Schmerz tritt für einige Sekunden bis höchstens einige Wochen auf, ist gut lokalisierbar und mit erhöhter vegetativer Aktivierung verbunden.

▶**Chronische Schmerzen.** Von chronischem Schmerz spricht man, wenn Schmerzen für **mindestens sechs Monate** entweder andauernd oder wiederkehrend auftreten. Sie dauern länger an, betreffen meist größere Körperareale und führen häufig zu psychischen Beeinträchtigungen wie Angst, Depressivität, Verzweiflung oder Aggressivität. Im Rahmen einer somatoformen Schmerzstörung können chronische Schmerzen ein **eigenständiges Krankheitsbild** sein. Therapeutisch eingesetzte **Schmerzmedikamente** können, bei längerer Anwendung, selbst wieder chronische Schmerzen erzeugen. Zur Therapie eignen sich auch sehr gut **verhaltensmedizinische Interventionen**. Bei chronischen **Rückenschmerzen** z.B. hat sich die **körperliche Aktivierung** als wichtigste therapeutische Maßnahme herausgestellt.

▶**Komponenten des Schmerzes.** Die **Schmerzerfahrung** und auch die **Schmerzverarbeitung** setzen sich aus fünf Komponenten zusammen.

- **Sensorisch-diskriminative Komponente:** Diese Komponente identifiziert bestimmte **Schmerzcharakteristika**, z.B. die Schmerzintensität oder die Lokalisation. Nach Erregung der Nozizeptoren erfolgt hierzu die Weiterleitung über Schmerzfasern über das Rückenmark und den Hirnstamm zum Kortex. Die schnellleitenden A-Delta-Schmerzfasern leiten den Oberflächenschmerz und die langsameren C-Schmerzfasern den Tiefenschmerz. Ziel ist das Kortexgebiet der Somatosensorik – der Gyrus postcentralis im Parietallappen.
- **Kognitive Komponente:** Sie beschreibt die Bewertung des Schmerzerlebens. Je nach unseren Vorerfahrungen oder Annahmen, Befürchtungen, erleben wir die Schmerzinformation der Nozizeptoren anders. Wenn wir beispielsweise „glauben“, dass der Schmerz schnell vorübergeht und es keine nachhaltigen Schäden gibt, nehmen wir ihn als schwächer wahr.
- **Motivational-affektive Komponente:** Sie beschreibt das subjektive Gefühl, das mit dem Schmerz einhergeht. Wenn der Patient Angst spürt oder wütend oder verzweifelt ist, so sind dies affektive Ausdrücke. Schmerzen und Emotionen können sich in einem Teufelskreis gegenseitig aufschaukeln. So führen starke Schmerzen zu einer stärkeren Angst, die wiederum dazu führt, dass der Schmerz stärker wahrgenommen wird usw.
- **Vegetative Komponente:** Bei akutem Schmerz kommt es automatisch zur Anregung des vegetativen Nervensystems. Die körperliche Aktivierung gleicht einer **Stressreaktion**.
- **Motorische oder auch Verhaltenskomponente (psychomotorische Komponente)**: Sie beschreibt die Schutzreaktionen des Individuums. Schutzreflexe, Sich-wegdrehen, aber auch mimische Reaktionen gehören hierzu.

▶**Krankheitsmodelle des Schmerzes.** Es gibt verschiedene Modelle, die das Zusammenwirken der oben genannten fünf Komponenten des Schmerzes beschreiben.

- **Biopsychosoziales Modell des Schmerzes:** Dieses Krankheitsmodell besagt, dass biologische, soziale und psychologische Faktoren bei der Entstehung des Schmerzes zusammenwirken.
- **Lerntheoretisches Schmerzmodell:** Hier wird davon ausgegangen, dass die Empfindung von Schmerz eine positive Konsequenz hat (sekundärer Krankheitsgewinn), sodass er lerntheoretisch operant (S. 29) aufrechterhalten wird.

▶**Messung von Schmerzen.** Die Messung von Schmerzen bezeichnet man als Algesimetrie. Hierbei unterscheidet man die subjektive und die experimentelle Algesimetrie. Bei der **subjektiven Algesimetrie** beurteilen die Patienten meist in Form von Fragebögen ihre Schmerzen. Dabei können sie wählen zwischen „gar kein Schmerz“ bis „sehr viel Schmerz“ oder in Qualitäten oder Dimensionen wie „stechend, pochend ...“ (sensorische Komponente, auswählbar aus einer **Adjektivliste** oder **Schmerzadjektivskala**).

Bei der **experimentellen Algesimetrie** wird versucht, objektive, qualitativ unterscheidbare Schmerzreize mit subjektivem Empfinden in Zusammenhang zu bringen. Hierzu werden Schmerzreize unterschiedlicher Intensität vorgegeben und die Empfindung durch evozierte Potenziale oder vegetative Reaktionen gemessen.

▸**Bestimmung von Schmerzschwelle und Schmerztoleranz.** Die **Schmerzschwelle** ist dann erreicht, wenn ein elektrisch, thermisch oder mechanisch gegebener Reiz zu einer **subjektiv unangenehmen Empfindung** wird.

Bei einem klassischen Experiment zur Bestimmung der **Schmerztoleranzschwelle** hält die Versuchsperson ihren Arm in **Eiswasser**, bis sie es vor Schmerz nicht mehr aushält und ihn herausziehen muss. Hier ist der Schmerz **nicht mehr tolerierbar**. Das Maß für diese Schmerztoleranz kann durch die Reaktionszeit ausgedrückt werden.

▸**Soziale und psychologische Einflussfaktoren auf das Schmerzerleben.** Die Schmerzempfindung spiegelt nicht immer das Ausmaß der Gewebeschädigung wider. Menschen empfinden z. B. weniger Schmerzen, wenn sie das Gefühl von subjektiver Kontrolle haben (internale Kontrollüberzeugung).

Strategien zur Schmerzbewältigung

In der ärztlichen und therapeutischen Praxis unterscheidet man kognitiv-verhaltenstherapeutische Verfahren von operanten Strategien zur Schmerzbewältigung.

▸**Kognitiv-verhaltenstherapeutische Verfahren der Schmerzkontrolle.** Verschiedene Verfahren werden eingesetzt, um Schmerzen über bestimmte Verhaltensweisen oder Denkmuster zu beeinflussen:

- Die **Bedingungen** der schmerzauslösenden und -aufrechterhaltenden Situationen werden **analysiert**.
- **Imaginiative Techniken** (z. B. geleitete Imagination) werden eingeübt, damit Situationen, die nicht mit Schmerzen vereinbar sind, besser bewältigt werden.
- **Selbstverbalisierungen** sollen ermutigen und werden im Rahmen eines **Selbstinstruktionstrainings** eingeübt.
- **Entspannungs-** und **Stressbewältigungstechniken** und **Biofeedback** helfen ebenfalls bei der Schmerzbewältigung.

▸**Operante Strategien bei der Therapie chronischer Schmerzen.**

- **Aktivitätstraining**, um Schonhaltungen abzubauen.
- Verbindliche Vereinbarungen sollten getroffen werden (**Kontraktmanagement**), um motorische und soziale Aktivitäten zu fördern.
- Medikamentöse Einstellung, nicht nur in Phasen akuter Schmerzen, sondern auch in schmerzfreien Intervallen (= **schmerzkontingente Medikation vermeiden!**).
- Der Patient sollte nicht nur dann zum Arzt gehen, wenn er den Schmerz nicht mehr aushält (= **symptomkontingente Arztkontakte vermeiden!**).

FAZIT – DAS MÜSSEN SIE WISSEN ✗

- **!** Zur Therapie **chronischer** Schmerzen eignen sich **verhaltensmedizinische Interventionen**.
- **!** Bei chronischen **Rückenschmerzen** hat sich die **körperliche Aktivierung** als wichtigste therapeutische Maßnahme herausgestellt.
- **!** Die **motivational-affektive Komponente** des Schmerzes beschreibt das subjektive Gefühl, das mit dem Schmerz einhergeht.
- **!!** Bei der **subjektiven Algesimetrie** beurteilen Patienten ihre Schmerzen anhand von Fragebögen. Dabei können sie wählen zwischen „gar kein Schmerz" bis „sehr viel Schmerz" oder in Qualitäten oder Dimensionen (sensorische Komponente, auswählbar aus einer **Adjektivliste** oder **Schmerzadjektivskala**).
- **! Kognitiv-verhaltenstherapeutische Strategien:**
  - **Analyse** von schmerzauslösenden Situationen und Bedingungen.
  - **Imaginiative Techniken**.
  - **Selbstverbalisierungen** im Rahmen eines **Selbstinstruktionstrainings**.
  - **Entspannungs-** und **Stressbewältigungstechniken** und **Biofeedback**.

GESCHAFFT ✓

Nach der Statistik und den psychobiologischen Grundlagen geht es jetzt in die Tiefen der Psychologie. Das Thema Lernen nimmt hier einen großen Stellenwert ein. Vielleicht profitieren Sie hier doppelt: inhaltlich und strategisch für die eigene Prüfungsvorbereitung!

LERNPAKET 2

3.2 Lernen

Die Psychologie beschreibt Lernen als Änderungen im Verhaltenspotenzial, die auf Erfahrungen des Organismus zurückgehen. Es werden folgende Lernformen unterschieden:

- **klassisches Konditionieren**,
- **operantes Konditionieren**,
- Lernen am **Modell**,
- Lernen durch **Einsicht**,
- Lernen durch **Habituation** und **Sensitivierung** (= nicht assoziatives Lernen).

3.2.1 Klassische Konditionierung

Das Prinzip der klassischen Konditionierung wurde zu Beginn des letzten Jahrhunderts von dem russischen Physiologen **Pawlow** entdeckt. Bei der klassischen Konditionierung geht es darum, wie ein **neutrales Ereignis** zu einem **Reiz** wird, der eine **unwillkürliche Reaktion** hervorruft (**Tab. 3.2**). Pawlow zeigte dieses Prinzip mit Hilfe der Speichelsekretion bei Hunden auf.

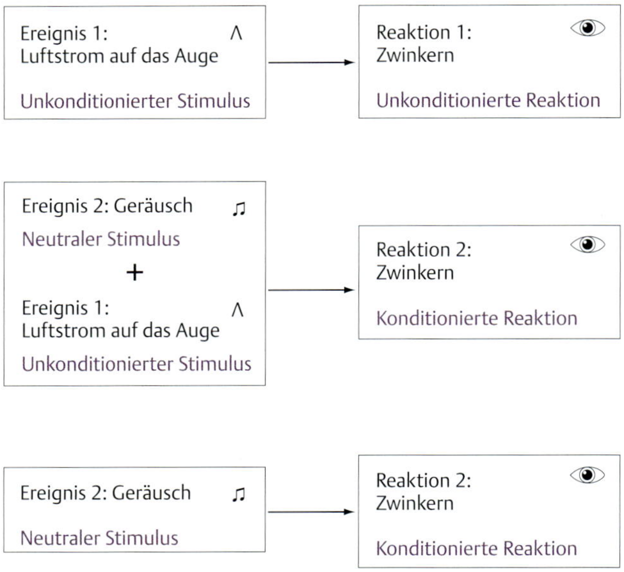

Abb. 3.2 Beispiel für eine klassische Konditionierung.

APROPOS
Ein Versuch, der auch gut am Menschen durchzuführen ist, ist die sogenannte Lidschlagkonditionierung: Ein Luftstrom auf das Auge löst einen Reflex aus, nämlich Zwinkern. In **Abb. 3.2** wird beschrieben, wie man dieselbe Reaktion, das Augenzwinkern, durch einen Ton hervorrufen kann:

- **Vor** der Konditionierung löst der **unkonditionierte Stimulus** „Luftstrom auf das Auge" die **unkonditionierte Reaktion** „Lidschlussreflex" aus. (Ein neutraler Stimulus, wie etwa ein heller Ton, führt nicht zu diesem Effekt.)
- **Während** der Konditionierung wird der **neutrale Stimulus** zusammen mit dem **unkonditionierten Stimulus** dargeboten, in diesem Falle der Luftstrom auf das Auge gepaart mit dem Ton. Durch diese Kopplung wird aus dem neutralen Stimulus ein **konditionierter Stimulus**.
- **Nach** der Konditionierung führt der konditionierte Stimulus (hier: der helle Ton) zu der konditionierten Reaktion „Zwinkern", die der unkonditionierten Reaktion ähnlich ist.

Die günstigste Art, einen neutralen Reiz zu konditionieren, ist, ihn kurz vor dem unkonditionierten Stimulus (**etwa 500 Millisekunden**) darzubieten. Der neutrale Reiz bekommt dadurch eine Signalfunktion, deswegen wurde das klassische Konditionieren auch als Signallernen bezeichnet.

LERNTIPP !

In der Prüfung wird gerne die **antizipatorische Übelkeit** als Beispiel für klassische Konditionierung herangezogen: Zytostatika, die im Rahmen einer Chemotherapie bei Krebspatienten das Zellwachstum verhindern sollen, führen zu den unerwünschten Nebenwirkungen Übelkeit und Erbrechen. Hier fungieren die wiederholt verabreichten **Medikamente** als **unkonditionierter Stimulus** und lösen die **unkonditionierte Reaktion** Übelkeit aus. Gleichzeitig wirken auf die Patienten mit der Verabreichung der Medikamente eine Reihe weiterer ursprünglich **neutraler Reize**, wie zum Beispiel der **Krankenhausgeruch** beim Betreten der Klinik oder der Anblick des Klinikgebäudes. Durch mehrmalige zeitliche Assoziation von neutralen Reizen und unkonditioniertem Stimulus wird der neutrale Reiz zum konditionierten Stimulus und löst die konditionierte Reaktion aus: Allein der Krankenhausgeruch oder das Betreten des Klinikgeländes verursacht beim Patienten Übelkeit.

▸**Löschung.** Tritt der konditionierte Stimulus über längere Zeit nicht mehr in Verbindung mit dem unkonditionierten Stimulus auf, so wird die konditionierte Reaktion immer schwächer, bis sie schließlich ganz ausbleibt.

Tab. 3.2 **Wichtige Begriffe aus der klassischen Konditionierung.**

Begriff	Erklärungen
neutraler Stimulus	ein Reiz, der zu keiner Reaktion führt
unkonditionierter Stimulus	ein Reiz, der ohne vorangegangenes Lernen zu einer Reaktion führt
unkonditionierte Reaktion	die Reaktion, die auf den unkonditionierten Stimulus folgt
konditionierter Stimulus	ein Reiz, der aufgrund einer mehrmaligen Kopplung mit einem unkonditionierten Stimulus irgendwann die gleiche Reaktion auslöst wie der unkonditionierte Stimulus (z. B. Placebo-Medikament)
konditionierte (bedingte) Reaktion	die Reaktion, die auf den konditionierten Stimulus folgt

LERNTIPP !

Zur Löschung wird in der Prüfung folgendes Beispiel angeführt: Eine Mutter konditioniert das Zähneputzen (= konditionierte Reaktion) ihres Sohnes anfänglich mit großen Lobeshymnen (= konditionierter Stimulus). Später lobt sie ihn nicht mehr. In der Folge putzt der Sohn durch Löschung seine Zähne nur noch selten und unordentlich.

▸**Remission.** Spontane Wiederherstellung einer konditionierten Reiz-Reaktions-Verbindung (z. B. nach vorheriger Löschung).

▸**Reizgeneralisierung.** Die konditionierte Reaktion kann auch auf ähnliche konditionierte Reize erfolgen, die aber vorher nicht mit dem unkonditionierten Reiz gekoppelt waren.

LERNTIPP !

Zur Reizgeneralisierung hat sich das IMPP für die Prüfung mehrere kreative Szenarien ausgedacht:

- Ein Mann, der einen Autounfall erlebt hat, fährt nun nicht einmal mehr mit öffentlichen Verkehrsmitteln.
- Ein Mann bekommt Asthmaanfälle, wenn er sich in geringem Maße körperlich anstrengt, da sein erster Anfall ausgelöst wurde, nachdem er stark körperlich gearbeitet hatte.
- Ein Kind, das vom Hamster gebissen wurde, möchte nun auch nicht mehr mit seinen Kuscheltieren ins Bett gehen.
- Eine Frau, die von einem großen Hund gebissen wurde, entwickelt Angst vor kleinen Hunden und sogar Katzen.

▸**Reizdiskrimination.** Die konditionierte Reaktion wird nicht bei ähnlichen Reizen gezeigt. Sie erfolgt nur auf einen ganz spezifischen konditionierten Reiz.

LERNTIPP !

Auch für die Reizdiskriminierung gibt es ein Beispiel: Ein Patient mit Rückenschmerzen klagt immer dann laut über seine Schmerzen, wenn seine Ehefrau anwesend ist, die sich ihm daraufhin zuwendet. Ist er mit seinen Freunden zusammen, macht er diese Erfahrung der Zuwendung nicht. Deshalb erwähnt er seine Schmerzen in diesem Kreis kaum.

▸ **Konditionierung höherer Ordnung.** Ein konditionierter Reiz wird mit einem weiteren, bisher neutralen Reiz gekoppelt, sodass schließlich bereits der zweite vorher neutrale Reiz die **konditionierte Reaktion** auslöst.

▸ **Preparedness.** Bestimmte Reize bekommen – biologisch bedingt – leichter eine Signalfunktion als andere.

- Bei klassisch konditionierter **Übelkeit** haben eher **Geschmacksreize** eine erlernte Signalfunktion als optische oder akustische Reize.
- Bei von außen zugefügten **Schmerzen** hingegen werden eher **optische** und **akustische** Reize zu gelernten Signalen als Geschmacksreize.

Häufig treten **Furchtreaktionen** im Zusammenhang mit **Prepared-Reizen** (wie z. B. Spinnen) auf.

APROPOS

Man vermutet, dass giftige und sehr große Spinnen für die Menschen früher tatsächliche eine reale Gefahr darstellten, weshalb Spinnen zu einem Prepared-Reiz geworden sind.

FAZIT – DAS MÜSSEN SIE WISSEN

- ! **Klassischen Konditionierung:** Es geht darum, wie ein **neutrales Ereignis** zu einem **Reiz** wird, der eine **unwillkürliche Reaktion** hervorruft.
- !! **Unkonditionierter Stimulus:** Reiz, der ohne vorangegangenes Lernen zu einer Reaktion führt.
- !! **Konditionierter Stimulus:** (Neutraler) Reiz, der aufgrund einer mehrmaligen Kopplung mit einem unkonditionierten Stimulus irgendwann die gleiche Reaktion auslöst wie der unkonditionierte Stimulus (z. B. Placebo-Medikament).
- !! **Konditionierte Reaktion:** Diejenige Reaktion, die auf den konditionierten Stimulus folgt.
- ! Die günstigste Art, einen **neutralen Reiz** zu konditionieren ist, ihn **ca. 500 ms** vor dem unkonditionierten Stimulus darzubieten.
- ! **Löschung:** Tritt der konditionierte Stimulus über längere Zeit nicht mehr in Verbindung mit dem unkonditionierten Stimulus auf, so wird die konditionierte Reaktion immer schwächer, bis sie schließlich ganz ausbleibt.
- !!! **Reizgeneralisierung:** Die konditionierte Reaktion erfolgt auch auf ähnliche konditionierte Reize, die aber vorher **nicht** mit dem unkonditionierten Reiz gekoppelt waren.
- ! **Reizdiskriminierung:** Die konditionierte Reaktion erfolgt nur auf einen ganz spezifischen Reiz.
- ! **Preparedness:** Bestimmte Reize (z. B. Spinnen) haben – biologisch bedingt – eine **bessere Signalwirkung** als andere. Häufig treten **Furchtreaktionen** im Zusammenhang mit **Prepared-Reizen** auf.

3.2.2 Operantes Konditionieren – Lernen anhand von Konsequenzen

Bei der operanten (instrumentellen) Konditionierung spielen die Konsequenzen des Verhaltens eine wichtige Rolle. Verhaltensweisen, die befriedigende Konsequenzen haben oder unangenehme Konsequenzen vermeiden oder verringern, treten in der Folge häufiger auf. Die Auftretenswahrscheinlichkeit eines Verhaltens lässt sich beeinflussen, indem man es positiv oder negativ verstärkt oder bestraft.

LERNTIPP !

Positiv bedeutet dabei immer die **Verabreichung** eines Reizes, **negativ** bezeichnet dagegen die **Entfernung** eines Reizes.

Verstärkung

Folgt ein angenehmer Reiz auf eine Reaktion (Belohnung, z. B. eine Frau wird von ihrem Mann umsorgt, wenn sie Schmerzverhalten zeigt) und nimmt mit der Zeit die Auftretenswahrscheinlichkeit dieser Reaktion zu, so ist dieser Reiz ein **positiver Verstärker** innerhalb einer **operanten Konditionierung. Dopamin** ist dabei ein wichtiger Neurotransmitter in diesem Verstärkersystem.

Wenn ein **unangenehmer (aversiver) Reiz vermieden** oder entfernt wird und dadurch mit der Zeit die Auftretenswahrscheinlichkeit einer erwünschten Reaktion ansteigen lässt, handelt es sich um einen **negativen Verstärker**.

LERNTIPP !

Die negative Verstärkung hat es dem IMPP angetan. Es hat sich für die Prüfung hierzu zahlreiche Beispiele einfallen lassen:

- ▸ Angstpatienten fürchten sich vor bestimmten Situationen (= aversiver Reiz), das Vermeideverhalten (z. B. nicht mehr aus dem Haus gehen) ist der negative Verstärker, der die Angstsituation vermindert.
- ▸ Eine Bulimikerin hat Angst vor Gewichtszunahme (= aversiver Reiz), durch Erbrechen (= negativer Verstärker) verringert sie diese Angst.
- ▸ Ein Mann mag keine Gartenarbeit (= aversiver Reiz), sein Klagen über Rückenschmerzen (= negativer Verstärker) bewirkt, dass ihm die Arbeit abgenommen wird.
- ▸ Eine Patientin hat Rückenschmerzen (= aversiver Reiz), durch vermehrten Gymnastikübungen (negativer Verstärker) werden die Schmerzen vermindert.

Aber auch die positive Verstärkung hat Erwähnung verdient. Hier präsentiert das IMPP eine Frau, die ihren schmerzkranken Mann auf ärztlichen Rat hin immer dann loben soll, wenn er trotz Schmerzen körperlich aktiv ist. Dieser Lernmechanismus folgt dem Prinzip der positiven Verstärkung. Durch Hinzufügen eines positiven Reizes (Lob) soll die körperliche Aktivität des Patienten gefördert werden.

Löschung

Beim operanten Konditionieren kann auch eine Löschung erreicht werden, also die **Abschaltung** eines **konditionierten, unerwünschten Verhaltens** durch positive oder negative Verstärkung des entgegengesetzten Verhaltens.

Phobien werden durch negative Verstärkung aufrecht erhalten. Sie sind resistent gegen Löschung, weil das **Vermeideverhalten** durch die **Angstreduktion operant konditioniert** wird (Zwei-Faktoren-Modell der Entstehung von Neurosen von O. Mowrer).

Verbale Konditionierung

Von verbaler Konditionierung spricht man, wenn ein Gesprächspartner durch verbale oder auch nonverbale Zeichen (z. B. Kopfnicken) sein Gegenüber zu einem bestimmten, gewünschten verbalen Verhalten bringt.

Tab. 3.3 **Verstärkungs- und Bestrafungstypen.**

Typ	Definition	Effekt	Beispiel
positive Verstärkung	angenehmer Reiz folgt auf erwünschtes Verhalten	erhöht Auftretenswahrscheinlichkeit des erwünschten Verhaltens	eine gute Note in der Klassenarbeit
negative Verstärkung	Entfernen eines unangenehmen Reizes nach erwünschtem Verhalten	erhöht Auftretenswahrscheinlichkeit	Kind darf sein Zimmer verlassen, wenn der Wutanfall vorbei ist
positive Bestrafung	unangenehmer Reiz folgt auf unerwünschtes Verhalten	verringert Auftretenswahrscheinlichkeit des unerwünschten Verhaltens	eine schlechte Note in der Klassenarbeit
negative Bestrafung	Entfernen eines angenehmen Reizes nach unerwünschtem Verhalten	verringert Auftretenswahrscheinlichkeit	Fernsehverbot nach schlechtem Benehmen

APROPOS
Das nennt man auch den Greenspoon-Effekt, der 1955 entdeckt wurde. Greenspoon fand in einem Experiment heraus, dass man verbales Verhalten unbewusst durch Verstärkung verändern kann.

Bestrafung

Wenn ein **unangenehmer** (aversiver) **Reiz** auf ein **unerwünschtes Verhalten** folgt, sodass mit der Zeit die Auftretenswahrscheinlichkeit abnimmt, so wird dieses Ereignis als **positive Bestrafung** bezeichnet. Wenn die **Wegnahme eines angenehmen Reizes** auf ein Verhalten folgt, so nennt man diese Art der Konditionierung **negative Bestrafung** (z. B. Liebesentzug).

Tab. 3.3 gibt einen Überblick über die verschiedenen Typen von Verstärkung und Bestrafung.

LERNTIPP !

Eine verbale Konditionierung (s. o.) kann auch als Bestrafung wirken, wenn z. B. beim Arzt-Patienten-Gespräch der Arzt offensichtlich nicht mehr zuhört und mit dem Kugelschreiber spielt, wenn der Patient zu sehr abschweift. Der Patient ärgert sich über das bestrafende Verhalten des Arztes und redet wieder über relevante Dinge.

Primäre und sekundäre Verstärker

Primäre Verstärker erfüllen die **Grundbedürfnisse** des Menschen (physiologische Bedürfnisse, Sicherheit, Liebe, Zuwendung).

Im Laufe des Lebens jedoch werden ursprünglich neutrale Reize mit primären Verstärkern verbunden und erhalten so die Funktion konditionierter oder auch **sekundärer Verstärker**. Titel, beifälliges Lächeln und unterschiedliche Arten von Statussymbolen sind Beispiele für wirkungsvolle sekundäre Verstärker. So kann fast jeder Reiz zu einem sekundären Verstärker werden, wenn er einige Zeit lang gekoppelt mit einem primären Verstärker auftritt (siehe klassische Konditionierung).

APROPOS
Ein Sonderfall der sekundären Verstärkung sind sogenannte **Tokens** (z. B. Geld). Wird das Verhalten eines Menschen beispielsweise mit Schokolade verstärkt, so tritt über kurz oder lang eine Sättigung auf. Die Belohnung verliert ihre verstärkende Wirkung. Ein Token dagegen hat den Vorteil, dass es jederzeit verabreicht werden kann, ohne zu einer Sättigung zu führen.

Premack-Prinzip

Auch **Verhaltensweisen**, die unter natürlichen Bedingungen häufig auftreten, können genutzt werden, um selten gezeigte Verhaltensweisen zu verstärken. So kann bei einem Kind die häufige Verhaltensweise „Spielen" genutzt werden, um sie als Verstärker für das selten gezeigte Verhalten „Zimmer aufräumen" zu nutzen, d. h., eine beliebte Aktivität kann als Verstärker für eine unbeliebte Aktivität dienen (erst wenn aufgeräumt wurde, darf gespielt werden).

Verstärkerpläne

Die Verstärkung einer Verhaltensweise kann nach unterschiedlichen Mustern ablaufen.

▸**Kontinuierliche Verstärkung.** Hierbei wird Verstärkung jedes Mal nach Auftreten des gewünschten Verhaltens gegeben. Das gewünschte Verhalten wird hier am schnellsten erworben.

▸**Intermittierende Verstärkung.** Dieser Begriff bedeutet, dass Verstärkung nicht nach jedem gezeigten Verhalten erfolgt. Es gibt drei Arten von intermittierender Verstärkung.

- **Unregelmäßige Verstärkung:** Die Konsequenz erfolgt in unregelmäßigen Abständen.
- **Quotenverstärkung:** Bei Quotenverstärkung erfolgt die Konsequenz entweder nach fester oder variabler Quote (d. h. jedes 5. Mal oder durchschnittlich jedes 5. Mal bekommt der Hund ein Leckerli). Entscheidend ist hier die Menge bzw. Häufigkeit des gezeigten Verhaltens.
- **Intervallverstärkung:** Bei Intervallverstärkung erfolgt die Konsequenz entweder nach festem oder variablem Zeitintervall (d. h. nach immer genau 3 Minuten oder durchschnittlich alle 3 Minuten bekommt der Hund ein Leckerli).

Entscheidend ist hier die Zeitdauer zwischen den Intervallen.

Gute Erfolge durch Verstärkung erreicht man z. B. in der Praxis bei **Kindern**, die neues Essverhalten lernen sollen, wenn man das Kind **anfänglich jedes Mal**, wenn das gewünschte Verhalten gezeigt wird, **lobt**, und **danach** nur noch **hin und wieder**.

APROPOS
Spielsucht wird durch intermittierende Verstärkung entwickelt und aufrechterhalten. Die Auftretenswahrscheinlichkeit des Spielens erhöht sich, weil das Verhalten ab und zu durch einen Gewinn verstärkt wird.
Je seltener und unregelmäßiger die Verstärkung erfolgt, desto schwerer kann das Verhalten wieder gelöscht werden.

FAZIT – DAS MÜSSEN SIE WISSEN ✗

- **! Operante Konditionierung:** Verhaltensweisen, die befriedigende Konsequenzen haben oder unangenehme Konsequenzen vermeiden oder verringern, treten in der Folge häufiger auf.
- **! Positive Verstärkung:** Folgt ein **angenehmer Reiz** auf eine Reaktion und nimmt mit der Zeit die Auftretenswahrscheinlichkeit dieser Reaktion zu, so ist dieser Reiz ein positiver Verstärker innerhalb einer operanten Konditionierung.
- **!! Dopamin** ist ein wichtiger Neurotransmitter bei der positiven Verstärkung (dopaminerges Belohnungssystem).

- **!!! Negative Verstärkung:** Wenn ein **unangenehmer** (aversiver) **Reiz vermieden** oder entfernt wird und dadurch mit der Zeit die Auftretenswahrscheinlichkeit einer erwünschten Reaktion ansteigen lässt, handelt es sich um einen negativen Verstärker.
- **! Löschung:** Ein konditioniertes, unerwünschtes Verhalten kann durch positive oder negative Verstärkung auch wieder gelöscht werden.
- **!! Phobien** sind **resistent gegen Löschung**, weil das Vermeideverhalten **durch die Angstreduktion** operant konditioniert wird (Zwei-Faktoren-Modell der Entstehung von Neurosen von O. Mowrer).
- **! Verbale Konditionierung:** Ein Gesprächspartner bringt sein Gegenüber durch verbale oder auch nonverbale Zeichen (z. B. Kopfnicken) zu einem bestimmten, gewünschten verbalen Verhalten.
- **! Positive Bestrafung:** Ein **unangenehmer** (aversiver) **Reiz** folgt auf ein unerwünschtes Verhalten, sodass mit der Zeit die Auftretenswahrscheinlichkeit abnimmt.
- **! Negative Bestrafung:** Die **Wegnahme eines angenehmen Reizes** (z. B. Liebesentzug) folgt auf ein unerwünschtes Verhalten.
- **! Premack-Prinzip:** Eine Verhaltensweise, die unter natürlichen Bedingungen häufig auftritt, kann genutzt werden, um eine selten gezeigte Verhaltensweise zu verstärken.
- **! Kontinuierliche Verstärkung:** Verstärkung wird immer nach Auftreten des gewünschten Verhaltens gegeben. Das gewünschte Verhalten wird hier am schnellsten erworben.
- **!! Intermittierende Verstärkung:** Verstärkung erfolgt **nicht** nach jedem gezeigten gewünschten Verhalten.
- **!** Gute **Erfolge durch Verstärkung** erreicht man z. B. bei Kindern, die neues Essverhalten lernen sollen, in der Praxis, wenn man das Kind **anfänglich** jedes Mal (**kontinuierlich**) lobt, wenn das gewünschte Verhalten gezeigt wird, und **danach** nur noch hin und wieder (**intermittierend**).

3.2.3 Weitere Lerntheorien

Sozial-kognitive Lerntheorie nach Bandura: Modelllernen

Modelllernen oder Modelling-Effekt bedeutet, dass Verhalten auch stellvertretend durch Beobachtung gelernt werden kann, ohne dass das Individuum die Konsequenzen des Verhaltens selbst erleben muss. So lernen Kinder viele Dinge von ihren Eltern oder Geschwistern durch bloßes Abgucken.

Man unterscheidet **vier Phasen** des Modelllernens:

- Aufmerksamkeitsphase,
- Behaltensphase,
- Motivationsphase und
- Reproduktionsphase.

Lernen durch Einsicht

Lernen durch Einsicht findet statt, wenn es durch reines **Überlegen** zu einer Verhaltensänderung kommt. Die Einsicht muss aber nicht in jedem Fall eine Verhaltensänderung nach sich ziehen – z. B. sind sich viele Drogenabhängige darüber im Klaren, dass der Drogenkonsum schädliche Auswirkungen auf sie hat, handeln aber nicht dementsprechend. Daher gehört die „fehlende Einsicht“ auch nicht zu den Diagnosekriterien für Substanzabhängigkeit.

Transferlernen

▸**Positiver Transfer.** Gelerntes Verhalten wird erfolgreich auf eine neue Situation übertragen. So können wir die erworbenen Fähigkeiten des Schaltens, Kuppelns und Gasgebens, die wir in der Fahrschule in einem Golf gelernt haben, problemlos auf ein anderes Auto wie z. B. einen Mercedes übertragen.

▸**Negativer Transfer.** Gelerntes Verhalten wird auf eine neue Situation übertragen, in die es nicht passt. Wenn wir immer mit einem Fahrrad gefahren sind, das eine Rücktrittbremse hatte und nun mit einem Rennrad unterwegs sind, bei dem die Bremsen an den Griffen montiert sind, so liegt negativer Transfer dann vor, wenn wir vergeblich versuchen, mit dem Fuß zu bremsen, während wir immer schneller werden.

Habituation und Sensitivierung

Habituation ist eine einfache Lernform. Es ist eine **Gewöhnung** an immer wiederkehrende Reize. Denn wenn ein Reiz immer wiederkehrt, ohne dass damit eine Konsequenz verbunden ist, so lernt der Organismus, auf diesen Reiz nicht mehr mit einer Orientierungsreaktion zu antworten. So hört man nach einer Weile z. B. nicht mehr die vorbeifahrenden Autos vor dem Schlafzimmerfenster.

Das Gegenteil der Habituation ist die **Sensitivierung**, also die Zunahme der Reaktionsstärke auf die wiederholte Darbietung eines Reizes hin.

FAZIT – DAS MÜSSEN SIE WISSEN ✖

- **!! Modelllernen/Modelling-Effekt:** Verhalten wird stellvertretend durch Beobachtung gelernt, ohne dass das Individuum die Konsequenzen des Verhaltens selber erleben muss. Man unterscheidet **vier Phasen** des Modelllernens:
  - Aufmerksamkeitsphase,
  - Behaltensphase,
  - Motivationsphase und
  - Reproduktionsphase.
- **!** „Fehlende Einsicht“ gehört nicht zu den Diagnosekriterien für Substanzabhängigkeit.
- **!!! Habituation** ist eine Gewöhnung an immer wiederkehrende Reize.

3.2.4 Hirnareale und Hirnfunktionen

LERNTIPP !

Das IMPP fragt immer wieder danach, welche kognitiven Leistungen mit welchen Hirnarealen in Verbindung stehen. Eigentlich ist dies ein Thema der Neurophysiologie, dennoch sollen hier kurz die Strukturen vorgestellt werden, nach denen in der Prüfung bisher gefragt wurde. Die Übersicht entbehrt aber jeglicher Vollständigkeit!

FAZIT – DAS MÜSSEN SIE WISSEN ✖

- **! Lateralisierung** ist die überwiegende Zuordnung bestimmter geistiger oder körperlicher Funktionen zu einer der beiden Hirnhälften (Hemisphären).
- **! Rechte Hirnhälfte: Gesichter** erkennen, **musikalische** Leistungen, **räumliche** Wahrnehmung, Verarbeitung insbesondere **negativer Emotionen**.

LERNPAKET 2

- **!! Frontallappen:** Erkennen von **Regeländerungen** (erfassbar durch den Wisconsin Card Sorting Test).
- **! Präfrontaler Kortex:** Planung und Steuerung von Handlungen.
- **!! Amygdala:** Unbewusste **emotionale Bewertung** angstrelevanter Stimuli und Gesichtsausdrücke.
- **! Kleinhirn** (Zerebellum): sensomotorische Koordination.
- **!! Neuronale Plastizität:** Das Gehirn kann ausgefallenen Funktionen durch **Restitution** geschädigte Gehirnareale wiederherstellen. Dies nutzt man beim **neuropsychologischen Training** aus. Durch **intensives Üben** kann man sogar eine **Volumenvergrößerung** von Hirnarealen beobachten.

3.3 Kognition

Die Kognitionspsychologie beschäftigt sich mit allen Prozessen, die an der Informationsverarbeitung beteiligt sind: z. B. Wahrnehmung, Aufmerksamkeit, Gedächtnis.

3.3.1 Wahrnehmung

Die Wahrnehmung ist ein Prozess, der mit der **sensorischen Empfindung** beginnt, also der Umwandlung der physikalischen Energie in **neurale Aktivität**. Dann folgt die **innere Repräsentation** des äußeren Ereignisses und im letzten Wahrnehmungsschritt die **Interpretation** oder Klassifikation des Ereignisses.

Diese Art der Wahrnehmung wird als **Bottom-up-Prozess** bezeichnet, da hier die Umweltreize von „unten nach oben" zum Gehirn hingeleitet werden. Hier werden die einzelnen Muster, die die Rezeptoren unserer Netzhaut an das Gehirn liefern, zu einem Bild zusammengefügt.

Demgegenüber stehen die **Top-down-Prozesse**. Hierbei beeinflussen das bereits vorhandene Wissen, aber auch die Emotionen und/oder die Motivation die Repräsentation der wahrgenommenen Ereignisse.

Im Zusammenhang mit der Verarbeitung unbewusster Prozesse wird gelegentlich der Begriff der subliminalen Wahrnehmung genannt. Bei der **subliminalen Wahrnehmung** werden auch Reize wahrgenommen, die **unterhalb der bewussten Wahrnehmung** liegen (= unterschwellige Reize). Trotzdem können diese Reize unser Verhalten beeinflussen. Diese Reize sind meist nur einige Millisekunden lang.

3.3.2 Gestaltpsychologie

Die Gestaltpsychologie wurde zu Beginn des 20. Jahrhunderts von Wertheimer, Koffka und Köhler ins Leben gerufen und beschäftigt sich mit den **Organisationsprinzipien der Wahrnehmung**. Wir nehmen Umweltereignisse nicht als eine Aneinanderreihung einzelner Reize, sondern als ein komplexes Muster wahr. Die Gestaltpsychologie postulierte einige Gesetze, nach denen unsere Wahrnehmung organisiert ist.

Der wichtigste Grundsatz lautet: Das Ganze ist mehr als die Summe seiner (Einzel-)Teile. Zum Beispiel nehmen wir bei einem Musikstück nicht die einzelnen Töne wahr, sondern die Melodie, die sich aus der Komposition der Töne ergibt.

Das Erkennen von Figuren und Formen folgt bestimmten **Gesetzmäßigkeiten**. Zu den gestaltpsychologischen Prinzipien der Wahrnehmungsorganisation gehören:

- **Gesetz der Ähnlichkeit:** Reize, die sich ähneln, werden als zusammengehörig wahrgenommen. Beispiel: Randgruppen wie Gastarbeitern oder Homosexuellen werden gleiche Eigenschaften zugeschrieben.
- **Gesetz der Nähe:** Reize, die nahe beieinander liegen, werden als zusammengehörig wahrgenommen.
- **Gesetz der Geschlossenheit:** Unvollendete Reize werden als vollendete Reize wahrgenommen. Zum Beispiel werden viele Punkte, die in einem Kreis angeordnet sind, auch als Kreis wahrgenommen. Das heißt, eine nicht geschlossene Gestalt wird als geschlossen wahrgenommen.
- **Gesetz der Kontinuität:** Reize, denen andere Reize vorausgegangen sind, werden als Folge der ersten Reize oder als zusammengehörig wahrgenommen. Beispiel: Sehen wir in der Kneipe die Bedienung mit einem Tablett voller Gläser an uns vorbeilaufen und hören kurz darauf ein Klirren, so nehmen wir einfach an, ihr wäre das Tablett runtergefallen.
- **Gesetz der gemeinsamen Bewegung:** Reize, die sich in dieselbe Richtung bewegen, werden als zusammengehörend wahrgenommen. Beispiel: Wenn einzelne Tänzer aus einer Ballettgruppe hervortreten und dieselbe Bewegung machen, werden sie als Einheit wahrgenommen.
- **Gesetz der Prägnanz** (der guten Gestalt): Unser Wahrnehmungssystem bevorzugt Formen, die einfach aufgebaut sind und sich gut voneinander unterscheiden lassen (z.B. Dreiecke und Rechtecke). Reize werden demnach so aufgenommen, als wären sie nach möglichst einfachen Organisationsprinzipien aufgebaut. Beispiel: Sehen wir eine schwarze Form, die aus einem Rechteck, das über einem Dreieck liegt, generiert wurde, sehen wir keinen unregelmäßigen Polyeder, sondern ein Rechteck und ein Dreieck.
- **Gesetz der Vertrautheit:** Dinge, die uns vertraut sind, erkennen wir schneller wieder.

3.3.3 Aufmerksamkeit

Aufmerksamkeit ist ein Zustand konzentrierter Bewusstheit, der sich auf neuronaler Ebene durch die Bereitschaft des zentralen Nervensystems auszeichnet, auf Stimulation zu reagieren. Aufmerksamkeit ist nötig, um mit der Umwelt zu interagieren.

ADHS (Aufmerksamkeitsdefizit-Hyperaktivitäts-Störung) ist gekennzeichnet durch die Symptombereiche **Hyperkinetik**, **Impulsivität** und **mangelnde Aufmerksamkeit**.

FAZIT – DAS MÜSSEN SIE WISSEN

- **!** Zu den **gestaltpsychologischen Prinzipien der Wahrnehmungsorganisation** gehören u. a.:
  - **Gesetz der Ähnlichkeit:** Reize, die sich ähneln, werden als zusammengehörig wahrgenommen.
  - **Gesetz der Nähe:** Reize, die nahe beieinander liegen, werden als zusammengehörig wahrgenommen.
  - **Gesetz der Geschlossenheit:** Unvollendete Reize werden als vollendete Reize wahrgenommen.
  - **Gesetz der Prägnanz (der guten Gestalt):** Unser Wahrnehmungssystem bevorzugt Formen, die einfach aufgebaut sind und sich gut voneinander unterscheiden lassen (z.B. Dreiecke und Rechtecke). Reize werden demnach so aufgenommen, als wären sie nach möglichst einfachen Organisationsprinzipien aufgebaut.

- **! ADHS** (Aufmerksamkeitsdefizit-Hyperaktivitäts-Störung) ist gekennzeichnet durch die Symptombereiche **Hyperkinetik**, **Impulsivität** und **mangelnde Aufmerksamkeit**.

3.3.4 Gedächtnis

Als Gedächtnis bezeichnet man einerseits die kognitive Fähigkeit, Erfahrungen zu speichern und abzurufen, andererseits aber auch den Inhalt des Behaltenen selbst, die Erinnerung. Das Gedächtnis lässt sich in drei große Speicher unterteilen.

Einteilung der Gedächtnisfunktionen

▸**Sensorisches Gedächtnis.** Hier werden alle Umweltreize gespeichert, die der Mensch wahrnimmt. Es wird unterteilt in das ikonografische (Speicherung visueller Reize), echotische (Speicherung von Gehörtem) und haptische Gedächtnis (Speicherung von taktilen Reizen). Seine Kapazität ist sehr groß, die Speicherdauer beträgt jedoch nur ca. 0,5 bis 2 Sekunden (= Ultrakurzzeitgedächtnis).

▸**Arbeitsgedächtnis (früher: Kurzzeitgedächtnis).** Das Arbeitsgedächtnis erhält sein Material sowohl aus dem sensorischen Gedächtnis wie auch aus dem Langzeitgedächtnis. Seine Kapazität ist begrenzt. Es kann ca. **7 ± 2 Elemente** (Gedächtniseinheiten, Chunks) speichern, das nennt man die **„Gedächtnisspanne“**. Die **Speicherungsdauer** beträgt ca. **30 Sekunden**. Danach müssen die Inhalte an das Langzeitgedächtnis übertragen worden sein, oder sie entfallen.

▸**Langzeitgedächtnis.** Das Langzeitgedächtnis wird in das prozedurale und deklarative Gedächtnis unterteilt.

- **Prozedurales Gedächtnis** (= **implizites Gedächtnis**): Hier werden Informationen abgelegt, die Handlungsabläufe (Fertigkeiten und Gewohnheiten) koordinieren.

APROPOS

Im prozeduralen Gedächtnis ist beispielsweise der Vorgang des Schreibens gespeichert, also wie man den Stift hält, ihn auf das Blatt setzt, wie man die einzelnen Buchstaben schreibt. Die Informationen werden meist automatisch abgerufen. Tatsächlich führt es vielfach zu einer Verschlechterung der Leistung, wenn man sich während der Tätigkeit die notwendigen Schritte bewusst macht.

- **Deklaratives Gedächtnis**: Hier sind **Daten, Fakten** und **Begriffe** abgelegt. Das deklarative Gedächtnis unterteilt man wiederum in das semantische und das episodische Gedächtnis. Sein neuroanatomisches Korrelat findet sich im **Hippocampus**.
  - Im **semantischen Gedächtnis** befindet sich das **Wissen** über Regeln, Gesetzmäßigkeiten, Konventionen usw., das Menschen über die Welt besitzen (Faktenwissen). Es ist vergleichbar mit einer Enzyklopädie und beinhaltet z. B. auch den Inhalt eines Zeitungsartikels. Auch mathematische Formeln sind im semantischen Gedächtnis gespeichert.
  - Im **episodischen Gedächtnis** werden Erinnerungen an persönliche Erfahrungen und Erlebnisse (z. B. Hochzeit, Prüfung) abgelegt. Es ähnelt einer Autobiografie. Hier liegen die Informationen darüber, wann, wo und in welchem Kontext ein persönliches Ereignis auftrat. Erinnerungen an die erste Liebe gehören zur eigenen Geschichte und werden im episodischen Gedächtnis gespeichert.

Unter **Langzeit-Potenzierung** des Gedächtnisses versteht man eine lang andauernde **Verstärkung** der **synaptischen Erregbarkeit** der Neuronen in Hippocampus und Kortex. Dadurch wird das Langzeitgedächtnis gebildet und aufrechterhalten.

LERNTIPP !

Das Gedächtnis ist nicht nur wichtig, um Prüfungen zu bestehen, sondern wird auch selbst vom IMPP in der Prüfung regelmäßig thematisiert.

FAZIT – DAS MÜSSEN SIE WISSEN

- **! Sensorisches Gedächtnis:** Speicherungen von Umweltreizen (z. B. visuelle Reize auf der Netzhaut (Nachbilder).
- **! Arbeitsgedächtnis:** Es kann ca. **7 ± 2 Elemente** (Gedächtniseinheiten, Chunks) speichern (= **„Gedächtnisspanne“**). Die **Speicherungsdauer** beträgt ca. **30 Sekunden**.
- **! Prozedurales Gedächtnis** (= **implizites Gedächtnis**): Hier werden Informationen abgelegt, die **Handlungsabläufe** (Fertigkeiten und Gewohnheiten) koordinieren.
- **!! Deklaratives Gedächtnis**: Hier sind **Daten, Fakten** und **Begriffe** abgelegt. Sein neuroanatomisches Korrelat findet sich im **Hippocampus**.
  - **!! Semantisches Gedächtnis:** Wissen über Regeln, Gesetzmäßigkeiten, Konventionen usw., das Menschen über die Welt besitzen (Faktenwissen). Es ist vergleichbar mit einer **Enzyklopädie.**
  - **!!! Episodisches Gedächtnis:** Erinnerungen an persönliche Erfahrungen und Erlebnisse (z. B. Hochzeit, Prüfung).
- **! Langzeit-Potenzierung des Gedächtnisses**: Die **Erregbarkeit** der Neuronen in Hippokampus und Kortex wird zur Aufrechterhaltung des Langzeitgedächtnisses andauernd **verstärkt**.

Störungen des Gedächtnisses

Eine der bekanntesten Gedächtnisstörungen ist die **Amnesie**, ein völliger oder partieller Verlust von Gedächtnisinhalten. Eine Amnesie tritt meist nach einer Schädigung des ZNS auf, z. B. durch Krankheiten oder durch ein Schädel-Hirn-Trauma.

▸**Amnesie.** Man unterscheidet die retrograde, die anterograde und die völlige Amnesie. Der Unterschied zwischen diesen Amnesien bezieht sich auf die Zeit, die vergessen wurde. Ausgegangen wird immer von dem Ereignis, das die Amnesie verursacht hat.

- Wurde die Amnesie beispielsweise durch ein Schädel-Hirn-Trauma bei einem Unfall verursacht, so handelt es sich um eine **anterograde Amnesie**, wenn alles vergessen wird, was **nach** dem Unfall neu dazukommt, also alles, was noch vor uns in der Zukunft liegt.
- Bei einer **retrograden Amnesie** ist das vergessen, was **vor** dem Unfall passiert ist, also die Vergangenheit.
- Bei einer **totalen Amnesie** ist einfach **alles** vergessen.

▸**Interferenz.** Konkurrieren Gedächtnisinhalte untereinander, stehen sie zueinander in Interferenz. Man unterscheidet zwei Arten von Interferenz:

- **Proaktive Interferenz/Hemmung**: Vorher Gelerntes überlagert später Gelerntes. Das heißt, neue Information wird schwerer ins Gedächtnis aufgenommen.

- **Retroaktive Interferenz/Hemmung:** Später Gelerntes überlagert früher Gelerntes: Der Abruf früherer Information wird durch neu Gelerntes erschwert.

▸**Agnosie.** Sie bezeichnet eine Störung, bei der Patienten nicht in der Lage sind, bestimmte Gegenstände zu erkennen oder zu benennen, obwohl sie sie beschreiben können.

Weitere Störungen

LERNTIPP !

Das IMPP fragt nach weiteren Störungen, die thematisch nicht eindeutig dem Gedächtnis, aber auch nicht der Sprache zugeordnet werden können. Der Einfachheit halber finden Sie diese Prüfungsinhalte unten im Fazit zwanglos aufgelistet.

FAZIT – DAS MÜSSEN SIE WISSEN

- ! **Anterograde Amnesie:** Es wird alles vergessen, was **nach** dem Gedächtnisverlust (z. B. durch Unfall) hinzukommt.
- !! **Retrograde Amnesie:** Es wird alles vergessen, was **vor** dem Gedächtnisverlust war.
- ! **Agnosie:** Patienten sind nicht in der Lage, bestimmte Gegenstände zu erkennen oder zu benennen, obwohl sie sie beschreiben können.
- ! **Proaktive Interferenz:** Früher Gelerntes überlagert später Gelerntes.
- ! **Retroaktive Interferenz:** Später Gelerntes überlagert früher Gelerntes.
- !!! **Konfabulation:** Die Neigung, fehlende Gedächtnisinhalte durch Fantasie zu ersetzen. Dies geschieht meist unwillkürlich und ist den Betroffenen nicht klar.
- ! Bei einer **Wernicke-Aphasie**, die z. B. durch einen Schlaganfall entstehen kann, kommt es zu **hoher Sprachproduktion**, **gestörtem Sprachverständnis** und **Paraphasien** (Wortverwechslung).
- !! **Broca-Aphasie:** Vorwiegend Störung der Sprachproduktion.
- ! Bei Störungen im **linken Frontallappen** spricht ein rechtshändiger Patient **kaum spontan** und auf Aufforderung nur sehr **langsam** und angestrengt in **kurzen Sätzen**.
- !! **Apraxie:** Unfähigkeit, eine bestimmte Handlung willkürlich auszuführen.

3.3.5 Intelligenz

Die Intelligenz ist ein hypothetisches Konstrukt. Man kann Intelligenz nicht direkt beobachten, sondern nur intelligentes Verhalten. Aber auch darüber, welches Verhalten zur Intelligenz gehört, ist man sich in der Psychologie nicht einig. Daher gibt es verschiedene Intelligenzmodelle. Allgemein kann man sagen, dass die Intelligenz viele Einzelleistungen einschließt, wie Rechnen, räumliches Vorstellungsvermögen, Gedächtnisleistungen, logisches Denken, sprachliche Fertigkeiten.

Intelligenzmaße

Der erste Intelligenztest wurde 1905 von **A. Binet** zur Untersuchung von Kindern entwickelt. Er konstruierte für jede Altersstufe spezifische Aufgaben. Zunächst erstellte er Testnormen, indem er als Vergleichsdaten die Durchschnittsleistungen von nicht behinderten Kindern jeder Altersgruppe ermittelte. Als Maß der Intelligenz setzte er das „**Intelligenzalter**" (IA) ein. Die individuelle Testleistung des zu beurteilenden Kindes wurde wie folgt ermittelt: Ein Kind, das die Aufgaben für 5-Jährige lösen konnte, hatte demnach, ungeachtet seines Lebensalters, das Intelligenzalter von 5. Dieses Intelligenzalter setzte er dann in Bezug zum Lebensalter (LA): **IA/LA**.

▸**Klassischer IQ.** Später entwickelte **W. Stern** basierend auf dem Test von Binet den sogenannten klassischen Intelligenzquotienten, indem er den Quotienten IA/LA mit 100 multiplizierte. Ein 6-jähriges Kind zum Beispiel, das die Aufgaben eines 9-jährigen Kindes lösen kann, hat ein Intelligenzalter von 9 und ein Lebensalter von 6. Somit liegt der IQ bei $9/6 \times 100 = 150$. Der klassische IQ ist für Erwachsene ungeeignet.

▸**Abweichungs-IQ.** Die aktuelle Art, den IQ zu bestimmen, wurde 1944 von **David Wechsler** entwickelt, daher wird dieser IQ auch Wechsler-IQ genannt. Der Wert eines einzelnen Probanden wird mit seiner Normstichprobe verglichen. Dabei liegt der **Mittelwert** üblicherweise bei **100 Punkten** und die **Standardabweichung** bei **15 Punkten**. Anhand des Abweichungs-IQs kann man sehen, wo sich der Einzelne in Bezug zu seiner Altersgruppe befindet. Ein IQ von 100 bedeutet demnach, dass der Proband eine durchschnittliche Intelligenz aufweist. Erst wenn er einen Wert erhält, der über bzw. unter der definierten Standardabweichung liegt, ist die Intelligenz nicht mehr im durchschnittlichen Bereich.

Intelligenzmodelle

▸**Spearmans Theorie der Intelligenz.** Die Zwei-Faktoren-Theorie von Spearman (1904) besagt, dass Intelligenz eine Gesamtgröße ist, die man als „**generellen Faktor**" (g-Faktor) bezeichnen kann. Dieser g-Faktor ist nicht direkt zu erfassen, da jede Intelligenzmessung immer nur eine Annäherung an die wahre Intelligenz darstellt. Jeder Test erfasst zum einen den g-Faktor und darüber hinaus spezielle andere Fertigkeiten. Dieser Einfluss wird von Spearman „s-Faktor" genannt.

▸**Mehrfaktoren-Theorie von Thurstone.** Sie besagt, dass Intelligenz sich aus **mehreren Faktoren** zusammensetzt. Thurstone (1931) ging beispielsweise davon aus, dass es sogenannte Primärfähigkeiten (**primary mental abilities**) gibt. Er postulierte neun dieser Primärfähigkeiten, von denen die folgenden sieben durch statistische Verfahren nachgewiesen sind:

- **sprachliches Verständnis** (verbal comprehension)
- **Ausdrucksfähigkeit** (word fluency, Wortflüssigkeit)
- **Rechnen** (number)
- **räumliches Vorstellungsvermögen** (space)
- **Gedächtnis** (memory)
- **Wahrnehmungsgeschwindigkeit** (perceptual speed)
- **schlussfolgerndes Denken** (induction, reasoning)

Jede Aufgabe eines Tests (test item) misst mehrere dieser Faktoren gleichzeitig.

▸**Modell der fluiden und kristallinen Intelligenz von Cattell.** Cattell unterteilte Intelligenz in die fluide und die kristalline Intelligenz. Diese beiden Faktoren zusammengenommen ergeben den Gesamtfaktor der Intelligenz.

- „**Fluide Intelligenz**": Sie bezeichnet die Fähigkeit, **neue Probleme** anzugehen, ohne auf Lernerfahrung oder Hilfe zurückzugreifen. Die hier gemessenen Fähigkeiten sind vor allem: **räumliches Vorstellungsvermögen** (figural relations, rasche Orientierung) – **Gedächtnis** (memory span) – **schlussfolgern-**

des, logisches Denken (induction, Kombinationsfähigkeit und geistige Beweglichkeit).
- **„Kristalline Intelligenz"**: Hierbei handelt es sich um erworbenes Wissen und erlernte Fertigkeiten (dies sind kulturspezifische Elemente). Dieser Faktor ist vor allem durch Sprachverständnis (verbal comprehension) gekennzeichnet. Er beinhaltet weiterhin die Fähigkeit, Erfahrungen in Wissen umsetzen zu können (experiential evaluation).

Mit **zunehmendem Alter** nimmt die fluide Intelligenz ab, während die **kristalline Intelligenz** sich **nicht verändert**. Querschnittstudien legen die Vermutung nahe, dass die fluide Intelligenz ihren Höhepunkt mit 14–15 Jahren erreicht, die kristalline dagegen ca. 5 Jahre später.

FAZIT – DAS MÜSSEN SIE WISSEN

- **!** **Mehrfaktoren-Theorie von Thurstone:** Intelligenz setzt sich aus **mehreren Faktoren** (Primärfähigkeiten = **primary mental abilities**) zusammen:
  - sprachliches Verständnis (verbal comprehension)
  - **Ausdrucksfähigkeit (word fluency, Wortflüssigkeit)**
  - Rechnen (number)
  - **räumliches Vorstellungsvermögen (space)**
  - Gedächtnis (memory)
  - Wahrnehmungsgeschwindigkeit (perceptual speed)
  - schlussfolgerndes Denken (induction, reasoning).
- **!!** **Fluide Intelligenz:** Fähigkeit, **neue Probleme** anzugehen, ohne auf Lernerfahrung oder Hilfe zurückzugreifen, z. B. **räumliches Vorstellungsvermögen** (figural relations, rasche Orientierung) – **Gedächtnis** (memory span) – **schlussfolgerndes, logisches Denken** (induction, Kombinationsfähigkeit und geistige Beweglichkeit).
- **!** **Kristalline Intelligenz:** Erworbenes Wissen und erlernte Fertigkeiten (dies sind kulturspezifische Elemente). Sie zeichnet sich durch verbales Verständnis aus.
- **!** Mit **zunehmendem Alter** nimmt die fluide Intelligenz ab, während die **kristalline Intelligenz** sich **nicht verändert**.

Intelligenztests

Intelligenztests gehören zu den **Leistungsmethoden** der psychodiagnostischen Verfahren.

▸ **HAWI (Hamburg-Wechsler-Intelligenztest).** Der HAWI (oder WIE) für Kinder und Erwachsene basiert auf dem **Generalfaktorenmodell** der Intelligenz von Spearman. Er besteht aus einem Verbalteil, der zum Beispiel Aufgaben zum Wortschatz, zum rechnerischen Denken oder zum Allgemeinwissen enthält, und dem Handlungsteil, zu dem unter anderem ein Mosaiktest, das Figurenlegen oder auch Bilderordnen gehören. Entsprechend wird als Testergebnis ein **Verbal-IQ** und ein **Handlungs-IQ** berechnet, deren Mittelwert den **Gesamt-IQ** ergibt.

Der **Mittelwert** der Probanden liegt beim HAWI bei **100**, seine **Standardabweichung** bei **15 Punkten**. Eine Person, die z. B. 3 Standardabweichungen über dem Mittelwert liegt, hat demzufolge einen IQ von 145. Ein Mittelwert von 100 bedeutet, dass der Durchschnitt derjenigen, an denen der Test normiert wurde, 100 Punkte erreicht. Eine Standardabweichung von 15 bedeutet, 2/3 aller Menschen liegen zwischen 85 und 115 Punkten (100 – 15 = 85, 100 + 15 = 115).

Ein **Prozentrang** von **50 %** entspricht dem **Durchschnitt** der Referenzgruppe, also dem mittleren Intelligenzquotienten von 100 Punkten. 50 % haben also einen höheren und 50 % einen niedrigeren Intelligenzquotienten.

Geht man nun davon aus, dass bei einer Normalverteilungskurve die Fläche unter der Standardabweichung vom Mittelwert 68 % beträgt (hier also die Fläche des Bereichs zwischen 85 und 115), halbiert sich dieser Wert, wenn man nur die Standardabweichung nach oben betrachtet (also die Fläche unter dem Bereich 100 bis 115) auf 34 %. Will man nun den Prozentrang für einen IQ von 115 bestimmen, addiert man diese 34 % zu den 50 % des Durchschnitts. Ein IQ von 115 entspricht damit einem Prozentrang von 84.

▸ **IST (Intelligenz-Struktur-Test).** Der IST basiert auf Thurstones Mehrfaktorenmodell der Intelligenz. Er gliedert sich in einen verbalen, einen figuralen und einen numerischen Teil. Ein Beispiel aus dem verbalen Untertest Satzergänzung: „Das Gegenteil von Hoffnung ist ...?" (Antwortmöglichkeiten: Trauer, Verzweiflung, Elend, Liebe, Hass). Ein Beispiel aus dem numerischen Untertest Zahlenreihen: 9 – 7 – 10 – 8 – 11 – 9 – 12 – ?

Intelligenz und Leistung

Einer der wichtigsten Gründe zur Intelligenzmessung liegt in der **Vorhersagemöglichkeit** für **Schulbildung** und **Berufsausbildung**. Man kann mit ziemlicher Sicherheit vorhersagen, dass jemand, der einen hohen Wert in einem Intelligenztest erzielt, auch eine gute Schulbildung haben wird. Allerdings unterscheiden sich Leistung und Intelligenz auch voneinander, da es mehrere Faktoren gibt, die für eine gute Leistung verantwortlich sind, wie die Motivation und das Interesse. Man spricht von sogenannten Underachievern und Overachievern.
- **Underachiever:** Schulkinder, deren Schulleistung schlechter ist, als aufgrund ihrer Intelligenz allein zu erwarten wäre.
- **Overachiever:** Schulkinder, deren Schulleistung besser ist, als aufgrund ihrer Intelligenz zu erwarten wäre.

FAZIT – DAS MÜSSEN SIE WISSEN

- **!** **Intelligenztests** gehören zu den **Leistungsmethoden** der psychodiagnostischen Verfahren.
- **!** Der **HAWI** (Hamburg-Wechsler-Intelligenztest oder WIE) für Kinder und Erwachsene basiert auf dem **Generalfaktorenmodell** der Intelligenz von Spearman. Der **Mittelwert** der Probanden liegt beim HAWI bei **100**, seine **Standardabweichung** bei **15 Punkten**.
- **!** Ein IQ von 115 (nach HAWI-Test) entspricht einem Prozentrang von 84.

3.4 Emotion und Motivation

3.4.1 Emotion

Eine Emotion ist ein komplexes Gefühl, eine Befindlichkeit, die häufig als Reaktion auf ein bedeutendes Erlebnis entsteht. Emotionen sind oft mit bestimmten Kognitionen, physiologischen Reaktionen und spezifischen Verhaltensweisen verbunden.

APROPOS
Man darf Emotionen nicht mit Stimmungen verwechseln! Stimmungen dauern länger an und haben eine geringere Intensität als Emotionen. Jemand, der eine schlechte Stimmung hat, weiß oft nicht, weshalb das so ist. Emotionen hingegen werden meist kürzer und intensiver wahrgenommen. Die Auslöser für Emotionen stehen in der Regel im Mittelpunkt der Aufmerksamkeit und werden deutlich wahrgenommen und erkannt.

Es gibt verschiedene Theorien, die das Zustandekommen und die Wirkweise von Emotionen erklären. Da diese Theorien aus unterschiedlichen psychologischen Denkrichtungen stammen, widersprechen sie sich zum Teil.

Das hypothetische Konstrukt Emotion setzt sich aus **vier Komponenten** zusammen:

- Die **physiologische Komponente** umfasst neuronale, viszerale, hormonelle und muskuläre Veränderungen (z. B. höhere Muskelspannung, Tachykardie bei Angst).
- Die **affektive** oder **Gefühlskomponente** beschreibt das subjektive Erleben eines Gefühlszustands (z. B. Gefühl des Bedrohtseins).
- Die **kognitive Komponente** umfasst die Gedanken zur Situation, die Interpretation und die Erwartungen (z. B. den Gedanken, dass man sich in einer ausweglosen Situation befindet oder ob man eine bestimmte Situation bewältigen kann).
- Die **Verhaltenskomponente** ist in Form von mimischem und gestischem Ausdruck (z. B. typischer Gesichtsausdruck mit aufgerissenen Augen, zusammengepressten Lippen), aber auch im sonstigen Verhalten (z. B. Zu- versus Abwendung) direkt zu beobachten. Diese Komponente wird von manchen Autoren wiederum in eine **Ausdruckskomponente** (Gestik, Mimik) und eine **motivationale Komponente** (Zu- versus Abwendung) unterteilt. Die Ausdruckskomponente ist vor allem für die Klassifizierung der verschiedenen primären Emotionen (s. u.) sehr wichtig.

Primäre und sekundäre Emotionen

Die **primären Emotionen** (**Basisemotionen**) sind durch die in erster Linie **nicht willentliche** Anspannung bzw. Entspannung spezieller Muskelgruppen im Gesicht gekennzeichnet. Sie sind wahrscheinlich angeboren und werden nicht durch Nachahmung gelernt. Auch **blind** geborene Menschen und Menschen unterschiedlicher Kulturen und **ethnischer Zugehörigkeiten** zeigen die gleiche, charakteristische Mimik primärer Emotionen. Diese sind:

- Freude/Glück
- Trauer
- Furcht/Angst
- Wut/Ärger
- Ekel
- Überraschung.

Bereits in den **ersten Lebenswochen**, manchmal auch schon kurz nach der Geburt, zeigt sich **emotionsspezifische Mimik**. Bei Säuglingen werden durch den Anblick von **Gesichtern** primäre Emotionen ausgelöst.

Sekundäre Emotionen sind alle Emotionen, die **angelernt** sind, wie z. B. Schuldgefühl, Dankbarkeit, Eifersucht, Neid, Stolz. Sie entwickeln sich während der **Sozialisation** eines Individuums und unterliegen auch **kulturellen Einflüssen**.

APROPOS
Aufgrund der oben beschriebenen interkulturellen Übereinstimmung haben Forscher ein Codierungssystem entwickelt, in dem die an den einzelnen Emotionen beteiligten Muskelgruppen aufgelistet werden. Das **Facial Action Coding System** (FACS) beschreibt die Gesichtsmuskeln, deren Veränderung notwendig ist, damit ein Gesicht als „ärgerlich" oder „fröhlich" eingeordnet wird. Interessanterweise kann man durch das mimische „Herstellen" eines Emotionsausdrucks zumindest einen Anflug des dazugehörigen Gefühls wahrnehmen (Facial-Feedback-Hypothese). In Untersuchungen hat sich sogar gezeigt, dass es dabei zu emotionsspezifischen Veränderungen des vegetativen Nervensystems kommt. Diese Ergebnisse belegen, wie eng die verschiedenen Komponenten der Emotion miteinander in Beziehung stehen. Allerdings ist diese Beziehung nicht linear.

FAZIT – DAS MÜSSEN SIE WISSEN

- **Hypothetisches Konstrukt Emotion:**
  - ! **Kognitive Komponente:** Gedanken zur Situation, die Interpretation und die Erwartungen.
  - Ausdruckskomponente: Mimischer und gestischer Ausdruck. Erlaubt die Klassifizierung der verschiedenen primären Emotionen.
  - Physiologische Komponente.
  - Affektive (Gefühls-)Komponente.
- !! **Primäre Emotionen (Basisemotionen):** Sie sind durch eine **nicht willentliche** Anspannung bzw. Entspannung spezieller Muskelgruppen im Gesicht gekennzeichnet. Bereits in den **ersten Lebenswochen** zeigt sich **emotionsspezifische Mimik**. Bei Säuglingen werden durch den **Anblick von Gesichtern** primäre Emotionen ausgelöst. Auch **blind** geborene Menschen und Menschen unterschiedlicher Kulturen und **ethnischer Zugehörigkeiten** zeigen die gleiche, charakteristische Mimik primärer Emotionen.
- !!! Die **primären Emotionen** sind:
  - Freude/Glück
  - Trauer
  - Furcht/Angst
  - Wut/Ärger
  - Ekel
  - Überraschung
- ! **Sekundäre Emotionen** sind alle Emotionen, die **angelernt** sind, wie z. B. Schuldgefühl.

Kognitive Emotionstheorie von Schachter und Singer

Diese Theorie von Schachter und Singer wird auch **Zwei-Faktoren-Theorie** der Emotion genannt. Sie besagt, dass Emotionen aus zwei Faktoren bestehen:

- einer unspezifischen **physiologischen Erregung** und
- einer **kognitiven Bewertung**, die vom Kontext abhängig ist.

Die Theorie basiert auf folgenden Annahmen:

- Die Attribution von Emotionsauslösern ist abhängig von bestimmten **Merkmalen** einer Situation.
- **Kognitionen** beeinflussen die Art und Weise, wie Emotionen subjektiv erlebt werden.
- **Physiologische Erregung** ist für ein subjektives Emotionserleben nötig, aber nicht ausreichend.

Damit eine Emotion zustande kommt, müssen also **unspezifische physiologische Erregung** und eine **kognitive Bewertung** aufeinandertreffen.

APROPOS

Bei dem klassischen Experiment zu dieser Theorie bekamen die Versuchspersonen eine Adrenalininjektion. Eine Gruppe wurde darüber aufgeklärt, dass die Injektion eine anregende Wirkung hat, die andere nicht. Danach mussten die Versuchspersonen zusammen mit einer weiteren Versuchsperson (ein Komplize) warten. Diese mimte einen Teilnehmer, der entweder aggressiv oder sehr fröhlich war. Anschließend wurden die Emotionen der Versuchspersonen erfragt. Die Probanden, die nicht aufgeklärt waren, gaben an, dieselbe Stimmung wie der Komplize gehabt zu haben. Bei den aufgeklärten Probanden konnte dieser Zusammenhang nicht festgestellt werden.
Schachter und Singer konnten so zeigen, dass beim Erleben einer Emotion zuerst eine unspezifische physiologische Erregung auftritt und wir uns dann aus der Situation heraus überlegen (Kognition), was das wohl für ein Gefühl sein könnte. Haben wir bereits eine plausible Erklärung für die Emotion (z. B. Adrenalin als anregende „Droge"), findet diese Situationsanalyse nicht statt.

Peripheralistische James-Lange-Theorie

Diese Theorie ist eine alte Theorie der Emotion, die aber sehr populär geworden ist. **James** und **Lange** gehen von einer umgekehrten, **peripheralistischen** Betrachtungsweise aus. Hier ist das **Verhalten** die Grundlage für die Emotion. „Ich sehe eine Spritze, und meine Hände zittern, ich glaube ich habe Angst vor der Spritze." „Ich fühle Hitze, also habe ich Angst." „Mir laufen die Tränen über das Gesicht, also bin ich traurig." Die physiologischen Veränderungen bei der Wahrnehmung eines Reizes bestimmen also nach dieser Theorie die Qualität der Emotion.

LERNTIPP !

Das IMPP hat hierzu für eine Prüfungsfrage eine schöne Geschichte erfunden: Eine Frau sieht eine Schlange, läuft von ihr weg und empfindet erst **danach** große Angst.

FAZIT – DAS MÜSSEN SIE WISSEN

- ! Die **Theorie von Schachter und Singer** (auch **Zwei-Faktoren-Theorie der Emotion**): Emotionen bestehen aus zwei Faktoren:
  - unspezifische **physiologischen Erregung** und
  - **kognitive Bewertung**.
- ! Die Theorie basiert auf folgenden **Annahmen**:
  - Die **Attribution** von Emotionsauslösern ist abhängig von bestimmten Merkmalen einer Situation.
  - **Kognitionen** beeinflussen die Art und Weise, wie Emotionen subjektiv erlebt werden.
  - Physiologische Erregung ist für ein subjektives Emotionserleben nötig, aber nicht ausreichend.
- Damit eine Emotion zustande kommt, müssen also **unspezifische physiologische Erregung** und eine **kognitive Bewertung** aufeinandertreffen.
- !! **Peripheralistische James-Lange-Theorie:** Das **Verhalten** ist die Grundlage für die Emotion. „Ich sehe eine Spritze, und meine Hände zittern, ich glaube ich habe Angst vor der Spritze." Erst das Verhalten, dann folgt aus der Bewertung des Verhaltens die Emotion.

Angst

▸**Real-Angst und phobische Angst.** Angst ist ein extremes Gefühl des Bedrohtseins und kann bis zur Todesangst gehen. Eine Angst, die objektiv einem Reiz angemessen ist, nennt man Real-Angst. Das Gegenteil ist die phobische Angst. Menschen mit Phobien haben Angst vor Dingen, die objektiv nicht bedrohlich sind, wie Spinnen, Höhe usw. Für die **Konditionierung** solcher Ängste ist die **Amygdala** besonders wichtig.

▸**State versus Trait.** Gehört Angst zu einer Person, also ist ein Mensch **generell ängstlich**, bezeichnet man dies als **Trait-Angst** (Trait meint **Persönlichkeitseigenschaft**). Die **State-Angst** ist ein momentaner Angstzustand, wie er bei einer drohenden Gefahr auftritt. Ein State-Merkmal beschreibt also das **derzeitige, emotionale Empfinden**.

▸**Umgang mit Angst.** Wir können auf unterschiedliche Weise mit unserer Angst umgehen. Menschen, die ihre Angst unterdrücken und angsterzeugende Reize ignorieren, bezeichnet man als **Repressoren**. Einem Repressor sollte der Arzt so begegnen, dass er eine **direkte Konfrontation** des Patienten mit den angstauslösenden Informationen vermeidet. **Sensitizer** (Sensitivierer) sind Menschen, die sich intensiv mit ihrer Angst oder dem, was die Angst auslöst, beschäftigen. Ein Sensitizer würde beispielsweise kein Medikament nehmen, ohne vorher den ganzen Beipackzettel zu lesen, während ein Repressor einfach jede verschriebene Medikation nehmen würde. Der Umgang mit der Angst bei Krebserkrankungen wird in einem späteren Kapitel (S. 75) beschrieben.

Angststörungen, Phobien

Als Phobie bezeichnet man eine unangemessene Angst, die zu einem Leidensdruck führt.

Spezifische Phobien haben einen ganz klar definierten Auslöser. Häufig sind z. B. Tierphobien (Angst vor Spinnen oder Hunden), Höhenangst oder Agoraphobie.

- **Agoraphobie:** Ursprünglich die Angst vor weiten Plätzen. Dies ist aber irreführend, denn Agoraphobiker fürchten nicht nur weite Plätze, sondern alle Situationen, aus denen sie **schlecht entkommen** können, wenn es notwendig ist. Aber genauso fürchten sie lange Schlangen in vollen Kaufhäusern, Fahren im vollen Bus, der U-Bahn, lange Autofahrten und Tunnel, und auch enge Räume oder Fahrstühle. Die Angst entsteht aus der Sorge, keine Hilfe zu bekommen, wenn ein Unglück geschieht.
- **Klaustrophobie:** Ausschließlich Angst vor Enge, z. B. im Fahrstuhl oder in Menschenansammlungen.

FAZIT – DAS MÜSSEN SIE WISSEN

- !! Die **Amygdala** ist für die **Konditionierung von Ängsten** besonders wichtig.
- !! **Trait-Merkmal:** Generelle **Persönlichkeitseigenschaft**, z. B. Ängstlichkeit.
- ! **State-Merkmal:** Derzeitiges, emotionales Empfinden.
- !! **Repressoren:** Menschen, die ihre Angst unterdrücken. Einem Repressor sollte der Arzt so begegnen, dass er eine **direkte Konfrontation** des Patienten mit den angstauslösenden Informationen vermeidet.
- !! **Sensitizer** (Sensitivierer): Menschen, die sich intensiv mit ihrer Angst oder dem, was die Angst auslöst, beschäftigen.
- !! **Agoraphobie:** Furcht vor allen Situationen, aus denen man **schlecht entkommen** kann, wenn es notwendig ist.

Panikstörung

Menschen mit einer Panikstörung fürchten, einen **Herzinfarkt** zu erleiden, hilflos (z. B. ohnmächtig) zu werden oder sogar **tot umzufallen**. Diese Sorge ist der Grund dafür, dass sie **körperliche Empfindungen verstärkt wahrnehmen** und z. B. sehr genau auf ihren Herzschlag achten. Auch wenn sich der Herzschlag nur durch Belastung ändert, wird dies bereits als beginnender

Herzinfarkt interpretiert. Das löst Furcht aus, die wiederum dazu führt, dass das Herz noch schneller schlägt, was als Beweis für die beginnende Katastrophe gesehen wird (= **Teufelskreismodell der Angst**). Diese **Angstattacken** entstehen plötzlich, wie aus heiterem Himmel. Ihre Symptome sind u.a.: starkes **Herzrasen**, **Schwitzen**, **Atemnot** und **Schwindel**. Nach ca. 20–30 Minuten verschwindet der Angstanfall wieder.

Panikanfälle treten häufig in Ruhesituationen und zusammen mit Agoraphobie auf.

Soziale Phobie

Hierbei handelt es sich um eine Angst vor bestimmten **sozialen Situationen**, in denen die Betroffenen fürchten, von anderen **negativ bewertet** zu werden. Sie fürchten zu versagen, sich lächerlich zu machen oder durch ungeschicktes Verhalten gedemütigt zu werden. Typische Situationen sind: vor einer Gruppe zu sprechen, vor den Augen anderer eine Unterschrift zu leisten, in der Öffentlichkeit zu essen oder zu trinken.

Zwangsstörung

Ein Zwang besteht häufig aus einem Zwangsgedanken, einem unwiderstehlichen Impuls, etwas tun zu müssen. Die ausgeführte Handlung (Zwangshandlung) läuft dann nach einem ganz klaren festgelegten stereotypen Schema ab. Zwänge sind ungewollt; sie kommen automatisch, ohne dass man die Situation willentlich beeinflussen kann.

> **APROPOS**
> Zwangsgedanken haben häufig aggressive bzw. sexuelle Inhalte; so fürchten Patienten beispielsweise, jemanden zu verletzen, wenn sie ihm zu nahe kommen. Dies führt zu dem Zwang, sich immer genau zu versichern, dass man nicht versehentlich jemanden berührt und somit gestoßen und verletzt hat.

Menschen, die unter einem Zwang leiden, sind in einem Teufelskreis gefangen. Ein Gedanke löst Angst aus, „Wenn ich den Herd nicht abgedreht habe, brennt die Wohnung nieder und auch die Nachbarn verbrennen und müssen sterben." Diese **Angst** wird durch das Verhalten **reduziert**, noch einmal zu kontrollieren. Somit wird die Angst **negativ verstärkt** (S. 29).

FAZIT – DAS MÜSSEN SIE WISSEN

- **!!! Panikstörung:** Angst aus **heiterem Himmel** vor **Herzinfarkt**, Hilflosigkeit (z. B. Ohnmacht) oder Tod. Die Patienten nehmen **körperliche Empfindungen** verstärkt wahr und achten z. B. sehr genau auf ihren Herzschlag. Auch wenn das Herz nur durch körperliche Belastung schneller schlägt, entsteht Furcht, die wiederum dazu führt, dass das Herz noch schneller schlägt (= **Teufelskreismodell der Angst**). Symptome sind: starkes **Herzrasen**, **Schwitzen**, **Atemnot**, **Schwindel**, **Schwarzwerden** vor den Augen und **Derealisationserleben**.
- **! Soziale Phobie:** Angst vor bestimmten sozialen Situationen, in denen die Betroffenen fürchten, von anderen **negativ bewertet** zu werden.
- **!! Zwangsstörung:** Hier lösen Gedanken Angst aus, z. B. „Wenn ich den Herd nicht abgedreht habe, brennt die Wohnung nieder und auch die Nachbarn verbrennen und müssen sterben." Diese Angst wird durch das Verhalten reduziert, noch einmal zu kontrollieren. Somit wird die Angst **negativ verstärkt**.

Posttraumatische Belastungsstörung

Bei der posttraumatischen Belastungsstörung (PTBS) handelt es sich um eine **Angststörung**, die nach einem emotional **besonders belastenden Erlebnis** auftritt. Es handelt sich häufig um Erlebnisse, in denen die Betroffenen um ihr Leben oder ihre persönliche Unversehrtheit fürchten müssen, z. B. Unfälle, Naturkatastrophen wie Erdbeben, Überschwemmungen oder Kriegserlebnisse. Der häufigste Grund für die Entwicklung einer PTBS in Deutschland ist sexueller Missbrauch. Symptome sind Flashbacks (**Nachhallerinnerungen:** die schlimmen Szenen werden plötzlich mit starker Angst sekundenlang wiedererlebt), Gefühl emotionaler Taubheit, Schlafstörungen und Konzentrationsprobleme.

Somatoforme Störung

Somatoforme Störungen (= **Somatisierungen**) liegen vor, wenn bei einem Patienten körperliche **Symptome ohne ausreichende organische Ursache** vorhanden sind. Aus analytischer Sicht werden psychische Konflikte auf die körperliche Ebene verschoben. Häufig liegen einer somatoformen Störung Ängste oder Depressionen zu Grunde.

Folgende Charakteristika treffen auf somatoforme Störungen zu:

- Die Beschwerden können jeden Körperteil oder jedes Organ betreffen und auch wechseln.
- Die Beschwerden ähneln häufig den Symptomen bekannter organischer Krankheiten.
- Die Symptome führen zu einer psychosozialen Beeinträchtigung.
- Die Patienten sind häufig überzeugt davon, dass ihre Beschwerden organisch verursacht werden.
- Sie wechseln häufig den Arzt und nehmen erfolglos viele diagnostische und therapeutische Maßnahmen in Anspruch.

> **APROPOS**
> Die Diagnose „somatoforme Störung" darf nur gestellt werden, wenn es keinen ausreichenden körperlichen Befund gibt!

FAZIT – DAS MÜSSEN SIE WISSEN

- **!! Posttraumatische Belastungsstörung (PTBS):** Angststörung, die nach einem emotional besonders belastenden Erlebnis auftritt. Symptome sind: Flashbacks (= **Nachhallerinnerungen**; die schlimmen Szenen werden plötzlich mit starker Angst sekundenlang wiedererlebt), Gefühl emotionaler Taubheit, Schlafstörungen, Konzentrationsprobleme.
- **!!! Somatoforme Störungen (Somatisierungen):** Ein Patient zeigt körperliche Symptome **ohne ausreichende organische Ursache**. Für Somatisierung charakteristisch:
  - Beschwerden können jeden Körperteil oder jedes Organ betreffen und wechseln.
  - Beschwerden ähneln häufig den Symptomen bekannter Krankheiten.
  - Symptome führen zu einer psychosozialen Beeinträchtigung.
  - Die Patienten sind häufig überzeugt davon, dass ihre Beschwerden organisch verursacht werden.
  - Die Patienten wechseln häufig den Arzt und nehmen erfolglos viele diagnostische und therapeutische Maßnahmen in Anspruch.

Depression

Die Depression ist eine Störung des Affekts und wird zu den sog. affektiven Störungen gezählt. **Symptome** sind **Traurigkeit**, **Nie-**

dergeschlagenheit, „innere Leere", **Schuldgefühle**, **Antriebslosigkeit** (auch Unruhe), häufig **Schlafstörungen**, **Appetitlosigkeit** (oder gesteigerter Appetit). Die Symptomatik muss mindestens zwei Wochen vorliegen, um die Diagnose Depression stellen zu können.

Depressionen gehen mit einer **Beeinträchtigung der Lebensqualität** einher und werden häufig in der Primärversorgung nicht erkannt. Die Angaben zur Häufigkeit schwanken, aber man geht davon aus, dass zweimal so viele **Frauen** an Depression leiden wie Männer.

Es werden zwei große Kategorien der Depression unterschieden:

- die rein **depressiven** (**unipolaren**) **Störungen**, bei der die Stimmungsstörung ausschließlich depressiver Art ist,
- und die **bipolaren Störungen**, die durch Perioden von manischer, stark gehobener Stimmung bzw. von Erregungszuständen und durch Perioden depressiver Stimmung gekennzeichnet sind.

Zur Behandlung einer Depression stehen Maßnahmen mit **nachgewiesener Wirksamkeit** zur Verfügung. Zur kognitiven Verhaltenstherapie (S. 73) bei Depressionen gehört typischerweise:

- **Infragestellung** irrationaler Gedanken,
- **Veränderung** automatischer Gedanken,
- Aufbau **angenehmer Aktivitäten** und
- Training sozialer Kompetenzen.

▸**Theorie der gelernten (= erlernten) Hilflosigkeit nach Seligman.**

Seligman ging davon aus, dass wir Hilflosigkeit lernen, wenn wir die Erfahrung machen, dass wir auf die Konsequenzen unseres Verhaltens keinen Einfluss haben.

Hilflosigkeitserfahrungen und erlernte Hilflosigkeit können demnach folgende Konsequenzen haben:

- emotionales Defizit (Freudlosigkeit, **depressive Stimmung**),
- **Passivität**,
- Angst davor, auch zukünftige Situationen **nicht kontrollieren** zu können,
- Erklärung von Misserfolgen durch **eigenes Versagen**,
- motivationales Defizit (Fehlen zielgerichteter Aktivität),
- kognitives Defizit (verzögertes Lernen von aktivem Vermeidungsverhalten),
- neurobiologische Veränderungen wie bei Depressiven (Verringerung des Noradrenalingehalts im ZNS).

▸**Kognitiver Erklärungsansatz von A. Beck.** Die Grundannahme ist, dass depressive Menschen **sich selbst**, die **Umwelt** und die **Zukunft** in **negativer Weise bewerten**. Diese drei Bewertungen werden **kognitive Triade** genannt. Durch diese negative Grundhaltung kommen kognitive Fehler, man könnte auch sagen, Denkfehler zustande:

- **Übergeneralisierung:** Entstehung einer allgemeinen Regel aufgrund eines oder mehrerer (isoliert betrachteter) Vorfälle; die Regel wird unterschiedslos auf ähnliche oder unähnliche Situationen angewandt.
- **Willkürliche Schlussfolgerung:** Ziehen von Schlüssen, obwohl es keine Beweise gibt bzw. obwohl Beweise gegen die Schlussfolgerung sprechen.
- **Übertreibung** (von Schlechtem) und **Untertreibung** (von Gutem).

Die kognitiven Prozesse lösen weitere Depressionssymptome aus, und diese neuen Symptome bestätigen die ursprünglichen negativen Kognitionen. Damit etabliert sich ein rückgekoppeltes System, das die fehlerhaften Kognitionen verstärkt.

FAZIT – DAS MÜSSEN SIE WISSEN

- **!! Depressionen** werden häufig in der Primärversorgung nicht erkannt. Symptome sind **Traurigkeit**, **Niedergeschlagenheit**, **„inneren Leere"**, **Schuldgefühle**, **Antriebslosigkeit** (auch Unruhe), **Schlafstörungen**, **Appetitlosigkeit** (oder gesteigerter Appetit), die Lebensqualität ist beeinträchtigt. Es gibt Maßnahmen mit **nachgewiesener Wirksamkeit** zur Behandlung von Depressionen.
- **!** Zur **kognitiven Verhaltenstherapie** bei Depressionen gehört:
  - Infragestellung irrationaler Gedanken,
  - Veränderung automatischer Gedanken,
  - Aufbau angenehmer Aktivitäten und
  - Training sozialer Kompetenzen.
- **!** Doppelt so viele **Frauen** wie Männer leiden an Depression.
- **! Erlernte Hilflosigkeit (Seligman):** Wir erlernen Hilflosigkeit, wenn wir die Erfahrung machen, dass wir auf die Konsequenzen unseres Verhaltens **keinen Einfluss** haben.
- **!! Kognitive Triade (A. Beck):** Depressive Menschen bewerten **sich selbst**, die **Umwelt** und die **Zukunft** in **negativer Weise**.

3.4.2 Motivation

Motivation leitet sich aus dem lateinischen movere (bewegen) ab. Die Motivation ist der Grund dafür, dass wir überhaupt handeln. Sie ist unser Antrieb, unser Motor. Es gibt verschiedene psychologische Annahmen zur Entstehung und Auswirkung der Motivation.

Theorien der Motivation

Ethologischer Ansatz (= vergleichende Verhaltensforschung)

Der ethologische Ansatz nimmt grundsätzlich an, dass Verhalten durch **angeborene Instinkte** erklärt werden kann. Die Motivation ist hier eine innere **Triebspannung**, die durch einen Mangelzustand wie Hunger, Durst oder durch ein starkes Bedürfnis wie Sexualität ausgelöst wird. Diese Spannung, die auch **Appetenz** genannt wird, führt zu ungerichtetem Verhalten, dem **Appetenzverhalten**. Taucht ein **Schlüsselreiz** auf, der zu diesem Appetenzverhalten passt (beim Durst z. B. eine Wasserquelle), wird diese instinktiv aufgesucht. Im Motivationszyklus des primären Durst-Triebes ist die **Endhandlung** das **Trinken**.

APROPOS

Glukosemangel löst bei einer Katze ein **Hungergefühl** aus. Sie hätte nun die **Motivation** (Appetenz), nach Futter zu suchen. Wenn sie etwas entdeckt, das in das Beuteschema passt (z. B. eine Maus), wird das spezifische Jagdverhalten, die **Instinkthandlung,** ausgelöst. Die Katze jagt die Maus. Die **Maus** ist dabei ein sog. **Schlüsselreiz**. Dieser Mechanismus wird angeborener Auslösemechanismus genannt. Am Ende, wenn die Katze die Maus gefangen hat, findet die **Endhandlung** statt. Die Maus wird gefressen. Instinkt- und Endhandlung laufen immer auf dieselbe Weise ab.

Das Instinktverhalten kann auch durch künstliche **Schlüsselreize** – sogenannte **Attrappen** – ausgelöst werden, z. B. indem einem Baby eine Gesichtsattrappe gezeigt wird, es lächelt daraufhin.

LERNPAKET 2

▸ **Leerlaufhandlung.** Das Jagdverhalten wird nicht nur durch die fehlende Nahrung motiviert. Das Bedürfnis zu jagen scheint angeboren zu sein. Es muss von Zeit zu Zeit entladen werden, sonst steigt die Triebenergie immer weiter an. Wenn die Energie sehr groß ist, braucht es keinen Schlüsselreiz mehr, um den angeborenen Auslösemechanismus zu aktivieren. Die Katze würde dann auch auf andere Schlüsselreize reagieren oder, wenn die Energie noch größer ist, einfach so das Jagdverhalten zeigen. Diese Instinkthandlungen lassen sich auch beim Menschen finden, wie das Saugverhalten eines Säuglings.

▸ **Übersprunghandlungen.** Bei einer Übersprunghandlung liegen zwei konkurrierende Motive mit nicht vereinbaren Endhandlungen vor. Da beide Endhandlungen nicht ausgeführt werden können, springt die Energie auf eine dritte Handlung über.

APROPOS
Bei einer Prüfung könnte z. B. das Bedürfnis aufzustehen und zu gehen genauso groß sein, wie das Bedürfnis zu bleiben. Dies führt zu einer dritten Handlung, der Übersprunghandlung, z. B. dem Kopfkratzen.

Psychoanalytischer Ansatz

Nach dem psychoanalytischen Ansatz wird Verhalten in erster Linie von innen angetrieben. Äußere Bedingungen nehmen insofern Einfluss, als sie die ursprünglichen Triebe reglementieren und in sozial verträgliche Bahnen lenken.

Behavioristischer Ansatz

Für den klassischen Behaviorismus liegen die Gründe menschlichen Verhaltens in Lernprozessen (S. 27).

Humanistische Motivationstheorie – Bedürfnishierarchie nach Maslow

Physiologische Bedürfnisse wie Hunger, Durst, Schlaf sind dem Menschen **angeboren**. Man nennt sie **primäre Bedürfnisse**. Sie bestimmen weitgehend die Motivation eines Säuglings. Im Laufe der Entwicklung bilden wir andere Bedürfnisse heraus, die nicht zur biologischen Ausstattung des Menschen gehören, sondern erlernt sind. Sie werden als **sekundäre Bedürfnisse** bezeichnet. Das sind beispielsweise der Wunsch nach Anerkennung, Wertschätzung, Geltung, Macht und Besitz oder das Bedürfnis nach Kontakt und Geselligkeit.

Primäre und sekundäre Bedürfnisse treten im späteren Leben in der Regel gemeinsam auf. Manche von ihnen wollen allerdings vordringlicher befriedigt werden als andere. So müssen z. B. erst Hunger und Durst hinreichend gestillt sein, bevor der Wunsch nach Geselligkeit oder Selbstverwirklichung wichtig erscheint. Auf diese Beobachtung fußt Maslows Theorie, dass die Entwicklung der menschlichen Bedürfnisse nach ganz bestimmten Gesetzmäßigkeiten und einer festgelegten Reihenfolge abläuft (**Bedürfnispyramide nach Maslow**, Abb. 3.3):

- Als Erstes entwickeln sich **die physiologischen Bedürfnisse**: Hunger, Durst, Schlaf, Bewegung, Sexualität. Sie stehen anfangs im Vordergrund und behalten das gesamte Leben einer Person hindurch ihre vorrangige Bedeutung.
- Später kommt der Wunsch nach **Sicherheit und Unabhängigkeit** dazu. Damit will sich der Mensch vor Gefahren und deren Folgen schützen. Diese Bedürfnisse lassen sich schon im Säuglingsalter beobachten.
- Das Bedürfnis nach **Zuwendung und Liebe** beinhaltet den Wunsch, Beziehung zu anderen Menschen aufzubauen und zu erhalten, Freundschaften aufzubauen und akzeptiert zu werden.
- Sehr früh schon wird unser Verhalten von dem Bedürfnis nach **Anerkennung** bestimmt. Dazu gehört der Wunsch nach Bestätigung und Ansehen, aber auch der Wunsch nach Selbstachtung.
- Als Letztes entwickelt sich das Bedürfnis nach **Selbstverwirklichung.** Es bezeichnet das beständige Streben eines Menschen, seine individuellen Anlagen und Fähigkeiten in allen Persönlichkeitsbereichen optimal zu entfalten.

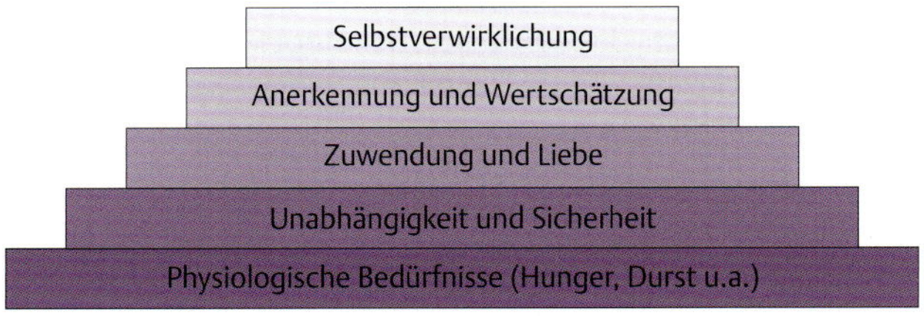

Abb. 3.3 **Bedürfnispyramide nach Maslow.**

Die Bedürfnisse an der Basis der Pyramide sind grundlegend für die „höheren", die sich erst entwickeln, wenn die Grundbedürfnisse angemessen befriedigt sind.

Kognitiver Ansatz

Ein zentrales Konzept in der Motivationspsychologie ist die Annahme der antizipierten (im Vorhinein angenommenen) Konsequenzen. Der Mensch kennt meist die Konsequenzen seines Verhaltens, kann sie geistig vorwegnehmen. Das Wissen um die Konsequenzen bestimmt das Verhalten. Es kommt zum Verhalten, wenn das Ziel positiv bewertet wird und sein Erreichen gleichzeitig realistisch ist.

Primäre und sekundäre Motive

Motive können nach dem Zeitpunkt ihrer Entstehung in primäre und sekundäre Motive untergliedert werden.

- **Primäre Motive** sind von Geburt an vorhanden. Sie veranlassen den Körper, wichtige Grundbedürfnisse sicherzustellen. Es sind Hunger, Durst, Schlaf, Schmerzfreiheit, also die physiologischen Bedürfnisse nach Maslow. Die **primären Motive**, die dazu beitragen, das körpereigene Gleichgewicht (**Homöostase**) aufrechtzuerhalten, werden auch **homöostatische Motive** genannt.

APROPOS
Das **Sexualmotiv** ist auch ein angeborenes Bedürfnis, dient jedoch nicht der Herstellung eines Gleichgewichts und dem Überleben des einzelnen Individuums, sondern trägt durch das Sexualverhalten zum Weiterbestehen der Art bei.

- Die Motive, die nicht unmittelbar dem Überleben und der Erhaltung der Art dienen, sind **sekundäre Motive**. Dies sind z. B. Leistung, Anerkennung und Macht. Sie sind möglicherweise gelernt und mit den primären Motiven verknüpft, sodass sie als sekundäre Triebe wirken können.

Oxytocin ist ein Hormon, das in mehreren Motivationssystemen eine wichtige Rolle spielt. Hierzu gehören:

- Neugeborenenpflege (mütterliche Bindung),
- Sexualität,
- soziale Bindungen und
- Stressmilderung.

Oxytocin wird auch das Bindungshormon genannt (s. a. Physiologie).

Motivationskonflikte (nach Lewin)

Wir alle kennen das Gefühl, zwischen zwei Alternativen hin und her gerissen zu sein und uns wie der berühmte Esel zwischen zwei Heuhaufen nicht entscheiden zu können. Dieses Gefühl spiegelt das Phänomen wider, dass wir gleichzeitig von zwei verschiedenen Motivationen beherrscht sind und somit in einen Konflikt geraten.

- **Appetenz-Appetenz-Konflikt** ist ein motivationaler Konflikt zwischen zwei angenehmen Alternativen. Beide Anreize sind gleich groß, sodass wir uns nicht entscheiden können – ins Kino oder in die Kneipe?
- **Aversions-Aversions-Konflikt.** Entscheidung zwischen zwei unangenehmen Alternativen – Zahnschmerzen oder zum Zahnarzt?
- **Appetenz-Aversions-Konflikt (= Ambivalenz-Konflikt):** Hier sind wir hin und her gerissen zwischen einem positiven Ereignis und dem Wissen, dass es eine unerwünschte Nebenwirkung hat. So kann die Einnahme eines Medikaments zwar Schmerzen lindern, hat aber dafür andere unangenehme Nebenwirkungen.

LERNTIPP !

Ein Beispiel für einen Ambivalenz-Konflikt aus der Prüfung ist ein Student, der zwar sein Examen gerne bestehen möchte, andererseits aber ein Problem damit hat, nach bestandenem Studium dem Berufswunsch seines Vaters für ihn zu folgen.

- **Doppelter Appetenz-Aversions-Konflikt = doppelter Ambivalenz-Konflikt:** Beide Alternativen haben sowohl gute wie auch schlechte Seiten.

FAZIT – DAS MÜSSEN SIE WISSEN

- ! **Selbstverwirklichung** ist die **höchste Stufe** der Bedürfnispyramide nach Maslow.
- !! Die **primären Motive**, die dazu beitragen, das körpereigene Gleichgewicht (Homöostase) aufrechtzuerhalten, werden auch **homöostatische Motive** genannt.
- !! **Oxytocin:** Hormon, das in folgenden Motivationssystemen eine wichtige Rolle spielt:
  - Neugeborenenpflege (mütterliche Bindung),
  - Sexualität,
  - soziale Bindungen und
  - Stressmilderung.
- ! **Appetenz-Aversions-Konflikt (= Ambivalenz-Konflikt):** Hier sind wir hin und her gerissen zwischen einem positiven Ereignis und dem Wissen, dass es eine unerwünschte Nebenwirkung hat.

Leistungsmotivation

Leistungsmotivation beschreibt das Bedürfnis, etwas besser zu machen als andere oder seine eigenen zuvor erbrachten Leistungen zu übertreffen. Leistungsmotivierte Personen wählen dazu Aufgaben, bei denen sie entweder Erfolg oder Misserfolg haben, denn nur so können sie eine Rückmeldung über die eigene Leistung erhalten. Wichtig ist, dass Leistungsmotivierte nicht einfach fleißiger oder bemühter sind oder angestrengter arbeiten als weniger Leistungsmotivierte, sondern dass sie danach streben, **besonders effizient** zu handeln. Leistungsmotivation bildet sich heraus durch:

- ein besonderes **Anspruchsniveau**,
- **Anstrengung**,
- die eigene Fähigkeit und
- **Hoffnung auf Erfolg**.

Attribution

Wie Menschen innere und äußere Geschehnisse wahrnehmen, welchen Sinn sie ihnen beimessen und welche Erklärungen sie für die Ursache von Verhalten anführen, ist vorrangig Gegenstand der **Attributionstheorie**.

Die Ursachenzuschreibung (**Kausalattribution**) erfolgt nach drei verschiedenen Dimensionen:

1. **Lokation** (locus, lat. = Ort) betrifft den Ort der Ursache. Es stellt sich die Frage: Ist die Person selbst für das Ergebnis verantwortlich oder das Schicksal? Liegt die Ursache in der Person selbst, so spricht man von **internaler Attribution**, liegt er außerhalb, von **externaler Attribution**.
2. **Stabilität**: Diese Attribution betrifft die Zeit. Beruht ein Ergebnis auf einer **zeitlich stabilen** Ursache, so ist es **nicht zufällig** entstanden. Es wird auch in Zukunft so auftreten. **Labil** bedeutet, dass die Ursache **zeitlich begrenzt** ist und das Ergebnis nur **einmal** auftritt.
3. **Global** vs. **spezifisch**: Diese Dimension beschreibt das **Ausmaß** der Ursache: Gilt das Ergebnis für alle Arten von Tests, so ist das Ausmaß der Ursache global. Gilt es nur für eine bestimmt Art der Aufgaben, so ist es spezifisch.

Wenn ein Mensch nun **Misserfolge** internal, stabil und global interpretiert, so wird dies eher **Hilflosigkeit** mit einer **Depression** auslösen.

Ein sehr **starkes Selbstwertgefühl** entwickelt sich, wenn man **Erfolge** internal, stabil und global attribuiert und **Misserfolge** umgekehrt, also external, labil und spezifisch.

LERNTIPP !

Das IMPP führt mehrfach als Beispiel für eine externale Kausalattribution eine Mutter auf, die unter prämenstruellem Syndrom (PMS) leidet, ihre Gereiztheit gegenüber ihren Kindern jedoch auf das nervige Verhalten selbiger zurückführt und nicht auf sich selbst.

▸**Fundamentaler Attributionsfehler.** Dieser Begriff bezeichnet die Tendenz, dass wir das Verhalten **anderer Personen** eher deren **Persönlichkeitseigenschaften** zuschreiben, während wir unser **eigenes Handeln** als **situativ** (aus der Situation heraus) bezeichnen.

▸**Akteur-Beobachter-Verzerrung.** Dieses Phänomen wird im Zusammenhang mit der Kausalattribution genannt. Untersuchungen haben gezeigt, dass Menschen die **Ursachen für das Handeln** einer Person, die sie beobachten, anders bewerten, als die beobachtete Person selbst.

APROPOS

Beispielsweise könnte ein Vater, der sehr müde ist, bereits auf kleine Anlässe sehr gereizt reagieren. Dann würde er in der Akteurrolle external attribuieren, seine Gereiztheit auf die Kinder schieben und sagen, dass die Kinder ihm auf die Nerven gehen. Wenn derselbe Vater aber völlig entspannt bei einem Freund säße und zuschauen würde, wie dieser seine Kinder zurechtweist und sagt, dass sie ihm auf die Nerven gehen, würde der Vater dies internal attribuieren und sagen, der Freund sei sehr gereizt.

FAZIT – DAS MÜSSEN SIE WISSEN

- ! **Leistungsmotivation** bildet sich heraus durch:
  - ein besonderes **Anspruchsniveau**,
  - **Anstrengung**,
  - die eigene Fähigkeit und
  - **Hoffnung auf Erfolg**.
- ! **Attributionstheorie:** Sie beschreibt, wie Menschen innere und äußere Geschehnisse wahrnehmen, welchen Sinn sie ihnen beimessen und welche Erklärungen sie für die Ursache von Verhalten anführen.
- **Kausalattribution** (Ursachenzuschreibung) erfolgt nach drei verschiedenen Dimensionen:
  - !!! **Lokation** (locus, lat. = Ort): Ist die Person selbst für das Ergebnis verantwortlich oder das Schicksal? Liegt die Ursache in der Person selbst, so spricht man von **internaler Attribution**, liegt er außerhalb, von **externaler Attribution**.
  - ! **Stabilität:** Liegt die Ursache eines Ergebnisses in einer zeitlich stabilen Ursache, so ist es nicht zufällig entstanden. Es wird auch in Zukunft so auftreten. **Labile** Ursachen sind zeitlich begrenzt, das Ergebnis tritt nur einmal auf.
  - **Global vs. spezifisch:** Gilt das Ergebnis für alle Arten von Tests, so ist das Ausmaß der Ursache global. Gilt es nur für eine bestimmt Art der Aufgaben, so ist es spezifisch.
- ! Wenn ein Mensch **Misserfolge internal stabil** und **global** interpretiert, so wird dies eher **Hilflosigkeit** mit einer **Depression** auslösen.
- ! **Fundamentaler Attributionsfehler:** Ist die Tendenz, das Verhalten **anderer Personen** eher deren **Persönlichkeitseigenschaften** zuzuschreiben, das **eigene Handeln** aber als **situativ** (aus der Situation heraus) zu bezeichnen.
- ! **Akteur-Beobachter-Verzerrung:** Untersuchungen haben gezeigt, dass Menschen die **Ursachen für das Handeln** einer Person, die sie beobachten, anders bewerten, als die beobachtete Person selbst.

3.5 Persönlichkeit und Entwicklung

3.5.1 Theorien der Persönlichkeit

Eigenschaftstheorien der Persönlichkeit

Die Grundannahme, die allen Eigenschaftstheorien gemeinsam ist, besagt, dass sich die Persönlichkeit als eine Struktur **verschiedener Eigenschaftsdimensionen** vorstellen lässt, die als zeitlich und über verschiedene Situationen hinweg **stabil** (transsituationale Stabilität) angesehen wird. Diese Eigenschaften beeinflussen jeweils eine ganze Klasse von konkreten **Verhaltensweisen**. Das bedeutet, dass man das Verhalten einer Person aufgrund der Kenntnis ihrer Eigenschaftsausprägungen in verschiedenen Situationen vorhersagen kann.

APROPOS
Viele Eigenschaftstheoretiker gehen davon aus, dass die Grundlagen der Persönlichkeit eine biologische bzw. genetische Basis haben.

Statistische Persönlichkeitsmodelle (Dispositionismus)

In statistischen Persönlichkeitsmodellen werden Persönlichkeitseigenschaften anhand **empirischer Daten** gewonnen.

▸**Eysencks Dimensionen der Persönlichkeit.** Die Beschreibung der Persönlichkeit nach dem Modell von **Eysenck** verfolgt den Ansatz der statistischen Persönlichkeitsmodelle. Eysenck ging von **dualen Dimensionen** aus:

- Jeder Mensch kann zwischen den Polen **Extraversion (E) – Introversion (I)** eingeordnet werden. Ein eher extravertierter Mensch ist offen, gesellig, während ein introvertierter Mensch zurückgezogen und eher kontaktscheu ist.
- **Emotionale Stabilität – emotionale Labilität** (= **Neurotizismus** [N]): Ein Mensch, der **emotional stabil** ist, regt sich nicht so schnell auf, lässt sich nicht so leicht aus der Ruhe bringen. Ein **emotional labiler** Mensch ist nervös und angespannt. Ein Mensch, der **zu labil** ist, ist nach Eysencks Auffassung **neurotisch** (nervös, verletzlich, unzufrieden).
- **Psychotizismus (P) – Realismus:** Diese Dimension beschreibt das Maß der „Normalität" vs. psychiatrische Störung.

APROPOS
Neurose ist die frühere Bezeichnung für klinische Ängste und Zwänge, ist aber heute in diesem Zusammenhang nicht mehr gebräuchlich.

Eysenck war es wichtig zu zeigen, dass die Dimensionen untereinander unabhängig sind, d. h. dass eine hohe Ausprägung auf einer Dimension nicht mit einer hohen Ausprägung auf einer anderen Dimension korreliert. Dies konnte er zumindest in Pilotstudien zeigen, weswegen man heute davon ausgeht, dass die Dimensionen voneinander unabhängig sind.

▸**The Big Five (Halverson/Costa & McCrae).** Die Autoren dieses Persönlichkeitsmodells gingen von **fünf Persönlichkeitseigenschaften** aus, wobei sie z. T. Eysencks Persönlichkeitseigenschaften mit berücksichtigten:

- Verträglichkeit,
- Offenheit für Erfahrungen,
- Gewissenhaftigkeit,
- Extra- versus Introversion,
- Stabilität versus Labilität (Neurotizismus).

LERNTIPP !
Nach diesem Modell gehören Toleranz und Psychotizismus, Realismus, Suche nach Abwechslung und Risikobereitschaft **nicht** zu den Persönlichkeitseigenschaften.

Die Big Five sind im Gegensatz zu Eysencks Faktoren nicht vollkommen unkorreliert, sondern weisen zum Teil leicht positive Zusammenhänge auf.

▸**Persönlichkeitstests.** Ein im deutschsprachigen Raum häufig verwendeter Test ist das **Freiburger Persönlichkeitsinventar revidierte Form** (Fahrenberg et al., 1989) (FPI-r). Der Test erfasst auch die Persönlichkeitseigenschaften Extraversion und Emotionalität = Neurotizismus, also Persönlichkeitseigenschaften, die auch Eysenck sowie Costa & McCrae in den Big Five berücksichtigt haben.

Zu mehreren vorgegebenen Aussagen kann „stimmt" oder „stimmt nicht" angekreuzt werden. Der Test enthält eine Lügenskala, um zu erfassen, ob die Person sozial erwünscht antwortet, also so, wie der Testauswerter es hören will. Der Vorteil am **FPI** wie auch bei den meisten anderen psychometrischen Persönlichkeitstests ist, dass er **objektiv** ist. Nachteilig ist, dass der Test trotz Lügenskala durch die **Ja-sage-Tendenz** (immer „stimmt" ankreuzen) oder durch die **Tendenz zur Mitte** (gilt eher für Tests, bei denen man auf einer mehrstufigen Skala antworten muss) **verfälscht** werden kann.

FAZIT – DAS MÜSSEN SIE WISSEN

- **! Persönlichkeitsmerkmale** sind zeitlich und über verschiedene Situationen hinweg stabil (**transsituationale Stabilität**).
- **Persönlichkeitsmodell nach Eysenck** (statistische Persönlichkeitsmodelle). Eysenck ging von **dualen Dimensionen** aus:
  - **!! Extraversion – Introversion:** Extrovertierte Menschen zeigen Geselligkeit und Kontaktfreude.
  - **!! emotionale Stabilität – emotionale Labilität** (= Neurotizismus): Ein emotional labiler Mensch ist nervös und angespannt. Ein Mensch, der zu labil ist, ist nach Eysencks Auffassung neurotisch (nervös, verletzlich, unzufrieden).
- **!!! The Big Five:** Die Autoren dieses Persönlichkeitsmodells gingen von **fünf Persönlichkeitseigenschaften** aus:
  - Verträglichkeit,
  - Offenheit für Erfahrungen,
  - Gewissenhaftigkeit,
  - Extra- versus Introversion,
  - Stabilität versus Labilität (Neurotizismus).

Situationismus

Walter **Mischel** (1977) postulierte eine situationistische Auffassung der Persönlichkeit. Dabei wird das **Verhalten** eines Individuums von den **aktuellen Gegebenheiten der Umgebung** bestimmt. Zwar unterscheidet sich das Verhalten verschiedener Individuen in derselben Situation (interindividuelle Unterschiede), aber die Unterschiede des Verhaltens eines einzelnen Individuums in verschiedenen Situationen (**intraindividuelle Unterschiede**) sind nach Mischels Ansicht viel extremer.

Um diese Argumentationsweise zu verstehen, stellen Sie sich Ihre Freunde einerseits auf einer ausgelassenen Party zu späterer Stunde, andererseits beim Besuch einer Theatervorstellung oder in der Vorlesung vor. Trotz aller individuellen Unterschiede wird der Einfluss der Situation sicherlich das Verhalten jedes Einzelnen stark verändern.

Interaktionismus

Diese Sichtweise ist eine Kombination aus **Dispositionismus** und **Situationismus**: Ihre Freunde werden sich zwar – je nachdem, ob sie sich auf einer Party oder im Theater befinden – sehr unterschiedlich verhalten, aber auch zwischen ihnen gibt es Verhaltensunterschiede, die sowohl in der einen als auch in der anderen Situation vorhanden sind.

Die Annahme des Zusammenspiels der Eigenschafts- und Situationsfaktoren hat sich in der Persönlichkeitspsychologie weitestgehend durchgesetzt.

Psychodynamisches Modell der Persönlichkeit

Das psychodynamische Modell der Persönlichkeit (S. Freud) ist umfangreicher als die statistischen Persönlichkeitsmodelle. Denn es versucht zusätzlich zu der momentanen Beschreibung einer Person auch zu erklären, wie ein Mensch genau zu der Person wird, die er ist.

Die Unterschiede in der Persönlichkeit zwischen verschiedenen Individuen werden als eine unterschiedliche Dominanz der Instanzen bzw. als ein unterschiedlicher Umgang mit der Triebenergie verstanden.

▸**Die Entwicklung der Persönlichkeit nach Freud.** Freud teilt die Entwicklung des Menschen in fünf Phasen ein. Werden die **phasenspezifischen Bedürfnisse** ungehindert **befriedigt** und wird die Erziehung darauf abgestimmt, erwirbt der Mensch **Autonomie** und **Selbstsicherheit**. Bei der Einteilung geht es darum, über welchen Körperteil das Es seine Triebe befriedigen kann.

- **Orale Phase (0–2 Jahre):** Die Lust wird vorzugsweise über den Mund befriedigt; Sättigung, Trost, Beruhigung und Sicherheit wird durch Nuckeln und Saugen an der Mutterbrust, an der Flasche, an Schnullern etc. als erste Lust erfahren.
- **Anale Phase (2–4):** Die erogene Zone ist zum After gewandert; die Lust wird über das Ausscheiden und Zurückhalten des Kotes befriedigt. In der **analen Phase** beginnt die bewusste **Trennung zwischen Ich und Du**, denn hier entwickelt sich die Instanz ICH. In dieser Phase stoßen Regeln, Ge- und Verbote der Eltern auf die Wünsche und Bedürfnisse des Kindes.
- **Phallische Phase (4.–6. Lebensjahr):** Das Kind entdeckt sein **Geschlechtsorgan** und die **Unterscheidung** der **Geschlechter**. Die Lust wird über die Neugier und das Erforschen befriedigt. In diesen Zeitabschnitt gehört die **ödipale Phase**, bei der der Junge die Mutter und das Mädchen den Vater als Vertreter des anderen Geschlechts wahrnimmt. Der gleichgeschlechtliche Elternteil wird zur **Konkurrenz**. Dieser **„Konkurrenzkampf“** ist für das Kind nur durch den Prozess der Identifikation zu lösen. Der Junge identifiziert sich mit dem Vater. So kann der Vater für ihn handeln und der Mutter nahe sein, so wie der Junge es nicht kann. Durch diese Identifikation mit dem Vater übernimmt der Junge auch die Wertvorstellungen und Normen des Vaters. Somit entsteht am Ende des Ödipuskomplexes das ÜBERICH.
- **Latenzphase (7–12 Jahre):** In dieser Phase wird die sexuelle Energie durch kulturelle Handlungen umgesetzt. Dieser Prozess heißt Sublimierung. So ist beispielsweise das Arbeiten mit Ton eine Sublimierung der analen Triebenergie.
- **Genitale Phase (ca. 12. Lebensjahr):** Die erogene Zone ist zum Geschlechtsorgan gewandert. In der Pubertät beginnen nun durch hormonelle Veränderungen die Ausprägungen der primären Geschlechtsmerkmale und damit auch ein Interesse am anderen Geschlecht.

Nach Freud ist die Entwicklung der Persönlichkeit nach diesen fünf Phasen abgeschlossen. Der Mensch gilt also mit dem Erreichen der genitalen Phase als reife Persönlichkeit.

▸**Psychoanalytische Charaktertypologie.** Wurde in einer der Phasen zu viel oder zu wenig Befriedigung erlebt, so kommt es zu einer **Fixierung** in dieser Phase. Das ES wird im späteren Leben immer wieder versuchen, den Sexual- oder Aggressionstrieb über die erogene Zone der entsprechenden Phase zu befriedigen. Der Mensch geht also zeitlich in die jeweilige Phase zurück. Dies nennt man **Regression**. Durch die Fixierung in den Phasen bilden sich nach Freud **unterschiedliche Charaktere** aus:

- Bei der Fixierung in der **oralen Phase** entsteht der **oral-depressive Charakter**. Er ist fordernd, unreif, will, dass andere etwas für ihn tun, ergreift selbst keine Initiative.
- Am **Ende der oralen Phase** entsteht eher der **schizoide Charakter**. Er zeichnet sich durch ein ambivalentes Verhältnis zu Mitmenschen aus, das im Wechsel von Kontaktsuche und Ablehnung besteht.
- Durch eine Fixierung in der **analen Phase** entsteht der **zwanghafte/anale Charakter**. Er zeichnet sich durch Geiz, Pedanterie, Ordnungsliebe, Pünktlichkeit, Korrektheit, Kon-

trolle, Kampf um Unabhängigkeit, Eigensinn, Machtstreben und ein ambivalentes Verhältnis zu Autoritäten (Dominanz versus Unterwerfung) aus.
- Durch die Fixierung in der **phallischen Phase** entsteht der **phallische/hysterische Charakter** mit einem inneren Zwang zum Konkurrieren und Leistungsstreben.

Behavioristischer Ansatz

Der behavioristische Ansatz beschäftigt sich damit, wie die klassische und die operante Konditionierung unser Erleben, Denken und Verhalten formen. Behavioristische Psychologen gehen davon aus, dass **alles Verhalten erlernt** ist und somit auch wieder verlernt werden kann.

Objektbeziehungstheorie

Die Objektbeziehungstheorie der Psychoanalyse geht auf Melanie Klein zurück. Für Klein sind die Auswirkungen **frühkindlicher sozialer Beziehungen**, v.a. die frühe **Mutter-Kind-Beziehung**, entscheidend für die weitere Entwicklung. Wie und mit welchen Erwartungen ein Mensch die Welt wahrnimmt, wird durch enge frühe Bezugspersonen („Objekte“) entscheidend beeinflusst. Die Vorstellung, die ein Kind über sich und seine Bezugsperson hat, prägt die späteren Beziehungen und die weitere Persönlichkeitsentwicklung. Aus Störungen in dieser frühen Entwicklungsphase können auch Konflikte zwischen Eltern und Kind oder eine spätere Angst in sozialen Situationen resultieren.

FAZIT – DAS MÜSSEN SIE WISSEN

- ! **Persönlichkeitsentwicklung nach Freud:** Es gibt 5 Phasen. Werden die **phasenspezifischen Bedürfnisse** ungehindert **befriedigt** und wird die Erziehung darauf abgestimmt, erwirbt der Mensch **Autonomie** und **Selbstsicherheit**.
  - Orale Phase (0–2 Jahre).
  - Anale Phase (2–4 Jahre): Bewusste Trennung zwischen Ich und Du, Entwicklung der Instanz ICH. Regeln, Ge- und Verbote der Eltern stoßen auf die Wünsche und Bedürfnisse des Kindes.
  - **Phallische Phase (4 –6 Jahre)**: Das Kind entdeckt sein Geschlechtsorgan und die Unterscheidung der Geschlechter. Ein weiteres Charakteristikum ist der **Konkurrenzkampf**.
  - Latenzphase (7–12 Jahre).
  - Genitale Phase (ca. 12 Jahre).
- ! **Objektbeziehungstheorie:** Entscheidend in der Entwicklung sind die frühkindlichen Beziehungen zu einer Bezugsperson (i.d.R. die Mutter). Störungen in dieser Beziehung können
  - Konflikte zwischen Eltern und Kind auslösen
  - zu einer späteren **Angst in sozialen Situationen** führen.

Persönlichkeitsstörungen

In der Psychologie wird die Persönlichkeit als eine Summe von relativ stabilen Charaktereigenschaften verstanden. Bei Menschen mit Persönlichkeitsstörungen liegen bestimmte Eigenschaften vor, die sich **ungünstig** auf ihr Verhalten und ihre Beziehung zu anderen Menschen auswirken. Diese Eigenschaften betreffen **Denkweisen**, **Affekte** (Emotionen) und **Verhaltensweisen** (z.B. schüchternes Verhalten). Bei Männern werden häufiger Persönlichkeitsstörungen diagnostiziert als bei Frauen.

▸ **Paranoide Persönlichkeitsstörung.** Menschen mit dieser Persönlichkeitsstörung sind misstrauisch und vertrauen sich anderen nur schwer an. Neutrale Handlungen anderer werden zu feindseligen Handlungen umgedeutet. Diese Menschen wirken oft streitsüchtig. Sie beharren auf den eigenen Rechten, sind aber gleichzeitig empfindsam gegenüber Zurückweisung.

▸ **Schizoide Persönlichkeitsstörung.** Menschen mit einer schizoiden Persönlichkeitsstörung sind gleichgültig gegenüber sozialen Beziehungen. Sie haben keine oder nur sehr wenig enge Freunde, die meisten Unternehmungen werden allein gemacht. Sie haben eine eingeschränkte emotionale Erlebnis- und Ausdrucksweise.

▸ **Dissoziale Persönlichkeitsstörung.** Menschen mit dieser Persönlichkeitsstörung weisen einen Mangel an Empathie und Schuldbewusstsein und eine geringe Frustrationstoleranz auf. Sie haben die Neigung, andere Menschen zu beschuldigen und so vordergründig die eigene Aggression zu rationalisieren. Ebenfalls findet man hier häufig die Unfähigkeit, aus Bestrafung zu lernen.

LERNTIPP !

In einigen Fragen wird eine „dissoziative Persönlichkeitsstörung“ erwähnt. Ein solches Krankheitsbild gibt es allerdings nicht. Deshalb genau hinschauen!

▸ **Borderline-Persönlichkeitsstörung.** Diese Patienten leiden unter extremen Stimmungsschwankungen. Das Beziehungsleben ist häufig sehr intensiv. Aufgrund der Stimmungsschwankungen kommt es aber möglicherweise innerhalb einiger Stunden zu Überidealisierung und dann zur Abwertung des Partners. Häufig sind Suiziddrohungen oder Suizidversuche. Ähnlich ist ein Verlust der Impulskontrolle, was häufig zu selbstschädigendem Verhalten führt.

▸ **Narzisstische Persönlichkeitsstörung.** Die vorherrschenden Merkmale sind Ideen von Großartigkeit der eigenen Person, ein übertriebenes Selbstgefühl, Tendenz zur Selbstüberschätzung, Wechsel zwischen hohem Selbstwertgefühl und erlebter Wertlosigkeit; ständige Fantasien grenzenlosen Erfolgs, Macht, Schönheit und idealer Liebe. Diese Menschen reagieren überempfindlich auf Kritik, nutzen ihre Beziehungen für ihre eigenen Ziele aus. Ebenfalls fordern sie ständig Aufmerksamkeit und Bewunderung. Übertrieben dargestellt könnte es eine Herrscher-Persönlichkeit sein, die keine anderen Meinungen als die eigene zulässt.

▸ **Histrionische Persönlichkeitsstörung.** Histrionisch kommt aus dem Altgriechischen und bedeutet Schauspieler. Menschen mit dieser Persönlichkeitsstörung haben einen übertriebenen Emotionsausdruck, die Ereignisse um die eigene Person werden dramatisiert. Häufig liegt theatralisches Handeln oder ein übertriebener Sprachstil mit „Imponiergehabe“ vor. Sie verlangen nach aufregenden Aktivitäten, bei denen sie selbst im Mittelpunkt stehen. Ebenso verlangen sie ständig Lob und Anerkennung. Sie sind auffällig egozentrisch.

▸ **Zwanghafte Persönlichkeitsstörung.** Bei dieser Störung leiden die Menschen an einem extremen **Perfektionismus**, einer **übertriebenen Gewissenhaftigkeit**, die auch als **„Halsstarrigkeit“** ausgelegt werden kann. Sie fürchten, einen Fehler zu machen, was zu ständiger Kontrolle und Sorgfalt führt.

▸**Selbstunsichere-vermeidende Persönlichkeitsstörung.** Bei diesen Menschen liegt ein angstbetonter Lebensstil vor. Es kommt zu einer chronischen Vermeidung von Aktivitäten, die als bedrohlich eingeschätzt werden. Sie gehen nur enge Beziehungen ein, wenn sie sichergestellt haben, dass sie akzeptiert werden. Da man sich darüber aber nie wirklich sicher sein kann, kommt es fast zu gar keinen engen Beziehungen. Gefühle von Minderwertigkeit und Unsicherheit, Befangenheit, Besorgtheit und Anspannung sind die Regel. Auf Kritik reagieren sie meist mit Rückzug.

▸**Dependente (abhängige) Persönlichkeitsstörung.** Menschen mit dieser Persönlichkeitsstörung haben sehr große Angst davor, verlassen zu werden oder vor dem Alleinsein. Daher ordnen sie sich dem Partner meist vollkommen unter. Die Verantwortung wird an andere abgegeben, es fällt ihnen schwer, alltägliche Entscheidungen zu treffen.

FAZIT – DAS MÜSSEN SIE WISSEN

- !! **Narzisstische Persönlichkeitsstörung:** Ideen von Großartigkeit der eigenen Person, übertriebenes Selbstgefühl, Tendenz zur Selbstüberschätzung, Wechsel zwischen hohem Selbstwertgefühl und erlebter Wertlosigkeit; ständige Fantasien grenzenlosen Erfolgs, Macht, Schönheit und idealer Liebe.
- ! **Zwanghafte Persönlichkeitsstörung:** Extremer Perfektionismus, eine übertriebene Gewissenhaftigkeit, „Halsstarrigkeit".
- ! **Dependente (abhängige) Persönlichkeitsstörung:** Angst davor, verlassen zu werden oder vor dem Alleinsein, vollkommene Unterordnung dem Partner gegenüber, Verantwortung wird an andere abgegeben, alltägliche Entscheidungen zu treffen fällt schwer.

Verhaltensstile

▸**Feldabhängigkeit und die Feldunabhängigkeit.** Das von Witkin et al. (1954, 1972) entwickelte Konstrukt der Feldabhängigkeit versus Feldunabhängigkeit beschreibt das Ausmaß, in dem ein Individuum **unabhängig von den Einflüssen der Außenwelt („Feld") handelt.** Menschen, die eine starke Unabhängigkeit von Umweltreizen aufweisen, werden als feldunabhängig bezeichnet. Statt sich nach Umweltinformationen zu richten, orientieren sie ihr Verhalten mehr an einem internen Maßstab. Das andere Extrem bilden feldabhängige Individuen, die ihr Verhalten direkt an den Anforderungen der Umwelt ausrichten.

▸**Sensation Seeking.** Marvin Zuckerman (1979) entwickelte auf der Basis von Deprivationsstudien das Konstrukt des Sensation Seekings. **Sensation Seeker** sind Menschen, die eine geringere Stimulierung durch Umweltreize erleben als andere Menschen. Diese geringere Stimulation versuchen sie durch **aufregende Ereignisse** auszugleichen. Sie meiden monotone Tätigkeiten, suchen nach neuen (auch körperlichen) Erfahrungen, tendieren zu Enthemmung und risikobehafteten Aktivitäten. All dies soll der Theorie zufolge zu einer **stärkeren Stimulation** führen.

LERNTIPP !

Der Vorzeige-Sensation-Seeker im Physikum heißt Tom, ist 22 Jahre alt und hatte einen schweren Autounfall, dessen Ursache Alkohol und überhöhte Geschwindigkeit waren. Der junge Mann macht normalerweise gerne Bungee-Jumping und ist Freeclimber. Außerdem ist er für seine „Raserei" bekannt.

▸**Konzept der (internalen) Kontrollüberzeugung (Locus of Control).** Das von Rotter (1966) entwickelte Konzept der Kontrollüberzeugung hat Ähnlichkeiten mit der Attributionstheorie und der erlernten Hilflosigkeit. Es beschreibt, inwiefern jemand annimmt, die **Konsequenzen seines Handelns** selbst **beeinflussen** zu können. Ein **hohes Ausmaß** an Kontrollüberzeugung (auch interner/internaler Locus of Control) kennzeichnet Menschen, die davon ausgehen, dass ihr **eigenes Verhalten** entscheidend für die Ereignisse ihres Lebens ist. Bei geringer Kontrollüberzeugung (auch externer/externaler Locus of Control) nimmt man an, dass die Ereignisse des eigenen Lebens von außen (anderen Personen, dem Schicksal etc.) bestimmt werden. Der Einfluss des eigenen Verhaltens auf die Gestaltung der Zukunft wird als gering eingeschätzt.

APROPOS

Ein Beispiel aus einer alten Prüfungsfrage illustriert das recht gut: Ein Krebskranker mit hoher Kontrollüberzeugung unternimmt große Anstrengungen, um selbst etwas gegen den Tumor zu tun. Er nimmt z. B. viele Behandlungsmethoden der Schulmedizin und der komplementären Medizin in Anspruch.

Selbstkonzept

Das **Selbstkonzept** beinhaltet **stabile Annahmen** über die eigene **Person**, eigenen **Fähigkeiten** und **Fertigkeiten**. Sie werden aus Erfahrungen abgeleitet. Dies sind beispielsweise Erfahrungen mit anderen oder Situationen, in denen das eigene Handeln zu erwünschten und auch unerwünschten Konsequenzen geführt hat. Menschen streben danach, sich im Einklang mit ihrem Selbstkonzept zu befinden. Wenn dies nicht der Fall ist, so erzeugt dies intrapsychische Spannungen.

FAZIT – DAS MÜSSEN SIE WISSEN

- !! **Feldabhängigkeit versus Feldunabhängigkeit:** Das von Witkin et al. entwickelte Konstrukt beschreibt das Ausmaß, in dem ein Individuum unabhängig von den Einflüssen der Außenwelt („Feld") handelt.
- !! **Sensation Seeker:** Menschen, die eine geringere Stimulierung durch Umweltreize erleben als andere Menschen, suchen **aufregende Ereignisse**, um eine stärkere Stimulation zu erreichen. Sie meiden monotone Tätigkeiten, suchen nach neuen (auch körperlichen) Erfahrungen, tendieren zu Enthemmung und risikobehafteten Aktivitäten.
- ! **Selbstkonzept:** Stabile Annahmen über die eigene Person, eigene Fähigkeiten und Fertigkeiten. Die Annahmen werden aus Erfahrungen abgeleitet.

3.5.2 Entwicklung und primäre Sozialisation

Wichtige Begriffe und Methoden der Entwicklungspsychologie

▸**Entwicklung.** Entwicklung ist ein fortschreitender Prozess. Die Psychologie beschäftigt sich damit, wie und warum sich unser Denken, Lernen, unsere Emotionen und unser Verhalten im Laufe unseres Lebens verändern. Jeder Mensch muss zu unterschiedlichen Zeitabschnitten bestimmte Herausforderungen des Lebens bewältigen.

▸**Sozialisation.** Die Sozialisation beschreibt die lebenslangen Veränderungen, die im Zusammenhang mit sozialen Erfahrungen stehen. Hier geht es um Lernprozesse, bei denen das Individuum sich soziale Fähig- und Fertigkeiten, Norm- und Wertvorstellungen aneignet.

Die **primäre** Sozialisation (ca. 0–3 Jahre) beschreibt die Interaktion mit der Kernfamilie. Die **sekundäre** Sozialisation (ab ca. 3 Jahren) bezieht sich auf die Freunde, Peers, Schule oder Beruf.

▸**Zivilisierung nach Norbert Elias.** Sie beschreibt den geschichtlichen Prozess einer zunehmenden **„Bändigung"** willkürlicher, spontaner **Verhaltens-** und **Affektäußerungen** im Dienste der Ausbreitung von **Selbstkontrolle**.

▸**Reifung (Maturation) und Lernen.** Reifung ist ein biologischer, genetisch gesteuerter Prozess. Reifungsprozesse treten bei allen Menschen kulturunabhängig etwa zum selben Zeitpunkt auf. Das ist bei Lernprozessen nicht der Fall.

Lernen ist eine relativ stabile Verhaltensänderung, die durch Üben erworben wird.

Emotionale Entwicklung und Bindungsverhalten

In **Tab. 3.4** werden die Meilensteine der emotionalen Entwicklung dargestellt.

Bindungstheorie

Die Bindungstheorie (Attachment Theory) wurde ab den 1960er Jahren maßgeblich von dem Analytiker John Bowlby und später von Mary Ainsworth entwickelt.

Sie besagt, dass die Sozialisation des Kindes mit dem Aufbau einer engen Beziehung zur Bezugsperson beginnt. Üblicherweise ist dies die Mutter. Der Grund ist ein angeborenes Bedürfnis nach gegenseitiger Nähe bei Mutter und Kind. Um diese Bindung aufzubauen, muss das Kind in der sensiblen Phase während des ersten Lebensjahres in engem Kontakt mit der Bezugsperson stehen. Die Bindung wird ca. ab dem 8. Monat sichtbar, wenn das Kind beginnt, Trennungsangst zu zeigen, wenn es von der primären Bezugsperson getrennt wird.

▸**Bindungsstil-Kategorien.** Wenn die Kinder etwa zwei Jahre alt sind, kann die Qualität der Bindung mit dem **Fremde-Situations-Test** erhoben werden. Bei diesem Test verlässt die Mutter (primäre Bezugsperson) den Raum und kommt nach einiger Zeit wieder. Währenddessen wird das Verhalten des Kindes beobachtet und in die folgenden Kategorien eingeordnet:

- **Sicher gebunden:** Die Kinder suchen sofort Kontakt mit der Mutter, wenn sie wiederkommt, unabhängig davon, wie aufgeregt die Kinder beim Fortgehen der Mutter waren. Einigen reicht es aus, die Mutter aus der Entfernung zu sehen und dann spielen sie weiter. Andere suchen Körperkontakt mit ihr, andere weichen nicht mehr von ihrer Seite. Wenn die Mutter nicht da ist und die sicher gebundenen Kinder beunruhigt sind, dann können fremde Personen sie kaum trösten.
- **Unsicher gebunden, vermeidend:** Diese Kinder vermeiden bei der Rückkehr der Mutter den Kontakt mit ihr. Einige ignorieren sie völlig, andere zeigen ein gemischtes Verhalten. Wenn die Mutter nicht da ist und sie beunruhigt sind, dann können sie von Fremden ebenso beruhigt werden wie von der Mutter.
- **Unsicher gebunden, ambivalent:** Diese Kinder suchen den Kontakt und sträuben sich gleichzeitig dagegen. So weinen die Kinder, weil sie hochgehoben werden wollen, und schreien dann, weil sie wollen, dass die Mutter sie wieder absetzt.
- **Desorganisiert:** Die Kinder wirken bei der Wiederkehr der Mutter desorganisiert. Sie schreien plötzlich los, nachdem es den Anschein hatte, dass sie sich schon wieder beruhigt hatten, oder sie kommen auf die Mutter zu, um dann wegzusehen.

Die Bindung scheint einen Einfluss auf das spätere soziale Verhalten zu haben. **Sicher gebundene** Kinder zeigen ein größeres **Vertrauen in die eigenen Fähigkeiten**. So explorieren sie ihre Umgebung schneller und haben eine längere Ausdauer und höhere Frustrationstoleranz bei Aufgaben. Sie weinen seltener, wenn ihnen etwas nicht gelingt, und werden seltener ärgerlich.

▸**Hospitalismus.** Bei fehlender emotionaler Bindung und sensorischer Deprivation tritt bei Kindern eine Störung auf, die als Hospitalismus (auch **anaklitische Depression**) bezeichnet wird, weil sie vorwiegend in Heimen und Spitälern beobachtet wurde. Er wird in drei Phasen eingeteilt:

- **1. Phase: Unruhe** und lauter **Protest** bei der Trennung von der Bezugsperson.
- **2. Phase: Resignation** (oberflächlich wirkt das Kind, als hätte es sich an die veränderte Situation gewöhnt).
- **3. Phase: Verzweiflung** und Ausbildung depressiver Symptome (das Kind zieht sich von der Außenwelt zurück, reagiert nicht auf Ansprache, zeigt körperliche Verfallserscheinungen, die im schlimmsten Fall zum Tod führen).

Ein hohes Risiko besteht, wenn die Kinder zwischen dem 6. bis 11. Monat von der Bezugsperson getrennt werden.

Tab. 3.4 Meilensteine der emotionalen Entwicklung.

Alter	Verhalten	Emotion
6–8 Wochen	soziales Lächeln	Neugeborene reagieren besonders auf menschliche Stimmen und Gesichter.
ca. 4 Monate	Lachen	Herzhaftes Lachen zeigt sich erst in diesem Stadium auf plötzliche, nicht furchterregende Ereignisse.
6–8 Monate	Fremdeln	Das Kind zeigt Furcht vor Fremden, kann sich bis zum 12. Monat noch steigern, nimmt dann wieder ab.
1,5–3 Jahre	Bildung des Selbstkonzepts	Das Kind kann selbstbezogene Gefühle von Stolz und Scham unterscheiden.

FAZIT – DAS MÜSSEN SIE WISSEN

- **! Soziales Lächeln** als Reaktion auf ein Gesicht zeigen Kinder ab einem Alter von **6–8 Wochen**.
- **!** Wenn die Kinder etwa 2 Jahre alt sind, kann die **Qualität der Bindung** mit dem **Fremde-Situations-Test** erhoben werden.
- **Bindungsstil-Kategorien:**
  - **!! Sicher gebunden:** Kinder suchen sofort Kontakt mit der Mutter, wenn sie wiederkommt, – unabhängig davon, wie aufgeregt die Kinder beim Fortgehen der Mutter waren. Einigen reicht es aus, die Mutter aus der Entfernung zu sehen und dann spielen sie weiter.

- **! Unsicher gebunden, vermeidend:** Diese Kinder vermeiden bei der Rückkehr der Mutter den Kontakt mit ihr. Einige ignorieren sie völlig, andere zeigen ein gemischtes Verhalten.
- **! Unsicher gebunden, ambivalent:** Diese Kinder suchen den Kontakt und sträuben sich gleichzeitig dagegen. So weinen die Kinder, weil sie hochgehoben werden wollen, und schreien dann, weil sie wollen, dass die Mutter sie wieder absetzt.

Kognitive Entwicklung nach Piaget

Alle geistigen Leistungen (Denken, Wahrnehmen und Probleme lösen) werden in der Psychologie mit dem Begriff Kognitionen zusammengefasst (cognitio, lat. = Erkenntnis). Der Schweizer Psychologe Jean Piaget (1896–1980) befasste sich damit, wie sich die geistigen Leistungen bei Kindern entwickeln.

▸**Assimilation und Akkommodation.** Die Regeln und Gesetzmäßigkeiten der Welt werden nach Ansicht Piagets durch zwei geistige Prozesse erworben, die gleichzeitig ablaufen:

- **Assimilation:** Ein Mensch nimmt neue Informationen auf und verändert sie dabei so, dass sie sich in das bereits bestehende Weltbild fügen. Er passt somit die Umwelt seinen bereits existierenden kognitiven Schemata an.
- **Akkommodation:** Beim Prozess der Akkommodation passt der Mensch sein Weltbild an die Realität an. Dies geschieht immer dann, wenn die Umwelt nicht mehr zu dem passt, was der Mensch weiß oder denkt. Er gerät in einen Ungleichgewichtszustand, die neuen Informationen können nicht mehr in die vorhandenen Schemata eingeordnet werden.

▸**Äquilibrationsprinzip.** Assimilation und Akkomodation unterliegen einem allgemeinen Entwicklungsprinzip, dem Äquilibrationsprinzip (lat. aequilibrium = Gleichgewicht). Dieses Prinzip besagt, dass der Mensch immer ein Gleichgewicht anstrebt zwischen seinen Sichtweisen über die Welt auf der einen Seite und den tatsächlichen Gegebenheiten auf der anderen. Das heißt, die Welt sollte auch dem entsprechen, wie der Betreffende sie sieht.

Die fünf Entwicklungsstufen nach Piaget

Piagets Beobachtungen an Kindern ließen ihn annehmen, dass die kognitive Entwicklung eine Abfolge von **fünf Stufen** durchlaufen muss. Die Geschwindigkeit, mit der sich diese Entwicklung vollzieht, kann jedoch von Kind zu Kind unterschiedlich sein. Auf jeder Stufe werden unterschiedliche Fähigkeiten erworben.

▸**Sensomotorische Stufe (Geburt bis 2 Jahre).** Sie umfasst:

- **Erwerb der Fähigkeit, angepasst zu reagieren:** Während des ersten Jahres werden die sensomotorischen Fähigkeiten verfeinert und immer umfangreicher, denn das Kind erkundet ständig neue Aspekte seiner Umwelt. Der Säugling erkennt, dass er seine Umwelt beeinflussen kann, dass seine Handlungen Wirkung zeigen. (Wenn er z. B. die Rassel schüttelt, erklingt ein Geräusch.)
- **Objektpermanenz:** Bereits kurz nach der Geburt folgt der Säugling einem Spielzeug mit den Augen. Nimmt man es aus seinem Gesichtskreis heraus, existiert es für ihn nicht mehr. Nach etwa drei Monaten betrachtet er die Stelle, an der das Spielzeug aus seinem Blickfeld entfernt wurde. Er hat gelernt, dass das Spielzeug nicht einfach verschwunden ist (= kognitive Leistung Objektpermanenz). Im Alter zwischen 4–8 Monaten erwartet der Säugling, dass das verschwundene Spielzeug wieder auftaucht. Später (8–18 Monate) sucht der Säugling selbst danach. Ab einem Alter von ca. zwei Jahren dreht er das Versteckspiel sogar um und versteckt nun seinerseits den Gegenstand.

▸**Stufe des vorbegrifflichen Denkens (2–4 Jahre).** Sie umfasst:

- **Animalisches Denken:** Für die Kinder sind zu Beginn dieser Entwicklungsstufe viele Dinge belebt (anima, lat. = Seele). So ist der Wind böse oder gut. Die Sonne geht abends schlafen, und wenn es regnet, kommt sie nicht raus, weil sie sonst nass wird.
- **Egozentrismus:** Das Kind kann noch **nicht** die Perspektive einer anderen Person einnehmen. Diese Hypothese wurde mit dem sogenannten Drei-Berge-Versuch von Piaget untersucht. Piaget stellte das Kind auf einen künstlichen Hügel. Er setzte einen Teddybär auf einen der anderen beiden Hügel. Auf die Frage, wie die Welt für den Teddy aussähe, beschrieb das Kind das Aussehen aus der eigenen Sichtweise.

▸**Stufe des anschaulichen Denkens (4–6 Jahre).** Zu Beginn dieser Stufe **glaubt** das Kind, **was es sieht**. Außerdem kommt es zur Erkenntnis **qualitativer Invarianzen**: Dinge bleiben die gleichen, obwohl sie manchmal anders aussehen mögen. Das Kind erkennt einen Hund, egal, ob es ihn von vorn oder hinten sieht, ob er schwarz, braun oder gefleckt ist, langes bzw. kurzes Fell hat. Die Katze und das Meerschwein kann es vom Hund sehr wohl unterscheiden.

Die Stufen des vorbegrifflichen und des anschaulichen Denkens werden manchmal als eine Stufe beschrieben. Diese Stufe heißt dann **präoperationale Stufe** und dauert vom **2. bis zum 7. Jahr**.

▸**Stufe der konkreten Denkoperationen (konkret-operational, 7–11 Jahre).** Sie umfasst:

- **Erkenntnis quantitativer Invarianzen:** Während dieser Zeit lernt das Kind, mehrere Dimensionen ins Verhältnis zu setzen: Auf der präoperationalen Stufe können Kinder beispielsweise noch nicht Höhe und Menge in einen richtigen Zusammenhang bringen. Dies wurde mit dem **Becherglas-Versuch von Piaget** belegt (auch als Umschüttaufgabe bekannt). Schüttet man Flüssigkeit aus einem hohen Glas in ein flaches, breites, so behauptet das Kind, die Flüssigkeit sei jetzt weniger geworden. Kinder am Ende des konkret-operationalen Stadiums erkennen diesen Zusammenhang jedoch.
- **Logisches Denken zur Lösung konkreter Probleme:** Kinder verwenden zwar mittlerweile abstrakte Begriffe, das logische Denken jedoch ist noch immer auf **konkrete Dinge** gerichtet, zu denen sie einen unmittelbaren sensorischen Zugang haben.

▸**Stufe der formalen Operationen (ab 11 Jahren).** Logische Denkoperationen sind nicht mehr an konkrete Probleme gebunden: Das logische Denken ist abstrakt. Die Kinder bzw. Jugendlichen können Aufgaben wie „Was wäre, wenn ..." diskutieren, ohne dass die Probleme anschaulich sind. Abstrakte Theorien können erstellt und auch durch abstrakte Beweisführung überprüft werden.

FAZIT – DAS MÜSSEN SIE WISSEN

5 Entwicklungsstufen nach Piaget:
- **!! Sensomotorische** Stufe (Geburt bis 2 Jahre).
  - Erwerb der Fähigkeit, angepasst zu reagieren.
  - **Objektpermanenz**: Es entwickelt sich nach und nach die Erkenntnis, dass Dinge nicht „einfach verschwinden".
- Stufe des **vorbegrifflichen Denkens** (2–4 Jahre).
  - Animalisches Denken
  - Egozentrismus
- **!** Stufe des **anschaulichen Denkens** (4–6 Jahre).
  - Zu Beginn dieser Stufe **glaubt** das Kind, **was es sieht**.
  - Erkenntnis qualitativer Invarianzen.
- **!!** Stufe der **konkreten Denkoperationen** (konkret-operational, 7–11 Jahre).
  - **Erkenntnis quantitativer Invarianzen:** Während dieser Zeit lernt das Kind, mehrere Dimensionen ins Verhältnis zu setzen: Anfangs können Kinder beispielsweise noch nicht Höhe und Menge von Flüssigkeit in einem Glas in einen richtigen Zusammenhang bringen (**Becherglas-Versuch von Piaget**). Kinder am Ende des konkret-operationalen Stadiums erkennen diesen Zusammenhang jedoch.
  - Logisches Denken zur Lösung konkreter Probleme
- Stufe der **formalen Operationen** (> 11 Jahre): Logisches Denken auch für abstrakte Probleme.

Entwicklung der Sprache

Die Entwicklung der Sprache ist in **Tab. 3.5** dargestellt.

Leistungsmotivation

Kinder entwickeln etwa mit **vier Jahren** soziale Vergleichsprozesse. Dies motiviert sie, sich beim Wetteifern anzustrengen. Ab diesem Alter wollen Kinder nicht mehr verlieren. Eine vollständige Leistungsmotivation entwickeln sie allerdings erst mit ca. 12 Jahren, wenn sie die Konzepte Anstrengung, Schwierigkeit und Fähigkeit voneinander trennen können.

Tab. 3.5 **Stadien des Spracherwerbs.**

Stadium	Durchschnittsalter	Fähigkeiten
Lallstadium	ab 4.–5. Monat	Babys produzieren silbenähnliche Lautfolgen wie „dadada, lalala"; Lallen scheint ein reifungsabhängiger Vorgang zu sein, da es auch taube Kinder zeigen (unabhängig von äußerer Stimulation)
Einwortstadium	12 Monate	Kinder benutzen erste einzelne Worte zur Benennung konkreter Objekte (Ball, Mama etc.); Einwortsätze werden bereits zur Kommunikation eingesetzt
Zweiwortstadium	18 Monate	Kinder kombinieren zwei Substantive oder Substantiv und Verb; Zweiwortsätze werden zur Kommunikation eingesetzt („Ball haben")
Stadium des Telegrammstils	24 Monate	Kinder sprechen kurze, einfache Sätze aus Inhaltswörtern (wenige Funktionswörter wie Artikel oder Präpositionen)

Moralentwicklung

Die Moral ist ein System von Glaubenssätzen und Werthaltungen, mit dem man Handlungen als „richtig" oder „falsch" klassifizieren kann.

Piagets Modell der moralischen Entwicklung

Hiernach werden je nach Alter die Handlungsabsicht und das Handlungsergebnis unterschiedlich bewertet. Im **präoperationalen Stadium** fällt das Kind sein moralisches Urteil aufgrund der konkreten **Handlung**: Jemand ist böse, wenn er aus Versehen eine Tasse kaputt macht. Erst in den späteren Stadien wird die Absicht miteinbezogen. Ca. ab dem **Schuleintritt** erkennen die Kinder die Moral der Autorität als die geltende Moral an (**heteronome Moral**). Ab ca. **10 oder 11 Jahren** entwickeln die Jugendlichen eine eigene Moral (**autonome Moral**), wobei sie sich am Maßstab der Gerechtigkeit orientieren.

Kohlbergs Stufenmodell der Moralentwicklung

Nach Kohlberg gibt es sieben Stufen der Moralentwicklung, die sich in der Art der Argumentation unterscheiden.

▸**Ebene I präkonventionelle Moral.** Auf dieser Ebene werden moralische Urteile entweder durch **drohende Strafen** oder **eigene Interessen** begründet. Die Interessen anderer werden nur im Sinne des Austauschs (Reziprozität) berücksichtigt.
- **Stufe 1: Orientierung an Strafe und Gehorsam.** Als Begründung wird die Vermeidung von physischem Schmerz angeführt.
- **Stufe 2: Kosten-Nutzen-Abwägung/Reziprozität.** Als Begründung wird die erwartete Belohnung bzw. die Schuld des anderen angeführt (Auge um Auge).

▸**Ebene II konventionelle Moral.** Hier herrscht eine Tendenz zur **Aufrechterhaltung wichtiger Sozialbeziehungen** vor.
- **Stufe 3: Braves-Kind-Orientierung.** Als Begründung wird das Gewinnen von sozialer Anerkennung bzw. das Vermeiden von Kritik von Seiten enger Bezugspersonen angeführt („ ... weil X dann mit mir zufrieden ist.").
- **Stufe 4: Recht-und-Ordnung-Orientierung.** Als Begründung wird der Gehorsam gegenüber Regeln und personenübergreifenden Autoritäten wie dem Staat oder der Religion angeführt.

▸**Ebene III postkonventionelle bzw. prinzipiengeleitete Moral.** Es wird erkannt, dass kein Regelsystem als fraglos richtig gilt, sondern jede Regel immer **frei verhandelbar** zwischen den Mitgliedern ist.
- **Stufe 5: Orientierung am sozialen Vertrag.** Als Begründung wird das allgemeine Wohl der Gesellschaft angeführt; Regeln des Systems werden nicht mehr als gegeben, sondern als verhandelbar begriffen.
- **Stufe 6: Orientierung an ethischen Prinzipien.** Als Begründung werden allgemeine Prinzipien wie Gerechtigkeit, Nächstenliebe etc. angeführt.
- **Stufe 7:** Der Mensch hat **gesellschaftliche Normen** internalisiert und empfindet selbst Scham bei einer Übertretung dieser Normen.

Erziehungsstile

Die Erziehung ist ein wechselseitiger Prozess zwischen Eltern und Kind. Es gibt unterschiedliche Erziehungsstile. Ein Erziehungsstil beinhaltet die Art der **Kommunikation** und die **Kon-**

trolle, die ausgeübt wird. Erziehung ist ein zielgerichteter Prozess, im Gegensatz zur Sozialisation.

Die elterliche Aufmerksamkeit (**Responsiveness/Reziprozität**) umfasst die Fähigkeit der Eltern, schon in der vorsprachlichen Entwicklungsphase die Bedürfnisse des Kindes zu erkennen und sensibel mit Empathie und Feinfühligkeit darauf zu reagieren. Dies führt zu einer stabilen emotionalen Bindung.

Es gibt verschiedene Erziehungsstile:

- Der **autoritativ-reziproke** Erziehungsstil ist durch ein **hohes Maß an Kontrolle,** klare Strukturen und **offener Kommunikation** sowie viel **Wärme** und Akzeptanz seitens der Eltern gekennzeichnet. Er soll sich günstig auf das spätere Verhalten der Kinder auswirken.
- Der **autoritär-autokratische** Erziehungsstil hingegen ist durch **starke elterliche Kontrolle**, aber durch **wenig Sensibilität** für die Bedürfnisse der Kinder gekennzeichnet. Die Eltern erlauben keine Autonomie und bestrafen auch durch **Gewaltanwendung**, was zu geringerer sozialer Kompetenz und zu einer geringeren Selbstwertschätzung bei den Kindern führen soll.
- Der **nachgiebig-permissive** Erziehungsstil zeichnet sich durch **warmherziges** Verhalten der Eltern aus. Die Eltern üben **kaum Kontrolle** aus. Sie erlauben den Kindern, viele Entscheidungen selbst zu treffen, auch wenn diese noch nicht alt genug dafür sind. Dies kann dazu führen, dass die Kinder sich eher aggressiv verhalten und es ihnen an der Fähigkeit fehlt, Verantwortung zu übernehmen.
- Der **indifferente-unbeteiligte** Erziehungsstil ist durch **Vernachlässigung** seitens der Eltern charakterisiert (Schlüsselkinder). Die Kinder müssen sehr früh autonom handeln und Verantwortung übernehmen. Die Atmosphäre in der Familie ist aber eher feindselig. Die Effekte auf diese Kinder sind weniger eindeutig.

FAZIT – DAS MÜSSEN SIE WISSEN

- ! Die **postkonventionelle Moral** ist die **höchste** Entwicklungsstufe nach Kohlbergs Stufenmodell der Moralentwicklung.
- ! **Elterliche Aufmerksamkeit (Responsiveness/Reziprozität):** Fähigkeit der Eltern, schon in der vorsprachlichen Entwicklungsphase die **Bedürfnisse des Kindes** zu erkennen und sensibel mit Empathie und Feinfühligkeit darauf zu reagieren.
- !! **Autoritativ-reziproker Erziehungsstil:** Hohes Maß an **Kontrolle** mit klaren Strukturen und **offener Kommunikation** sowie viel **Wärme** und Akzeptanz seitens der Eltern; soll günstig sein für das spätere Verhalten der Kinder.

3.5.3 Entwicklung und Sozialisation im Lebenslauf

In diesem Kapitel werden Entwicklungsprozesse vorgestellt, die das ganze Leben über andauern. Die hier beschriebenen Konzepte haben alle dieselbe Grundannahme: Sie betonen, dass der Mensch eine Krise oder ein Problem lösen muss, um diese Entwicklungsstufe zu bewältigen und die nächste zu erreichen.

Einige Konzepte lebenslanger Entwicklungen

▸**Eriksons Stufenmodell (1973).** Erikson zufolge gibt es **acht Phasen** der sozialen Entwicklung (Tab. 3.6). In jeder dieser Phasen durchlebt der Mensch eine Krise, deren positive Bewältigung zu persönlichem Wachstum führt. Sollte er außerstande sein, die Konflikte der jeweiligen Lebensphase zu lösen, so kann er die nächsthöhere Entwicklungsstufe nicht voll und ganz erreichen. Er verharrt in unangemessenen Lösungsmustern früherer Entwicklungsstadien.

Erikson lehnt sich mit seinem Modell an Freud an und benennt auch die ersten Phasen gleich.

LERNTIPP !

In der Prüfung wurden bisher nur zwei Phasen der psychosozialen Entwicklung nach Erikson gefragt und das ist schon lange her. Vielleicht sollten Sie aber trotzdem auch auf die anderen Phasen ein Auge werfen.

▸**Entwicklungsaufgaben nach Havighurst (1984).** Nach Havighurst ist Entwicklung ein Lernprozess, der zu Kompetenzen führt, die zur Bewältigung gesellschaftlicher Ansprüche notwendig sind. Die Fähigkeit, gesellschaftliche Ansprüche zu bewältigen, geht mit psychischem Wohlbefinden einher und führt zu gesellschaftlicher Akzeptanz. Die Entwicklungsaufgaben werden aus drei Quellen abgeleitet:

- **Physische Reifungsprozesse:** Sie sind weitgehend universell, haben eine geringe kulturelle Variation.

Tab. 3.6 **Eriksons Modell psychosozialer Entwicklung.**

Phase	Konflikt	angemessene Lösung	unangemessene Lösung
oral (0 bis 1½ Jahre)	Urvertrauen vs. Urmisstrauen	stabiles Sicherheitsbewusstsein	Unsicherheit, Angst
anal (1½ bis 3 Jahre)	Autonomie vs. Scham und Zweifel	Selbstwahrnehmung als Handelnder	Zweifel an eigener Kontrolle über Ereignisse
phallisch (3 bis 6 Jahre)	Initiative vs. Schuldgefühl	Vertrauen auf eigene Initiative, Kreativität	mangelndes Selbstvertrauen
Latenz (6 bis 10 Jahre)	Leistung vs. Minderwertigkeitsgefühl	Vertrauen auf eigene Leistung	mangelndes Vertrauen in eigene Leistung
Jugend/Adoleszenz	Identität vs. Rollendiffusion	Vertrauen in eigene Person	schwankendes, unsicheres Selbstbewusstsein
junges Erwachsenenalter	Intimität vs. Isolierung	Fähigkeit zur Nähe und Bindung an andere	Gefühl der Einsamkeit, Leugnung des Bedürfnisses nach Nähe
mittleres Erwachsenenalter	Generativität vs. Stagnation	Interesse an Familie, Gesellschaft, künftiger Generation	selbstbezogene Interessen, fehlende Zukunftsorientierung
höheres Erwachsenenalter	Ich-Integrität vs. Verzweiflung	Gefühl der Ganzheit, Zufriedenheit mit dem Leben	Gefühl der Vergeblichkeit, Enttäuschung

- **Kultureller Druck** bzw. **gesellschaftliche Erwartungen**: Einfluss altersbezogener Normen, historischer Wandel von Entwicklungsaufgaben.

Individuelle Ziele und Werte: als Teil des Selbst, treibende Kraft für aktive Gestaltung der Entwicklung.

▸**Konzept kritischer Lebensereignisse (Critical Life-Events).** Als **kritische Lebensereignisse** werden positive und negative Veränderungen bezeichnet, die vom Individuum eine Anpassungsleistung an eine neue soziale Situation erfordern. Kritische Lebensereignisse sind:
- unvorhersehbar
- unkontrollierbar
- unerwünscht
- lösen Stress und Angst aus
- verlangen eine Neuanpassung (Coping-Strategien)

Negative Life-Events können bei Menschen mit einer Disposition zur Depression als Auslöser für die Erkrankung wirken. Dasselbe gilt auch bei Schizophrenie. Hier können es negative wie auch positive Lebensereignisse sein. Dies sind beispielsweise die Geburt der eigenen Kinder, die eigene Hochzeit usw.

Adoleszenz

In der Jugend treten einige körperliche und psychische Veränderungen auf, die eine Neuanpassung erfordern. Eine der Entwicklungsaufgaben des Jugendlichen besteht in der Akzeptanz der körperlichen Veränderungen und der ausgereiften Sexualität.

▸**Erwerb der Geschlechtsrolle.** Geschlechtsrollen sind Verhaltensmuster, die in einer bestimmten Gesellschaft als für Männer und Frauen angemessen gehalten werden. Sie bilden die Definitionen für Maskulinität und Feminität. Diese Verhaltensmuster werden zum Teil offen in Form von Erwartungen und Regeln ausgesprochen, zum Teil aber auch verdeckt transportiert. Die geschlechtsspezifische Sozialisation beginnt bereits ab der Geburt. Man kann sagen, dass Mädchen und Jungen aufgrund einer geschlechtsspezifischen Sozialisation in verschiedenen psychologischen Umwelten aufwachsen.

Wenn man von **Geschlechtsidentität** spricht, meint man das Erleben der eigenen Person als männlich oder weiblich. Dieses Erleben beinhaltet eine Akzeptanz des eigenen biologischen Geschlechts und ist wichtig für das psychische Wohlergehen des Kindes und Jugendlichen. Es gibt Menschen, bei denen ein Widerspruch zwischen psychologischer und biologischer Geschlechtsidentität besteht. Dieses Phänomen bezeichnet man als **Transsexualität**.

▸**Bedeutung der Peer-Group.** Die Bedeutung der Kernfamilie sinkt im Jugendalter etwas ab. Die gleichaltrigen Peers übernehmen einige Funktionen. So werden Probleme eher in der Peer-Group besprochen. Auch die Anerkennung in der Peer-Group ist ein wichtiger Bestandteil der Entwicklung im Jugendalter. Sie trägt zur Entwicklung der Rollenidentität bei.

▸**Gesundheitsschädigendes Verhalten.** Bei adoleszenten Menschen lässt sich häufig ein gesundheitsschädigendes Verhalten beobachten, das von charakteristischen Faktoren im Leben der Heranwachsenden begünstigt wird. Zu diesen Faktoren gehören:
- **Krisen** des Selbstwertgefühls und Selbstkonzepts,
- Einfluss von **Medien** und Werbung,
- **sozialer Druck** durch die Peer-Group und
- eine **unvollständige Sozialisation** in der Familie.

Folgen können Alkohol- oder Drogenkonsum sein, eine gestörte Körperwahrnehmung, die in Essstörungen resultieren kann, oder Depressionen.

FAZIT – DAS MÜSSEN SIE WISSEN

- ! **Kritische Lebensereignisse:** Positive und negative Veränderungen, die vom Individuum eine Anpassungsleistung an eine neue soziale Situation erfordern.
- ! **Gesundheitsschädigendes Verhalten** bei **Adoleszenten** wird begünstigt durch:
  - Krisen des Selbstwertgefühls und Selbstkonzepts,
  - Einfluss von Medien und Werbung,
  - sozialer Druck durch die Peer-Group und
  - eine unvollständige Sozialisation in der Familie.

Erwachsenenalter

Im Erwachsenenalter sind die vorrangigen Entwicklungsaufgaben die **Unabhängigkeit von der Familie**, die **Partnerbindung**, **Gründung einer eigenen Familie** und das Ergreifen eines **Berufs**.

Stress im Berufsleben

Zur Auswirkung von Stress im Berufsleben sind zwei Modelle entwickelt worden. Sie beschreiben einen Zusammenhang zwischen stressauslösenden Faktoren im Arbeitsleben und dem Risiko für Herz- und Kreislauf-Erkrankungen.
- **Anforderungs-Kontroll-Modell:** Zwei Dimensionen sind hier ausschlaggebend: die Menge und Beschaffenheit von Anforderungen und die Kontrollierbarkeit der Aufgaben. Stress entwickelt sich bei steigender Menge der Aufgaben unter großem Zeitdruck bei gleichzeitig geringem Gestaltungsspielraum und niedriger Kontrolle.
- **Modell beruflicher Gratifikationskrisen**: Im Beruf ist das Verhältnis der persönlichen Verausgabung und die dafür erhaltene Belohnung wichtig. Eine hohe Arbeitsbelastung entsteht aus einem Ungleichgewicht zwischen persönlichem Einsatz und den erhaltenen Gratifikationen (Belohnungen). Diese können aus **finanzieller Vergütung**, **Karrieremöglichkeiten, Arbeitsplatzsicherheit** oder sozialer **Anerkennung** bestehen.

Personen, die sich **stark verausgaben, aber geringe Anerkennung** bekommen, haben bemerkenswerterweise auch ein erhöhtes Risiko, an **koronarer Herzkrankheit** (KHK) zu erkranken.

LERNTIPP !

Berufliche Gratifikationskrisen liegen z. B. vor, wenn trotz hoher Verausgabung die versprochene Beförderung ausbleibt oder sogar der Arbeitsplatz bedroht ist.

Veränderungen im höheren Erwachsenenalter

Als höheres Erwachsenenalter wird der Abschnitt vom **Berufsausstieg** bis zum **Tode** bezeichnet. Einschneidend im höheren Erwachsenenalter sind vor allem das **Klimakterium** bei der Frau sowie die mögliche **„Midlife-Crisis“**. Diese Krise ist gekennzeichnet durch Sinnfragen bezüglich des eigenen Lebens, zum Teil kommt es zu einer abrupten Umorientierung. Ob und mit welchen Folgen eine solche Sinnkrise auftritt, hängt von der individuellen Art der Lebensführung und Auseinandersetzung mit den eigenen Zielen ab.

Veränderungen psychischer Funktionen im Alter

Die Alterungsprozesse sind interindividuell großen Schwankungen unterworfen. Allgemein gilt, dass es viel weniger Abbauprozesse gibt, als früher angenommen wurde.

Die **fluide Intelligenz** fällt im späten Erwachsenenalter etwas ab, was sich aber eher auf die Wahrnehmungsgeschwindigkeit und die Gedächtnisleistung bezieht, durch das Anwachsen der **kristallinen Intelligenz** (S. 34) allerdings kompensiert wird.

Auch das **Gedächtnis** ist genauso leistungsfähig wie im mittleren Erwachsenenalter. Ältere Menschen können allerdings nicht mehr mehrere Informationen gleichzeitig aufnehmen. Es sind also lediglich die Prozesse der selektiven Aufmerksamkeit beeinträchtigt.

Modelle des Alterns

In der Gerontopsychologie wurden verschiedene Alterungsmodelle vorgeschlagen, die alle aber nur einen Teil dieses komplexen Phänomens erklären können.

Beim **„Defizit-Modell"** der geistigen Entwicklung besteht die Annahme, dass sich geistige Entwicklung in drei Phasen vollzieht:

- positive Entwicklung in Kindheit und Jugend
- maximaler Höhepunkt im jungen Erwachsenenalter
- Niedergang mit dem Älterwerden; z. B. Gedächtnisleistung oder Intelligenz

Die **Aktivitätstheorie** geht davon aus, dass Glück und Zufriedenheit eines Menschen vom Umfang seiner aktiven Einflussnahme auf das Umweltgeschehen und seinem „Gebrauchtwerden" abhängen.

Nach der **Disengagement-Theorie** wird angenommen, dass der Übergang vom Erwachsenenalter zum Alter einen **natürlichen Rückzug** aus Aktivitäten und Verpflichtungen mit sich bringt. Der alte Mensch und die Gesellschaft sind etwa zur gleichen Zeit bereit, ihre Bindungen zueinander zu lösen. Die Verfechter der Disengagement-Theorie nennen diesen Prozess der zunehmenden Distanzierung einen ganz natürlichen Vorgang der menschlichen Entwicklung.

FAZIT – DAS MÜSSEN SIE WISSEN

- **!!! Anforderungs-Kontroll-Modell: Menge** und **Beschaffenheit** von Anforderungen sowie die **Kontrollierbarkeit** der Aufgaben sind entscheidend für die Stressentwicklung.
- **!!! Modell beruflicher Gratifikationskrisen:** Das Verhältnis der persönlichen **Verausgabung** zur dafür erhaltenen Belohnung (Gratifikationen = **Geld, Karriere, soziale Anerkennung**) ist wichtig. Hohe Arbeitsbelastung entsteht aus dem Ungleichgewicht zwischen persönlichem Einsatz und den erhaltenen Gratifikationen.
- **!** Personen, die sich **stark verausgaben,** aber **geringe Anerkennung** bekommen, haben ein erhöhtes Risiko, an **koronarer Herzkrankheit** (KHK) zu erkranken.
- **! Disengagement-Theorie:** Man nimmt an, dass der Übergang vom Erwachsenenalter zum Alter einen natürlichen **Rückzug aus Aktivitäten** und Verpflichtungen mit sich bringt. Der alte Mensch und die Gesellschaft sind etwa zur gleichen Zeit bereit, ihre Bindungen zueinander zu lösen.

3.6 Soziologie

3.6.1 Soziodemografische Determinanten des Lebenslaufs

Die Demografie beschreibt den Stand der Bevölkerung. Hierzu gehören wirtschafts- und sozialpolitische Veränderungen sowie die Bevölkerungsstruktur (Geburten- und Sterberate). Als drei wesentliche Faktoren für die Bevölkerungsentwicklung gelten Migration, Mortalität und Natalität.

Methoden der Demografie

▸**Volkszählung.** Als Bevölkerung wird die Einwohnerzahl eines bestimmten Gebietes zum Stichtag X verstanden. Die Daten dienen der Prognose der Bevölkerungsentwicklung oder politischen Planungen.

▸**Mikrozensus.** Bei dieser jährlichen Erhebung werden demografische Daten von ca. 1 % der Einwohner erfasst.

▸**Sterbetafel.** Sie wird zur Ermittlung der durchschnittlichen Lebenserwartung von Neugeborenen, des Geburtenüberschusses und der altersspezifischen Sterblichkeit herangezogen. Aus den Sterbeziffern der unterschiedlichen Altersstufen wird eine durchschnittliche Lebenserwartung für jedes Alter ermittelt. Hierbei handelt es sich jedoch nur um Wahrscheinlichkeitsaussagen, die aus den vorliegenden Daten ermittelt werden.

▸**Lebenserwartung.** Sie steigt in Deutschland aufgrund der verbesserten medizinischen Versorgung und der guten Ernährung immer weiter an (pro Jahr etwa um drei Monate).

APROPOS
Die durchschnittliche Lebenserwartung von im Jahr 2012 in Deutschland neugeborenen Jungen beträgt 78 Jahre, die von Mädchen 83 Jahre.

▸**Geburtenüberschuss.** Von einem Geburtenüberschuss spricht man, wenn innerhalb einer definierten Zeitspanne (z. B. ein Jahr) die Anzahl der Neugeborenen (Natalität) größer ist als die der Verstorbenen (Mortalität).

Gliederungsprinzipien

Eine Bevölkerung kann anhand verschiedener Merkmale beschrieben werden:

- **Sozioökonomischer Status:** Anteil verschiedener Bildungsabschlüsse, beruflicher Stellungen oder Einkommensgruppen in der Bevölkerung; Bildung, berufliche Stellung und Einkommen nennt man die **meritokratische Triade**,
- **Nationalität** (Anteil der Menschen mit deutscher Staatsbürgerschaft),
- **Alter** (dargestellt in der Alterspyramide oder anhand der Altenquote) und
- **Familienstand** (Anteil lediger, verheirateter, geschiedener Menschen).

LERNPAKET 2

▸ **Bevölkerungspyramide.** Die Altersstruktur einer Bevölkerung wird oft durch eine Pyramide dargestellt. Dabei bildet die Basis der Alterspyramide die Geburtenrate. Die ältesten Anteile der Bevölkerung stehen an der Spitze. Somit kann man anhand der Form der Pyramide das Verhältnis zwischen Jung und Alt ablesen.

- Eine **Pyramide**, die als gleichschenkliges Dreieck dargestellt werden kann, beschreibt eine hohe Geburtenrate und wenig alte Menschen. Diese Form ist typisch für Länder, die wir als Entwicklungsländer bezeichnen.
- Eine **Glockenform** weist auf eine stagnierende Bevölkerung hin, es gibt etwa gleich viele alte Menschen wie Neugeborene. Man spricht auch von einer stationären Bevölkerung. Diese Form findet man eher in Schwellenländern.
- Wenn die Altersverteilung eher die Form einer **Urne** hat, so handelt es sich um eine Bevölkerung, wie sie seit Beginn des 21. Jahrhunderts in westlichen Industrieländern gefunden wird (**schrumpfende Bevölkerung**).
- Wenn das Bevölkerungswachstum negativ wird, dann sieht die Altersverteilung aus wie ein **Pilz**. Es gibt dann mehr alte als junge Menschen. Für Deutschland wird dieses Verhältnis für den Zeitraum um 2050 prognostiziert.

Die Form der Bevölkerungspyramide wandelt sich in den westlichen Industrieländern langsam von einer Glockenform bzw. einem Dreieck zu einem Quadrat (= Urne). Dieser Wandel wird als **Rektangularisierung** bezeichnet. Dies liegt daran, dass die Sterbeverhältnisse innerhalb einer Altersgruppe über einen langen Zeitraum konstant niedrig bleiben. Das heißt, lange Zeit stirbt niemand, bis dann die Sterblichkeit ab einem bestimmten Alter extrem zunimmt. Dies führt zu einer rechteckigen Form der Alterspyramide.

Demografisches Altern beschreibt die Zunahme alter Menschen an der Gesamtbevölkerung. So sind in Deutschland ca. 30 % über 60 Jahre alt. Die Hauptursache dafür ist eine zu geringe Geburtenzahl.

Der sogenannte **Altenquotient** berechnet sich folgendermaßen:

$$\frac{\text{Bevölkerung} > 60\text{ Jahre}}{\text{Bevölkerung zw. 20–60 Jahre}} \times 100$$

und entspricht dem Verhältnis von **ökonomisch abhängigen Älteren** (im Rentenalter) zu der **erwerbsfähigen Bevölkerung**.

Ursachen für das demografische Altern liegen wie erwähnt an einem Geburtenrückgang, aber auch an den besseren Lebensbedingungen (die Menschen leben länger). Vom **„dritten Lebensalter“** spricht man bei Menschen zwischen 60 und 80 Jahren, die heutzutage noch mehrheitlich gesund, leistungsfähig und aktiv sind.

FAZIT – DAS MÜSSEN SIE WISSEN

- **!** Als drei wesentliche Faktoren für die Bevölkerungsentwicklung gelten Migration, Mortalität und Natalität.
- **!** Die **Lebenserwartung** steigt in Deutschland aufgrund der verbesserten medizinischen Versorgung und der guten Ernährung immer weiter an (pro Jahr etwa um **drei Monate**).
- **!** **Sozioökonomischer Status:** Anteil verschiedener Bildungsabschlüsse, beruflicher Stellungen oder Einkommensgruppen.
- **!** **Meritokratische Triade:** Bildung, berufliche Stellung und Einkommen
- **!!** **Rektangularisierung:** Verwandlung der Form der Bevölkerungspyramide von einer Glockenform bzw. einem Dreieck zu einem Quadrat (= **Urne**). Wird seit Beginn des 21. Jahrhunderts in den westlichen Industrieländern gefunden (**schrumpfende Bevölkerung**).
- **!** **Demografisches Altern:** Zunahme alter Menschen an der Gesamtbevölkerung.
- **!** Der Hauptgrund für das demografische Altern in Deutschland ist die zu **geringe Geburtenzahl**.
- **!** **Altenquotient:** Verhältnis von **ökonomisch abhängigen Älteren** (im Rentenalter) zu der **erwerbsfähigen Bevölkerung:**

$$\frac{\text{Bevölkerung} > 60\text{ Jahre}}{\text{Bevölkerung 20–60 Jahre}} \times 100$$

- **!** **„Drittes Lebensalter“:** Menschen zwischen 60 und 80 Jahren, die heutzutage noch mehrheitlich gesund, leistungsfähig und aktiv sind.

Bevölkerungsbewegung

Mit dem Begriff der Bevölkerungsbewegung wird eine Veränderung der Altersstruktur bezeichnet.

- **Natürliche Bevölkerungsbewegung** liegt vor, wenn sich das Verhältnis von Geburten- und Sterberate verändert.
- **Künstliche Bevölkerungsbewegung** besteht dann, wenn sich die Bevölkerungsstruktur durch Ein- oder Auswanderung verändert.

Kennwerte des generativen Verhaltens

Mit generativem Verhalten ist das Fortpflanzungsverhalten gemeint.

- **Natalität:** Allgemeine Geburtenziffer, Zahl der Geburten auf 1000 Einwohner pro Jahr.
- **Zusammengefasste Geburtenziffer**: Durchschnittliche Geburten im Leben einer Frau, die Zahl beträgt in Deutschland z. Zt. etwa 1,3–1,4 Kinder pro Frau.
- **Altersspezifische Geburtenziffer:** Zahl der Geburten auf 1000 Frauen einer bestimmten Altersgruppe.
- **Geschlechtsspezifische Geburtenziffer:** Geburt bezogen auf das Geschlecht pro 1000 Einwohner.
- **Fertilitätsziffer:** Verhältnis der Anzahl von Geburten zu Frauen im gebärfähigen Alter.
- **Nettoreproduktionsziffer:** Verhältnis von gesund geborenen Mädchen zu gebärfähigen Müttern. (Grundgedanke bei diesem Kennwert ist, dass eine Bevölkerung sich reproduzieren kann, wenn jede Mutter im Durchschnitt eine Tochter bekommt. Wenn jede Mutter eine Tochter bekommt, so liegt die Nettoreproduktionsziffer bei 1 [NRZ = 1], sinkt sie, so spricht dies für eine Verringerung der Geburtenrate für die nächste Generation. In Deutschland liegt sie momentan bei ca. 0,62.)
- **Nuptialität:** Anzahl der verheirateten Paare.
- **Mortalität:** Allgemeine Sterbeziffer (allgemein oder aufgrund einer bestimmten Erkrankung) in einem bestimmten Zeitraum bezogen auf die Gesamtbevölkerung oder eine bestimmte Gruppe (häufig auf 1000 Einwohner).
- **Morbidität:** Krankheitshäufigkeit bezogen auf eine bestimmte Bevölkerungsgruppe relative Häufigkeit von Neuerkrankungen; Überbegriff für Inzidenz und Prävalenz (S. 21).

- **Altersspezifische Sterbeziffer:** Anzahl der Sterbenden bezogen auf 1000 noch lebende Menschen desselben Alters.
- **Säuglingssterblichkeit:** Anzahl der im ersten Lebensjahr verstorbenen Kinder.
- **Perinatale Sterblichkeit:** Summe aller Sterbefälle zwischen der 28. Schwangerschaftswoche und der ersten Lebenswoche bezogen auf alle Lebendgeburten.
- **Totgeburtlichkeit:** Anzahl der Totgeborenen im Verhältnis zu den Lebendgeborenen.
- **Letalitätsziffer:** Anteil derjenigen, die an einer bestimmten Krankheit gestorben sind, bezogen auf diejenigen, die insgesamt an dieser Krankheit leiden.

Migration

Mit dem Begriff Migration ist die Wanderung von Menschen gemeint. Hierbei werden zwei Bewegungsrichtungen unterschieden:

- **Horizontale Mobilität:** Aufenthaltswechsel (geografische Wanderung).
- **Vertikale Mobilität:** Auf- bzw. Abstieg innerhalb der Gesellschaftsschichten.

Für die horizontale Mobilität gibt es Kennwerte:

- **Binnenwanderung:** Ortswechsel innerhalb der Grenzen des Landes.
- **Außenwanderung:** Aussiedlung in ein anderes Land.
- **Mobilitätsziffer:** Wanderungsvolumen, alle Binnen- und Außenwanderungen pro 1000 Einwohner.
- **Wanderungssaldo:** Differenz zwischen Zu- und Abwanderung.
- **Effektivitätsziffer:** Verhältnis von Wanderungssaldo zu Wanderungsvolumen.
- **Akkulturation:** Eingliederung eines Menschen in ein fremdes Land. Dies geschieht durch die Übernahme von Riten und Gebräuchen sowie der landestypischen Sprache.
- **Marginalisation:** Ein Migrant verliert den Kontakt zur eigenen Kultur, findet aber auch keinen Anschluss an eine neue Gruppe.

FAZIT – DAS MÜSSEN SIE WISSEN

- ! **Zusammengefasste Geburtenziffer:** Durchschnittliche Geburten im Leben einer Frau (in Deutschland z. Zt. etwa 1,3–1,4 Kinder pro Frau).
- ! **Mortalität:** Allgemeine Sterbeziffer (allgemein oder aufgrund einer bestimmten Erkrankung) in einem bestimmten Zeitraum bezogen auf die Gesamtbevölkerung oder eine bestimmte Gruppe (häufig auf 1000 Einwohner).
- ! Die **Nettoreproduktionsziffer** liegt bei 1, wenn jede Mutter eine Tochter bekommt.
- !! **Letalitätsziffer:** Anteil derjenigen, die an einer bestimmten Krankheit gestorben sind, bezogen auf diejenigen, die insgesamt an dieser Krankheit leiden.
- ! **Marginalisation:** Kontaktverlust zur eigenen Kultur ohne ausgleichenden Anschluss an eine neue kulturelle Gruppe.

Theorie des demografischen Übergangs

Diese Theorie (auch **Theorie der demografischen Transformation** genannt) beschreibt die Veränderungen der generativen Bevölkerungsstruktur während der Industrialisierung eines Landes. Heute ist dies in den Schwellenländern zu beobachten. Die generativen Veränderungen vollziehen sich in fünf Phasen:

- **Prätransformative Phase (Phase 1):** Die Geburtenrate, aber auch die Sterberate, ist hoch. Besonders hoch ist die Säuglings- und Kindersterblichkeit. Die hohe Geburten- und Sterberate bedeutet einen großen Bevölkerungsumsatz. Das Bevölkerungswachstum aber bleibt gering.
- **Frühtransformative Phase (Phase 2):** Die Geburtenziffern bleiben hoch, weil die Familie für **soziale Sicherheit** steht und somit die **Heiratshäufigkeit** ansteigt und Kinder auch als **Arbeitskräfte** gesehen werden. Gleichzeitig sinkt die Sterberate langsam ab. Das liegt u. a. an der **sinkenden Säuglingssterblichkeit** (verbesserte Ernährung und Hygiene). Somit kommt es zu einem Bevölkerungswachstum.
- **Mitteltransformative oder Umschwungsphase (Phase 3):** Die Sterberate sinkt weiter ab, aber auch die Geburtenrate, allerdings zunächst langsamer. Das Bevölkerungswachstum hat seinen Höhepunkt erreicht und **verlangsamt sich**. Schließlich **sinken die Geburtenziffern so stark**, dass sie unter den Sterbeziffern liegen, die durchschnittliche Kinderzahl wird reduziert. Damit beginnt die Bevölkerung, langsam wieder abzunehmen (Umschwung).
- **Spättransformative Phase (Phase 4):** Der Abwärtstrend setzt sich weiter fort. Die Geburtenrate fällt weiter ab.
- **Posttransformative Phase (Phase 5): Geburten-** und **Sterbeziffer** halten sich hier auf **konstant niedrigem Niveau** in etwa die Waage, sodass das Bevölkerungswachstum ungefähr bei Null liegt. Im Vergleich zur Sterbeziffer ist die Geburtenziffer stärkeren Schwankungen unterworfen.

Im Zuge des demografischen Übergangs verschiebt sich der **Altersaufbau der Bevölkerung** (S. 52) also von der Pyramiden- zur Glockenform und das **demografische Altern** nimmt zu.

In **Industrieländern** wurden im Laufe des Industrialisierungsprozesses in der **2. Hälfte des 20. Jahrhunderts** folgende Tendenzen festgestellt:

- **Bildungsexpansion**, vor allem bei Frauen, ermöglicht berufliche Höherqualifizierung, aber auch Doppelbelastung (Familie/Beruf),
- **Tertiärisierung** von Erwerbsverhältnissen: Mehr Menschen arbeiten im Dienstleistungssektor,
- **demografisches Altern**,
- **Geburtenrückgang**,
- mehr **nicht eheliche Lebensgemeinschaften** während der Reproduktionsphase, die normative Geltung der Institutionen „Ehe" und „Familie" schwächen sich ab,
- Zunahme der **horizontalen Mobilität**,
- Ausbreitung vertikaler und horizontaler **sozialer Ungleichheiten**, die Sozialstruktur differenziert sich in unterschiedliche **„soziale Milieus"**.

FAZIT – DAS MÜSSEN SIE WISSEN

- Die Theorie des demografischen Übergangs umfasst folgende Phasen:
  1. **Prätransformative Phase:** Hohe Geburten- und Sterberate mit großem Bevölkerungsumsatz, aber geringem Bevölkerungswachstum.
  2. ! **Frühtransformative Phase:** Die Geburtenziffern bleiben hoch, weil Kinder auch als **Arbeitskräfte** gesehen werden. Familie steht für **soziale Sicherheit,** die **Heiratshäufigkeit** steigt. Die Sterberate sinkt langsam ab (**sinkende Säuglingssterblichkeit**, verbesserte Ernährung und Hygiene). → Bevölkerungswachstum.

LERNPAKET 2

3. **! Mitteltransformative oder Umschwungsphase:** Sterberate, aber auch Geburtenrate, sinken zunächst langsam weiter ab. Das Bevölkerungswachstum erreicht seinen Höhepunkt und **verlangsamt sich**. Schließlich **sinken die Geburtenziffern so stark**, dass sie unter den Sterbeziffern liegen, die durchschnittliche Kinderzahl sinkt. → Bevölkerung nimmt ab.
4. **Spättransformative Phase:** Der Abwärtstrend setzt sich weiter fort. Die Geburtenrate fällt weiter ab.
5. **! Posttransformative Phase: Geburten-** und **Sterbeziffer** halten sich hier auf **konstant niedrigem Niveau** in etwa die Waage. → Bevölkerungswachstum liegt ungefähr bei Null. Im Vergleich zur Sterbeziffer ist die Geburtenziffer stärkeren Schwankungen unterworfen.

- ! Tendenzen im Laufe der 2. Hälfte des 20. Jahrhunderts (Industrialisierung) waren:
  - **Bildungsexpansion**, vor allem bei Frauen, ermöglicht berufliche Höherqualifizierung, aber auch Doppelbelastung (Familie/Beruf),
  - **Tertiärisierung** von Erwerbsverhältnissen: Mehr Menschen arbeiten im Dienstleistungssektor,
  - **demografisches Altern**,
  - **Geburtenrückgang**,
  - mehr **nicht eheliche Lebensgemeinschaften**, normative Geltung der Institutionen „Ehe“ und „Familie“ schwächen sich ab,
  - Zunahme der **horizontalen Mobilität**,
  - Ausbreitung vertikaler und horizontaler **sozialer Ungleichheiten**, die Sozialstruktur differenziert sich in unterschiedliche **„soziale Milieus“**.

Folgen demografischer Entwicklung für die Sozial- und Gesundheitspolitik

▸**Veränderung des Krankheitsspektrums.** Während in den Industrienationen Europas und Nordamerikas die akuten Krankheiten zurückgehen, nehmen chronische und degenerative Krankheiten zu. Dies kommt zum einen durch den Fortschritt der Medizin, die akute Krankheiten sehr gut behandeln kann, zum anderen wird die Bevölkerung im Durchschnitt immer **älter**, was **chronische** und **degenerative Krankheiten** sowie eine Abnahme der **funktionellen Reservekapazität** mit sich bringt. Dabei ist die gesundheitliche Situation im Alter mit starken **interindividuellen Schwankungen** verbunden.

Die Todesursachen haben sich in den letzten 100 Jahren stark verändert. Heutzutage sterben bei uns etwa 33 % der Menschen an Herz-Kreislauf-Erkrankungen, Herzinfarkten und Schlaganfällen, gefolgt von bösartigen Tumoren mit etwa 20 %. Anfang des 20. Jahrhunderts dagegen starben die meisten Menschen an Infektionskrankheiten. Heute liegt dieser Anteil in den Industrieländern bei etwa 10 %. Die Todesursachen in den Ländern der Dritten Welt zeigen dagegen große Ähnlichkeit mit den Industrienationen im letzten Jahrhundert. Hier überwiegen Infektionskrankheiten, während Herz-Kreislauf-Erkrankungen und Krebs eine verhältnismäßig geringe Rolle spielen.

Für den **Rückgang** der **Sterblichkeit an Infektionskrankheiten** von 1850 bis etwa 1930 sind verantwortlich:

- verbesserte **Ernährung**,
- verbesserte öffentliche **Hygiene** und Trinkwasserhygiene und
- eine verbesserte **Schulbildung**.

LERNTIPP !

Eine verbesserte medizinische Situation mit besseren Medikamenten (Antibiotika!) waren hier **noch nicht** verantwortlich für den Rückgang der Infektionskrankheiten. Penicillin wurde erst 1928 von Alexander Fleming entdeckt!

▸**Multimorbidität.** Alte Menschen leiden außerdem häufig unter mehreren Krankheiten gleichzeitig, die behandelt werden müssen.

Von **Komorbidität** spricht man, wenn mit einer Erkrankung noch eine oder mehrere andere Erkrankungen weitgehend oder völlig unabhängig voneinander einhergehen.

Dennoch sinkt der Anteil chronisch behinderter Menschen, die über 65 Jahre alt sind, an der Gesamtbevölkerung seit einigen Jahren kontinuierlich. Es steigt also nicht nur die Lebenserwartung, sondern auch die behinderungsfreie Lebenszeit. Dieses Phänomen nennt man **Kompression der Morbidität**. Eine wichtige Ursache für diese Kompression ist ein verbessertes Gesundheitsverhalten.

▸**Verändertes Zeitmuster des Familienzyklus.** Generell lässt sich sagen, dass sich aufgrund der längeren Ausbildung der Frauen die gesamte Familienplanung weiter nach hinten verschiebt. Durch eine verlängerte Ausbildungsphase – auch bei den Frauen – heiraten die Menschen später. Folglich werden erst später Kinder geboren, und die Frauen sind in der Ehe nicht mehr so lange fruchtbar wie früher. Dagegen dauert die **Spätphase**, die Zeit nach dem Aufziehen der Kinder, länger als früher.

▸**Auswirkungen veränderter Familienstrukturen auf das Gesundheitssystem.** Bereits im 19. Jahrhundert stellten Soziologen das sog. Kontraktionsgesetz auf, das besagt, dass der gesellschaftliche Entwicklungsprozess zu immer kleineren Familien führt, und die Solidarität zwischen Menschen sich somit auf immer kleinere Kreise bezieht. Ein Grund dafür ist, dass der Staat immer mehr soziale Sicherungsaufgaben übernimmt. Damit übernimmt er viele Aufgaben, die früher die Kernfamilie innehatte. Heutzutage übernimmt die **Kernfamilie** als soziale Institution folgende Aufgaben:

- Fürsorge in Krisensituationen,
- Erziehung und Sozialisation,
- Gewährleistung dauerhafter, emotional wertvoller sozialer Bindungen,
- Weitergabe (Vererbung) von Eigentum.

Dadurch, dass die Familien kleiner werden und weniger Generationen unter einem Dach leben, ergeben sich auch Veränderungen für die Medizin. Die Versorgung von Kranken und alten Menschen, die früher von der Familie übernommen wurde, liegt heute bei der Medizin.

FAZIT – DAS MÜSSEN SIE WISSEN ✘

- ! Die Bevölkerung wird im Durchschnitt immer **älter**, was **chronische** und **degenerative Krankheiten** sowie eine Abnahme der **funktionellen Reservekapazität** mit sich bringt. Die gesundheitliche Situation im Alter unterliegt starken **interindividuellen Schwankungen**.
- ! Für den **Rückgang** der Sterblichkeit an **Infektionskrankheiten** von 1850 bis etwa 1930 sind verantwortlich:
  - verbesserte **Ernährung**,

- verbesserte öffentliche **Hygiene** und Trinkwasserhygiene und
- eine verbesserte **Schulbildung**.
- **!! Multimorbidität:** Gleichzeitiges Vorliegen von mehreren, behandlungsbedürftigen Erkrankungen.
- **!! Komorbidität:** Mit einer Erkrankung gehen noch eine oder mehrere andere Erkrankungen weitgehend oder völlig unabhängig voneinander einher.
- **!! Kompression der Morbidität:** Absinken des Anteils chronisch behinderter Menschen, die über 65 Jahre alt sind, an der Gesamtbevölkerung. Lebenserwartung und behinderungsfreie Lebenszeit steigen an. Ein Grund dafür ist das bessere Gesundheitsverhalten der Bevölkerung.
- **!** Die **häufigste Todesursache** in Deutschland sind Erkrankungen des Herz-Kreislauf-Systems.

3.6.2 Sozialstrukturelle Determinanten des Lebenslaufs

Soziostrukturelle Faktoren

Dies sind alle Elemente, die den Aufbau einer Gesellschaft betreffen. Eine Gesellschaft stellt ihren Mitgliedern bestimmte **Möglichkeiten zur Lebensgestaltung** (Handlungsoptionen) zur Verfügung. Die Summe dieser Chancen nennt man **Opportunitätsstruktur**. Sie beeinflusst **Gesundheit** und **Wohlbefinden** und das Ausmaß, in dem eigene **Lebensziele** erreicht werden.

▸ **Die soziale Schicht.** In Deutschland hat sich immer wieder gezeigt, dass sich Angehörige der verschiedenen sozialen Schichten in ihrem Krankheits- und Gesundheitsverhalten unterscheiden.

Mitglieder **unterer sozialer Schichten** zeigen mehr gesundheitsgefährdendes und weniger gesundheitserhaltendes Verhalten (z. B. eine schlechtere medizinische Aufklärung, seltenere Inanspruchnahme von Vorsorgeuntersuchungen, eine andere **Krankheitseinstellung**, mangelhaftes Ernährungsbewusstsein mit höherem Körpergewicht und andere ungünstige Lebensgewohnheiten). In den oberen, gebildeteren Schichten ist es genau umgekehrt. Dieser Erklärungsansatz wird als **soziale Verursachungshypothese** (auch soziogene Hypothese) bezeichnet.

APROPOS
Bildung ist eine Variable, die den Lebensstil sehr prägt und daher eng mit gesundheitsrelevantem Verhalten verknüpft ist. So suchen Mitglieder unterer Schichten weniger ärztliche Hilfe auf, befolgen die Anweisungen zur Therapie nicht so strikt und kooperieren nicht so gut mit dem behandelnden Arzt wie Mitglieder der oberen Schichten. Diese Faktoren erklären zum Teil höhere Auftretenswahrscheinlichkeit von Krankheiten in den unteren Schichten.

In vielen Untersuchungen konnte ein eindeutiger Zusammenhang zwischen Schichtzugehörigkeit, Krankheit (Morbidität) und Todesursachen festgestellt werden. Somit weist das Merkmal Gesundheit einen **sozialen Gradienten** auf. Die **Lebenserwartung** ist in der Oberschicht am höchsten und nimmt von Schicht zu Schicht immer weiter ab. Der Unterschied schwankt zwischen 3 und 10 Jahren. Das **Einkommen** weist den stärksten statistischen Zusammenhang als **Einflussgröße auf Gesundheit/Krankheit** auf (im Vergleich Sozialprestige, Vermögen, Wohnlage und zugeschriebener Status). Gesundheitliche Risiken variieren aber auch mit der **beruflichen Position**, **Angelernte** sind z. B. gesundheitlich stärker belastet als höher qualifizierte Arbeitnehmer.

Ein weiterer Grund – neben den oben erwähnten gesundheitsschädlichen Verhaltensweisen – sind auch **psychosoziale Belastungen**. Dies sind Stress am Arbeitsplatz, aber auch im Privatleben.

An folgenden **Krankheiten** leiden verhältnismäßig mehr Menschen aus den **unteren Schichten**: Koronare Herzerkrankung, Herzinfarkt (bei Männern), Bronchialkarzinom, Diabetes mellitus, Schlaganfall, Herzinsuffizienz, Asthma bronchiale, Karies und Aids. Man findet in unteren Schichten insgesamt eine **geringere Lebenserwartung,** und auch bei einigen **psychischen Störungen** wie Depressionen (bei Frauen), Substanzmissbrauch und Schizophrenie ist die Prävalenz in den unteren Schichten höher. In den unteren sozialen Schichten sterben außerdem mehr Menschen an Unfällen als in der Oberschicht.

In sozial **höheren Schichten** finden sich hingegen im Vergleich zu den unteren Schichten häufiger Allergien und Neurodermitis.

Auch die **Krankheits-Risiko-Faktoren** sind ungleich verteilt. In den unteren Schichten gibt es mehr Risikofaktoren. Daher ist ein Mensch, der in den unteren sozialen Schichten lebt, von vornherein einem höheren Krankheitsrisiko ausgesetzt.

Einen umgekehrten Ansatz stellt die **soziale Drifthypothese** (Selektionshypothese) dar. Ihr zufolge führt die Krankheit zu einem **sozialen Abstieg**. Die Drift-Hypothese trägt jedoch weniger zur Erklärung des sozialen Gradienten bei als die These der sozialen Verursachung.

APROPOS
Nicht bei allen psychischen und physischen Krankheiten sind Angehörige unterer sozialer Schichten häufiger betroffen als Mittel- und Oberschichtangehörige. Ein Gegenbeispiel ist die **Anorexia nervosa** (Magersucht), an der überproportional viele Mädchen und Frauen aus höheren Schichten, oft Gymnasiastinnen oder Studentinnen, leiden. Dagegen findet sich bei der Bulimia nervosa, einer Essstörung, die mit Fressanfällen und darauf folgendem Erbrechen der Nahrung einhergeht, keinerlei Schichtgradient.

▸ **Lebensstil.** Hierbei handelt es sich um sozial gruppierte **Verhaltensmuster** von Individuen, die täglich zum Tragen kommen. Sie dienen der **sozialen Abgrenzung** und der **Identitätsbildung**. In modernen Gesellschaften werden die Lebensstile immer individueller und vielfältiger. Die Ausprägung eines **gesundheitsförderlichen** Lebensstils ist vor allem von der **Bildung** abhängig.

▸ **Erwerbstätigkeit.** Studien konnten mehrfach zeigen, dass **Arbeitslosigkeit** einen negativen Einfluss auf die physische und psychische Gesundheit hat.

Doch auch bestimmte **berufliche Faktoren** sowohl physischer Art (z. B. Schicht- und Schwerstarbeit) als auch psychischer Art (z. B. hohe Verantwortung, geringe Kontrolle, hoher Zeitdruck, Unsicherheit über den Arbeitsplatz) wirken sich negativ auf die Gesundheit aus.

Am stärksten wirkt sich die **berufliche Autonomie**, die meist sehr **schichtabhängig** ist, auf die Gesundheit und das außerberufliche Leben aus. Ebenfalls wichtig, aber weniger schichtabhängig sind **Arbeitsbelastung** oder **Konflikte** mit Untergebenen oder Vorgesetzten.

FAZIT – DAS MÜSSEN SIE WISSEN

- **!! Opportunitätsstruktur:** Summe der Chancen und Möglichkeiten (Handlungsoptionen), die eine Gesellschaft ihren Mitgliedern zur Verfügung stellt. Sie beeinflusst **Gesundheit** und **Wohlbefinden** und das Ausmaß, in dem eigene **Lebensziele** erreicht werden.

- !! **Soziale Verursacherhypothese (soziogene Hypothese):** Mitglieder unterer sozialer Schichten zeigen mehr gesundheitsgefährdendes und weniger gesundheitserhaltendes Verhalten, eine andere Krankheitseinstellung, mangelhaftes Ernährungsbewusstsein mit höherem Körpergewicht und andere ungünstige Lebensgewohnheiten.
- !! An folgenden **Krankheiten** leiden verhältnismäßig mehr Menschen aus den unteren Schichten: koronare Herzerkrankung, Herzinfarkt (bei Männern), Karies, Bronchialkarzinom, Diabetes mellitus, Schlaganfall, Herzinsuffizienz, Asthma bronchiale, Aids, einige psychische Störungen wie Depressionen (bei Frauen), Substanzmissbrauch und Schizophrenie.
- !!! In sozial **höheren Schichten** finden sich häufiger Allergien und Neurodermitis.
- !!! **Soziale Drifthypothese (Selektionshypothese):** Krankheit führt zu einem **sozialen Abstieg**. Die Drift-Hypothese trägt weniger zur Erklärung des sozialen Gradienten bei als die These der sozialen Verursachung.
- ! **Lebensstile**: Sozial gruppierte **Verhaltensmuster** von Individuen, die täglich zum Tragen kommen. Sie dienen der sozialen Abgrenzung und der Identitätsbildung. In modernen Gesellschaften werden die Lebensstile immer individueller und vielfältiger. Die Ausprägung eines **gesundheitsförderlichen Lebensstils** ist vor allem von der **Bildung** abhängig.

Soziale Differenzierung

Eine Gesellschaft lässt sich in verschiedene Klassen oder Schichten unterteilen. Angehörige einer sozialen Schicht weisen Gemeinsamkeiten in Bezug auf Lebensstandard, Chancen und Risiken, soziales Ansehen, Privilegien oder Diskriminierungen auf.

▸**Klassenbegriff bei Karl Marx.** Als Kriterium für die Zugehörigkeit zu einer Klasse verwendete **Marx** den Besitz oder **Zugang zu Produktionsmitteln**. Demnach steht die **besitzlose Arbeiterklasse** (das Proletariat) den **Privatbesitzern** (Bourgeoisie) gegenüber, die über die Produktionsmittel verfügen. Die Aufteilung in Klassen ist nach Marx nur eine Entwicklungsstufe. Die Gesellschaft kann nur weiter bestehen, wenn die Bourgeoisie ihre Privilegien aufgibt, sodass alle Güter und somit alle Chancen und Risiken gleichmäßig verteilt sind.

Wird eine gesellschaftliche Gruppe im Vergleich zu anderen Gruppen, bezogen auf Güter und Dienstleistungen, deutlich **benachteiligt**, nennt man das **strukturelle** (absolute) **Deprivation**.

Von **relativer Deprivation** spricht man dann, wenn eine Benachteiligung erst im Vergleich mit anderen feststellt wird (**subjektiv** empfundenes Missverhältnis).

▸**Klassenbegriff bei Max Weber.** Nach Weber ist eine Klasse eine Gruppe von Menschen, die sich in derselben Klassenlage befinden. Sie beschreibt die Möglichkeit des einzelnen Individuums, aufgrund seiner Verfügungsgewalt über Güter und Qualifikationen unter gegebenen wirtschaftlichen Bedingungen Einkommen oder Einkünfte zu erzielen.

Nach Weber gibt es:

- Die **Besitzklasse**: Hier wird das Leben aus dem Eigentum der Menschen sichergestellt.
- Die **Erwerbsklasse**: Angehörige dieser Klasse sind abhängig von Lohn und Arbeit.
- **Soziale Klassen**: Diese beschreiben die Gesamtheit ähnlicher Lebenslagen von Individuen.

Weber führte auch den Begriff **Status** ein. Hiermit sind die Unterschiede hinsichtlich des Ansehens sozialer Gruppen gemeint, das sie bei anderen Gruppen genießen.

Die neue soziale Ungleichheit

Unter „neuer sozialer Ungleichheit" wird die Ungleichheit zwischen Geschlechtern, zwischen Regionen und die Disparitäten zwischen ethnischen Gruppen verstanden. Diese Unterschiede sind nicht im eigentlichen Sinne des Wortes „neu", doch heute ist das Verständnis für diese Probleme gewachsen. Ungleichheiten, die allein auf angeborene Merkmale zurückgehen, werden gesellschaftlich weniger toleriert.

Die **Einkommen** sind in den meisten Ländern, so auch in Deutschland, nicht gleich verteilt. Die mittleren Einkommen gehen immer weiter auseinander, sodass zu Beginn dieses Jahrtausends etwa in Deutschland das oberste Fünftel der Bevölkerung über fast die Hälfte des Nettovermögens verfügte. Das Auseinanderklaffen des mittleren Einkommens wird mit dem Begriff der **Einkommensdisparität** beschrieben. In Deutschland leben ca. 15 % aller Menschen unter der Armutsgrenze.

Soziale Struktur der Bundesrepublik Deutschland nach Bolte

Bolte publizierte ein zwiebelförmiges Modell sozialer Schichten. Die Schichten unterscheiden sich anhand des sozialen Status. Mit dem sozialen Status wird die Position beschrieben, die ein Mensch innerhalb einer Gesellschaft einnimmt. Man unterscheidet dabei zwischen einem zugeschriebenen und einem erworbenen Status. Einen **zugeschriebenen Status** hat ein Individuum unabhängig von seiner Qualifikation oder Leistung. So kann z. B. jemand einen hohen Status haben aufgrund seiner sozialen Herkunft. Beim **erworbenen Status** geht es um eine Position, die durch eigene Leistung, z. B. im Beruf oder Sport, erreicht wurde. Von **Statusverlust** spricht man, wenn jemand seinen Job verliert oder z. B. in seinem Beruf herabgesetzt wird und weniger anspruchsvolle Aufgaben übernehmen muss.

Bolte ermittelte den sozialen Status anhand eines Indexes aus Einkommen, Beruf und Ausbildung (meritokratische Triade). Die Übergänge an den Rändern der Schichten sind fließend und nicht klar abgrenzbar.

Die gemessen am Einkommen anteilsmäßig am stärksten besetzten Schichten sind der prekäre Wohlstand sowie untere bis mittlere Einkommenslagen (**Tab. 3.7**). 2009 befanden sich in diesen Bereichen etwa 50 % der Bevölkerung.

Tab. 3.7 Schichten der Gesellschaft nach Einkommen im Jahr 2009 (Quelle: Statistisches Bundesamt, 2011).

Schicht	Anteil an der Bevölkerung
höherer Wohlstand (> 200 %)*	4,7 %
relativer Wohlstand (150–200 %)	7,9 %
gehobene Einkommenslage (125–150 %)	10,0 %
mittlere bis gehobene Einkommenslage (100–125 %)	17,3 %
untere bis mittlere Einkommenslage (75–100 %)	25,3 %
prekärer Wohlstand (50–75 %)	24,4 %
relative Armut (< 50 %)	10,4 %

* In Klammern vermerkt ist die relative Höhe des Einkommens; 100 % = Durchschnittseinkommen

Schichtindizes

Eine **zusammenfassende Größe**, die aus zwei oder mehr quantitativ erfassten Merkmalen anhand einer spezifischen Rechenvorschrift (z.B. mit Aufsummieren mithilfe der Likert-Skala) gebildet wird, nennt man **Index**!

▸**Multipler Schichtindex.** Mit einem Schichtindex werden die Unterschiede zwischen sozialen Gruppen dargestellt. Es werden Merkmale dokumentiert, die bei Menschen derselben Schicht ähnlich sind, sich aber bei Menschen verschiedener Schichten unterscheiden. Werden zur Kategorisierung **mehrere Statusmerkmale** herangezogen, so kann eine Person unterschiedlich eingeordnet werden. Dies wird durch den **multiplen Schichtindex** abgebildet.

▸**Statuskonsistenz und Statusinkonsistenz.** Werden zur Bestimmung sozialer Unterschiede mehrere Statusmerkmale zugrunde gelegt, so kann es zu **unterschiedlichen Einstufungen** ein und derselben Person kommen. In diesem Fall spricht man von **Statusinkonsistenz**. Ist die Einstufung **bei allen Merkmalen gleich**, liegt eine **Statuskonsistenz** (oder **Statuskristallisation**) vor.

> **APROPOS**
> **Beispiel für Statusinkonsistenz.** Ein studierter Manager, der mehrere Jahre erfolgreich in seinem Job gearbeitet hat, arbeitet nach Jobverlust nun am Empfang eines Hotels. Aufgrund seines Bildungsabschlusses würde er in die höchste Kategorie, bezüglich seines Einkommens jedoch wahrscheinlich sehr viel niedriger eingestuft werden.

Soziale Mobilität

Mit **sozialer Mobilität** wird der soziale Auf- und Abstieg, also die soziale Positionsveränderung eines einzelnen Menschen bezeichnet. Sie verläuft vertikal (s. o.).

Soziale Abwärtsmobilität beschreibt dabei den **sozialen Abstieg**: z.B. wenn ein Abteilungsleiter nach Krankheit in einer niedrigeren Position mit geringerem Gehalt in seiner Firma eingesetzt wird.

Je **höher die soziale Mobilität**, desto **offener** ist die Gesellschaft, denn es ist den Menschen möglich, ihre Position zu verändern. In der Mittelschicht ist die soziale Mobilität höher als in der Unterschicht. **Ständische Gesellschaften** zeigen gegenüber modernen Gesellschaften eine geringere soziale Mobilität. Betrachtet man die Mobilität über die Zeit hinweg, so gibt es zwei Unterteilungen.

- **Intragenerationenmobilität** bezeichnet den Positionswechsel innerhalb derselben Generation, also im Verlauf der Biografie eines Einzelnen, z.B. wenn ein ehemaliger Krankenpfleger noch Medizin studiert und sich später als Internist niederlässt.
- **Intergenerationsmobilität** steht für Ab- oder Aufstiegsprozesse zwischen mehreren Generationen.

Von **horizontaler Mobilität** spricht man, wenn sich der Beruf eines Menschen, nicht aber der damit verbundene soziale Status ändert.

> **LERNTIPP** !
> **Achtung!** Horizontale Mobilität nennt man auch einen Aufenthaltswechsel (S. 53)! Dieser ist ebenfalls prüfungsrelevant.

Eine **relative soziale Benachteiligung** erfährt jemand, der im Vergleich zum durchschnittlichen Versorgungsniveau hinsichtlich bestimmter Kriterien, wie z.B. finanzielle Situation, schlechter versorgt ist und dadurch an gesellschaftlichen Aktivitäten nur eingeschränkt teilhaben kann.

Veränderung der Erwerbsstruktur

Die wirtschaftliche Struktur stellt einen wesentlichen Faktor im Wandel der Gesellschaft dar. Sie lässt sich in verschiedene Erwerbssektoren unterteilen. **Fourastié** (1954) unterteilte die Wirtschaft in drei Sektoren:

- Der **primäre Sektor** besteht in der Landwirtschaft und dient der Nahrungssicherung.
- Der **sekundäre Sektor** besteht in der **industriellen** und **gewerblichen Produktion.**
- Im **tertiären Sektor** sind alle Dienstleistungen angesiedelt.

Aus dieser Aufteilung lassen sich folgende **Hypothesen** ableiten: Je mehr ein Sektor **technisiert** werden kann, desto **geringer** wird der notwendige **Personalbedarf**. Für den primären und sekundären Sektor ist eine Technisierung im großen Ausmaß möglich, nicht aber für den tertiären. Also nimmt nur im tertiären Sektor der Anteil an Personal zu, in den anderen beiden ab. Diese Hypothesen wurden in den Industrieländern bestätigt.

> **APROPOS**
> Mit dem Beginn der Industrialisierung verschob sich die Erwerbstätigkeit vom Land, der Landwirtschaft, in die Stadt. Dies war in Europa bereits im 19. Jahrhundert der Fall. Aber auch die Landwirtschaft wurde immer mehr technisiert, sodass hier ebenfalls Personal eingespart, aber trotzdem mehr Ertrag erwirtschaftet werden konnte (siehe oben).
> Unsere Gesellschaft entwickelt sich von einer Industrie- zu einer Informationsgesellschaft. Der Verkauf von Wissen und Information bekommt einen immer höheren Stellenwert.

In Deutschland sind zwischen 6 und 7 Prozent der erwerbsfähigen Menschen arbeitslos und **ohne Einkommen**. Zur Sicherung des Lebensunterhalts beziehen diese Menschen staatliche Leistungen, ein sog. Transfereinkommen. Unter **Transfereinkommen** versteht man ein gesetzlich geregeltes **Einkommen aus öffentlichen Mitteln**, für das keine ökonomische Gegenleistung erbracht wird. Zum Transfereinkommen der privaten Haushalte gehören das **Arbeitslosengeld II** (Alg II, Hartz 4) für erwerbslose, Sozialhilfe für erwerbsunfähige Personen, Renten, Pensionen und das Kindergeld.

> **FAZIT – DAS MÜSSEN SIE WISSEN** ✗
> - !! Als Kriterium für die Zugehörigkeit zu einer **Klasse** verwendete Marx den Besitz oder **Zugang zu Produktionsmitteln**.
> - !!! **Strukturelle (absolute) Deprivation:** Eine gesellschaftliche Gruppe wird im Vergleich zu anderen Gruppen, bezogen auf Güter und Dienstleistungen, deutlich benachteiligt.
> - ! **Relative Deprivation:** Subjektiv empfundene Benachteiligung, die man erst im Vergleich mit anderen wahrnimmt.
> - ! **Statusverlust:** Jobverlust oder z.B. Herabsetzung im Beruf mit weniger anspruchsvollen Aufgaben.
> - ! **Index:** Zusammenfassende Größe, die aus zwei oder mehr quantitativ erfassten Merkmalen anhand einer spezifischen Rechenvorschrift gebildet wird.
> - ! **Schichtindex:** Erfasst Merkmale, die bei Menschen einer Schicht gleich sind, sich aber bei Menschen aus verschiedenen Schichten unterscheiden.

LERNPAKET 2

- **! Statusinkonsistenz:** Werden zur Bestimmung sozialer Unterschiede **mehrere Statusmerkmale** zugrunde gelegt, so kann es zu **unterschiedlichen Einstufungen** ein und derselben Person kommen.
- **!!! Statuskonsistenz (Statuskristallisation): Gleichartige Einstufung** bei allen Merkmalen.
- **! Soziale Mobilität:** Sozialer Auf- und Abstieg eines einzelnen Menschen, verläuft vertikal.
- **! Ständische Gesellschaften** zeigen gegenüber **modernen Gesellschaften** eine geringere soziale Mobilität.
- **!! Intragenerationenmobilität:** Positionswechsel innerhalb derselben Generation, also im Verlauf der Biografie eines Einzelnen.
- **!! Intergenerationsmobilität:** Ab- oder Aufstiegsprozesse zwischen mehreren Generationen.
- **! Horizontale Mobilität:** Veränderung des Berufs, nicht aber des sozialen Status.
- **! Fourastié** (1954) unterteilte die **Wirtschaft** in **3 Sektoren:**
  - **Primärer Sektor:** Landwirtschaft.
  - **Sekundärer Sektor:** industrielle und gewerbliche Produktion.
  - **Tertiärer Sektor:** Dienstleistungen.
- **!** Je mehr ein Sektor **technisiert** werden kann, desto **geringer** wird der notwendige **Personalbedarf**.
- **! Transfereinkommen:** Gesetzlich geregeltes **Einkommen aus öffentlichen Mitteln**, z. B. Hartz 4 (ALG II) für Arbeitslose.

GESCHAFFT ✓

Sie haben nun schon über die Hälfte des Fachs Psychologie/Soziologie geschafft. Sehr gut! Nach den Daten und Fakten der Soziologie wird es nun auch endlich richtig anschaulich. Im folgenden Abschnitt „Ärztliches Handeln" erfahren Sie, wie Sie später in Ihrem Alltag als Ärztin oder Arzt von den Kenntnissen der Psychologie und Soziologie ganz konkret profitieren können.

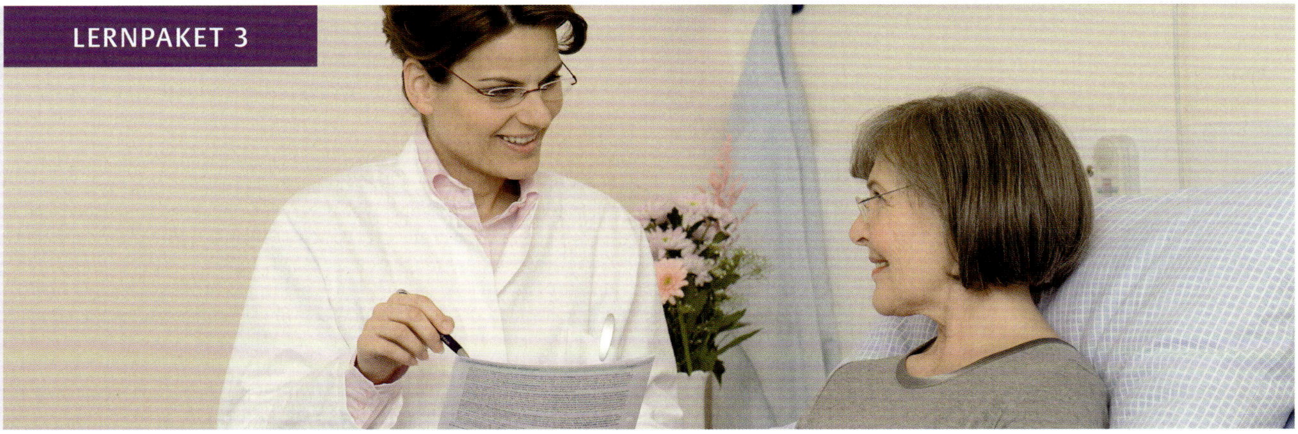

Thomas Möller

4 Ärztliches Handeln

4.1 Arztrolle

4.1.1 Ärztliche Berufstätigkeit

Die **Professionalisierung** einer Berufsgruppe beinhaltet u. a. ein **Expertenwissen**. Der Ausübende muss in seinem Beruf kompetent sein. Dies ist beim Arztberuf durch eine **akademische Ausbildung** und eine spätere **Differenzierung** (mit zunehmender **fachlicher Spezialisierung**) zu Fachärzten gewährleistet. Zur Professionalisierung gehört weiterhin ein **monopolartiges** Leistungsangebot. Dies ist für den Arztberuf gegeben. Es gibt keine echte Konkurrenz. Auch die berufliche **Autonomie** und die **kollegiale Eigenkontrolle** (Peer-Review) sind gegeben. Somit sind alle Merkmale einer Profession erfüllt.

In den letzten Jahren wird das Leistungsmonopol, das früher auch durch den Staat geschützt wurde, immer mehr aufgeweicht. Dieses Aufweichen der Charakteristika, die eine Profession kennzeichnen, wird **De-** oder **Entprofessionalisierung** genannt. Hierzu trägt die verbesserte **Zugänglichkeit medizinischer Information** bei, da sie die soziale Distanz zwischen Arzt und Patient abbaut, aber auch die Zunahme der **öffentlichen Kontrolle** spielt eine Rolle.

Die Titel Ärztin und Arzt sind geschützte Berufsbezeichnungen, die nur die Personen tragen dürfen, die die staatliche Zulassung zur Ausübung des Arztberufes entsprechend der Berufsordnung für Ärzte (**Bundesärzteordnung**, BÄO) und der **Approbationsordnung** für Ärzte (AppOÄ) erhalten haben.

▸**Ärztekammer.** Die Ärztekammer ist die Berufsorganisation der Ärzte. Für jedes Bundesland gibt es in der Regel eine **Landesärztekammer**. Zu ihren Aufgaben gehören:

- **Überwachung** der ärztlichen **Berufspflichten**,
- Einleitung von **Sanktionsmaßnahmen** bei Verstößen gegen das Berufsrecht,
- Festlegung geregelter Normen für die Berufsausübung (**Berufsordnung für Ärzte**),
- politische Mitwirkung im Gesundheitswesen,
- Vertreten der Berufsinteressen der Ärzte.

Die Regelungen für die Berufsausübung betreffen zum Beispiel die Fort- und Weiterbildung durch eine **Weiterbildungsordnung**. Auch die **Schweigepflicht** und die **Aufklärungspflicht** sind in der Bundesärzteordnung BÄO und in den Berufsordnungen für Ärzte der Landesärztekammern festgehalten.

▸**Die kassenärztliche Vereinigung.** Auf Bundesebene ist sie zur kassenärztlichen Bundesvereinigung (KBV) zusammengeschlossen. Die **Aufgaben der kassenärztlichen Vereinigung** sind:

- Sicherstellung der flächendeckenden ambulanten medizinischen Versorgung der Sozialversicherten durch Vertragsärzte (= **Sicherstellungsauftrag**),
- die sachgerechte Planung und Verteilung der **Vertragsarztsitze**,
- die **Überwachung** von Pflichten der Vertragsärzte (z. B. Wirtschaftlichkeitsprüfungen),
- Abschluss von Verträgen mit den Krankenkassen,
- Verteilung der Gesamtvergütung unter die Kassenärzte.
- Die kassenärztliche Vereinigung nimmt außerdem die **Rechte der Vertragsärzte** gegenüber den **Kassen** wahr.

FAZIT – DAS MÜSSEN SIE WISSEN

- **!!!** Die **Professionalisierung** eines Berufes beinhaltet u. a.:
  - **Expertenwissen** und **Kompetenz:** Beim Arztberuf wird dies durch eine **akademische Ausbildung** und eine spätere **Differenzierung** (mit zunehmender **fachlicher Spezialisierung**) zu Fachärzten gewährleistet.
  - **Monopolartiges Leistungsangebot**
  - **Autonomie** und die **kollegiale Eigenkontrolle** (Peer-Review).
- **!! De-/Entprofessionalisierung:** Aufweichen der Charakteristika, die eine Profession kennzeichnen, durch
  - verbesserte **Zugänglichkeit medizinischer Information**, da sie die soziale Distanz zwischen Arzt und Patient abbaut,
  - Zunahme der **öffentlichen Kontrolle**.
- **! Ärztekammer:** Für jedes Bundesland gibt es in der Regel eine **Landesärztekammer**. Zu ihren Aufgaben gehören:
  - **Überwachung** der ärztlichen **Berufspflichten** und Einleitung von **Sanktionsmaßnahmen** bei Verstößen gegen das Berufsrecht,
  - Festlegung geregelter Normen für die Berufsausübung (**Berufsordnung für Ärzte**), betrifft z. B. auch die Fort- und Weiterbildung durch eine **Weiterbildungsordnung**,
  - politisches Mitwirken im Gesundheitswesen,
  - Vertreten der Berufsinteressen der Ärzte.
- **!! Aufgaben der kassenärztliche Vereinigung:**
  - Sicherstellung der flächendeckenden **ambulanten medizinischen Versorgung** der Sozialversicherten durch Vertragsärzte (= **Sicherstellungsauftrag**),
  - die sachgerechte Planung und **Verteilung der Vertragsarztsitze**,
  - die **Überwachung von Pflichten** der Vertragsärzte (z. B. Wirtschaftlichkeitsprüfungen),
  - Abschluss von Verträgen mit den Krankenkassen,
  - Verteilung der Gesamtvergütung unter die Kassenärzte,
  - Wahrnehmung der **Rechte der Vertragsärzte** gegenüber den **Kassen**.

4.1.2 Ethik ärztlichen Handelns

Die ethischen Richtlinien des ärztlichen Handelns führen zu Normen. Wenn jemand die Arztrolle übernimmt, so wird auch erwartet, dass er die Normvorstellungen übernimmt, die dieser Rolle zugeschrieben werden. Diese Normen sind im **Genfer Ärztegelöbnis** (1948) niedergeschrieben.

APROPOS

Das Gelöbnis lehnt sich an den **Hippokratischen Eid** an, seine Forderungen sind in der Berufsordnung wiederzufinden:
„Bei meiner Aufnahme in den ärztlichen Berufsstand gelobe ich feierlich, mein Leben in den Dienst der Menschlichkeit zu stellen. Ich werde meinen Beruf mit Gewissenhaftigkeit und Würde ausüben. Die Erhaltung und Wiederherstellung der Gesundheit meiner Patienten soll oberstes Gebot meines Handelns sein. Ich werde alle mir anvertrauten Geheimnisse wahren. Ich werde mit allen meinen Kräften die Ehre und die edle Überlieferung des ärztlichen Berufes aufrechterhalten und mich in meinen ärztlichen Pflichten nicht durch Religion, Nationalität, Rasse, Parteipolitik oder soziale Stellung beeinflussen lassen. Ich werde jedem Menschenleben von der Empfängnis an Ehrfurcht entgegenbringen und selbst unter Bedrohung meine ärztliche Kunst nicht in Widerspruch zu den Geboten der Menschlichkeit anwenden. Ich werde meinen Lehrern und Kollegen die schuldige Achtung erweisen. Dies alles verspreche ich feierlich auf meine Ehre."

Die Forderung, die Gesundheit zu erhalten oder wiederherzustellen, und die Forderung, jedem Menschenleben von der Empfängnis an Ehrfurcht entgegenzubringen, bringen **ethische Entscheidungskonflikte** mit sich. So ist es z. B. nicht immer einfach zu entscheiden, ob ein Schwangerschaftsabbruch gerechtfertigt ist, oder ob es im Sinne eines sterbenden Patienten ist, ihn an lebensverlängernde Geräte anzuschließen.

Die Verpflichtung des Arztes, einen Patienten nach bestem Wissen und Gewissen zu behandeln und ihm nach Möglichkeit keinen Schaden zuzufügen, folgt der ethischen Tradition der **Verantwortungsethik**.

Der **Utilitarismus** stellt eine ethische Denkweise dar, nach der eine Handlung aufgrund ihres Ergebnisses beurteilt wird. Es handelt sich also um eine Beurteilung nach der **Nützlichkeit**. Dem ethischen Utilitarismus zufolge ist therapeutisches Klonen z. B. dann sinnvoll, wenn dadurch neue Heilungschancen entstehen.

FAZIT – DAS MÜSSEN SIE WISSEN

- **! Utilitarismus:** Eine Handlung wird aufgrund ihres Ergebnisses, also nach der Nützlichkeit beurteilt. Dem zufolge ist therapeutisches Klonen z. B. dann sinnvoll, wenn dadurch neue Heilungschancen entstehen.

4.1.3 Kommunikation und Interaktion

Die Beziehung zwischen Arzt und Patient ist durch ihre Kommunikation und Interaktion gekennzeichnet. Die Kommunikation ist häufig der Grund für eine günstige oder eher ungünstige Beziehung. Daher ist es wichtig, die Grundprinzipien der Kommunikation zu verstehen.

Was ist Kommunikation?

Kommunikation besteht aus vier Elementen: dem **Sender**, der **Botschaft**, dem **Empfänger** und dem **Medium**. Der Sender möchte jemandem (Empfänger) eine Botschaft übermitteln. Dazu wählt er ein bestimmtes Medium (Stimme, Schrift etc.).

▸ Direkte und indirekte Kommunikation.

- Direkte Kommunikation: Der Inhalt der kommunizierten Absicht kann dem Hörer ganz klar gemacht werden, d. h. er muss die Botschaft nicht entschlüsseln.
- Indirekte Kommunikation: Die Botschaft muss erst entschlüsselt werden.

LERNPAKET 3

APROPOS
Wenn ich möchte, dass mein Gegenüber das Fenster zumacht, sage ich in direkter Kommunikation: „Schließe bitte das Fenster." Indirekte Kommunikation liegt vor, wenn ich sagen würde: „Es zieht."

▸**Funktionen der Kommunikation.** Wir kommunizieren häufig mit einer bestimmten Absicht. In der Arzt-Patient-Beziehung kann man folgende Absichten aus der Kommunikation herauslesen.

- **Beziehungsaufbau:** Es ist wichtig, eine vertrauensvolle positive Beziehung zueinander herzustellen.
- **Orientierung:** Die Absicht hier liegt in der Informationsbeschaffung. Was ist es für eine Krankheit, welche Symptome berichtet der Patient.
- **Informationsvermittlung:** Für die Arzt-Patient-Beziehung ist es ebenfalls sehr wichtig, dem Patienten möglichst viele Informationen zu geben.
- **Kooperation:** Die Kommunikation zwischen Arzt und Patient soll den Patienten auch zur Kooperation bei der Behandlung motivieren.

Strukturen der Kommunikation

▸**Symmetrische und asymmetrische Kommunikation.** Bei einer symmetrischen Kommunikation sind die Gesprächspartner gleichgestellt, z. B. bei einem Gespräch unter Kollegen. Bei einer asymmetrischen Kommunikation gibt es ein Machtgefälle innerhalb der Beziehung, z. B. Eltern zu Kindern, Lehrer zu Schülern.

Bei der Arzt-Patient-Kommunikation handelt es sich um eine asymmetrische Struktur, da das Expertenwissen dem Arzt eine Informationsmacht verleiht, die der Patient nicht hat.

▸**Vier Formen der Kontingenz.** Kontingenz bezeichnet das Ausmaß, in dem die Gesprächspartner in der Kommunikation ihren eigenen Verhaltensplänen folgen.

- Bei einer **wechselseitigen Kontingenz** gehen die Gesprächspartner sowohl auf ihre wie auch auf die Pläne des anderen ein.
- Bei einer **asymmetrischen Kontingenz** (**Verbalhandlung**) berücksichtigt einer der Gesprächspartner nur seine **eigenen Pläne** und geht nicht auf den anderen ein. Die asymmetrische Kontingenz ist bei einem direktiven Gesprächsstil vorhanden, bei dem einer dem anderen Anweisungen gibt.
- Bei einer **Pseudokontingenz** findet keine Interaktion statt. Die Gesprächspartner reden aneinander vorbei und tauschen Stellungnahmen aus. Jeder Gesprächspartner folgt nur seinen eigenen Verhaltensplänen.
- Bei der **reaktiven Kontingenz** gehen die Gesprächspartner so sehr auf den anderen ein, dass sie darüber ihren eigenen Verhaltensplan vergessen.

Unter dem Konzept „**high expressed emotion**" versteht man einen **überfürsorglichen Kommunikationsstil**, vor allem in Familien.

▸**Ausweichende Gesprächsstrategien.** In der Arzt-Patient-Beziehung kann es, gerade bei schwierigen Fällen, dazu kommen, dass der Arzt der Situation ausweichen möchte. Dies drückt sich durch eine bestimmte ausweichende **Gesprächsstrategie** aus:

- **Adressatenwechsel:** Der Patient fragt den Arzt etwas, aber der Arzt antwortet zum Pflegepersonal.
- **Beziehungskommentar:** Hierbei gibt der Arzt keine Antwort auf die gestellte Frage, sondern fragt den Patienten beispielsweise, warum er das wissen möchte, warum er nach so einer schweren Diagnose fragt usw.
- **Themenwechsel:** Der Arzt gibt keine Antwort, sondern wechselt zu einem anderen Gesprächsinhalt.
- **Mitteilung funktionaler Unsicherheit:** Der Arzt erklärt, dass dies nicht sein Fachgebiet sei.

▸**Kommunikation während der Visite.** Durch verschiedene Untersuchungen erhielt man folgende Erkenntnisse zum Kommunikationsverhalten während der klinischen Visite:

- Die durchschnittliche **Gesprächsdauer** pro Patient beträgt nur 3–4 Minuten,
- **Ärzte** und **Team** sprechen die meisten Sätze,
- der **Patient** stellt durchschnittlich **eine Frage** pro Visite,
- **Kommunikationsstörungen** ergeben sich häufig aus der Beteiligung **mehrerer Personen**,
- Patienten kritisieren am häufigsten eine **mangelnde Information und Kommunikation**.

FAZIT – DAS MÜSSEN SIE WISSEN

- **! High expressed emotion:** Überfürsorglicher Kommunikationsstil, vor allem in Familien.
- **!! Ausweichende Gesprächsstrategien:**
  - Adressatenwechsel,
  - Beziehungskommentar,
  - Themenwechsel,
  - Mitteilung funktionaler Unsicherheit.

Das Modell von Schulz von Thun

Friedemann Schulz von Thun unterteilt in den 70er Jahren die verbalen und nonverbalen Äußerungen eines Gesprächs in vier Ebenen:

- **Sachinhalt** (worüber ich informiere). Bezieht sich auf die reine Information, die der Gesprächspartner übermittelt, ohne jede Interpretation, also der nüchterne Text.
- **Selbstoffenbarung** (was ich von mir selbst kundgebe). Ein Patient, der zum wiederholten Mal nach Risiken über die bevorstehende Operation fragt, sagt möglicherweise damit auch aus, dass er sich fürchtet.
- **Beziehungsebene** (wie wir zueinander stehen). Beispielsweise wird bereits durch die Anrede „Sie" oder „Du" etwas über die Beziehung der Gesprächspartner ausgesagt.
- **Appellebene** (wozu ich dich veranlassen möchte). Hier wird direkt oder indirekt ein Befehl ausgesprochen.

LERNTIPP !

Das IMPP hat sich hierzu unterhaltsame Situationen ausgedacht: Ein Patient kommt in Ihre Praxis und erklärt Ihnen, dass es ihm immer noch schlecht gehe und er sich frage, ob er bei Ihnen richtig sei. Sie reagieren darauf, indem Sie die Botschaft auf der Beziehungsebene verstehen und fühlen sich angegriffen. Sie könnten die Botschaft hingegen auch so verstehen, dass der Patient lediglich auf sachlicher Ebene den Wechsel zu einem Facharzt anregen will.
In einem weiteren Beispiel fordert der Patient von der Chefärztin ein Antibiotikum. Diese fühlt sich angegriffen, da sie die Forderung auf der Beziehungsebene versteht, weil sie sich in ihrer Kompetenz von einem Laien angegriffen fühlt.

> **APROPOS**
> „Es zieht", ist auf der Sachebene eine reine Information, und kann auf der Appellebene bedeuten „Mach das Fenster zu!".

So wie der Sender, bildlich gesprochen, mit vier Mündern spricht, so hört der Hörer mit vier Ohren. Er kann das Gesagte also auf jeder der vier Ebenen interpretieren.

Arten der Gesprächsführung

▸ **Direktive Kommunikation.** Hier gibt einer der Gesprächspartner den Inhalt vor. Ist dies der Arzt, so spricht man auch von einer **arztzentrierten Interaktion**. Dieser Stil ist krankheitszentriert, weil es meist darum geht, die Diagnosen zu stellen oder zu festigen. Dieser Stil wird vom Arzt geleitet und ist häufig durch geschlossene Fragen bestimmt.

▸ **Nondirektive Kommunikation.** Sie wird auch als **klientenzentrierte Interaktion** (S. 73) bezeichnet. Dieser Stil ist durch die Vorgaben des Patienten bestimmt. Der Vorteil dieses Stils liegt im Aufbau der guten, vertrauensvollen Atmosphäre. Ebenso ist es viel wahrscheinlicher, dass der Patient persönliche Aspekte äußert, die für die Diagnose wichtig sind. Allerdings wird er auch nicht alle Informationen von sich aus an den Arzt geben, weil er gar nicht weiß, welche Informationen dieser benötigt. Ein Gespräch sollte also **beide Stile** beinhalten, d. h. so nondirektiv wie möglich und so direktiv wie nötig.

Problematische Interaktionsmuster

▸ **Übertragung und Gegenübertragung.** Der Patient überträgt seine Wünsche und Bedürfnisse, die er in der Kindheit bei seinen wichtigen Bezugspersonen gefühlt hat, auf den Behandelnden (**Übertragung**) und der Behandelnder seine Empfindungen aus früheren Beziehungen auf den Patienten (**Gegenübertragung**). Durch die Übertragung bzw. Gegenübertragung (S. 68) ist der behandelnde Arzt nicht mehr objektiv.

> **LERNTIPP** !
> Von einer **negativen Übertragung** spricht man z. B., wenn ein Patient, der früher von seinem Vater nicht ausreichend gelobt wurde, sich nun beim Arzt beschwert, weil dieser seine Compliance (S. 62) nicht genug honoriert.

▸ **Kollusion.** Zwei oder mehr Menschen **verstricken** sich wechselseitig in ihren **„neurotischen Mustern"**.

> **APROPOS**
> Mit **neurotischem Muster** sind unbewusste Verhaltensweisen gemeint, die meist durch Erlebnisse in der Kindheit geprägt sind. Sie bestimmen unser Verhalten, obwohl wir dies nicht bemerken. Bei einer Verstrickung von neurotischen Mustern könnte eine Frau, die sehr anlehnungsbedürftig ist, einen Partner suchen, der sehr stark und autonom ist. Im Laufe der Beziehung würden sich die Rollen immer mehr verfestigen, sodass beide die Rollen nicht mehr verlassen können. Dies wäre eine neurotische Verstrickung.

▸ **Iatrogene Fixierung.** Hier kommt es durch bestimmte Handlungen oder Einstellungen des Arztes zu einer unbewussten, übermäßig starken **Bindung des Patienten** an den Arzt. Durch **unangemessene** diagnostische oder therapeutische **Maßnahmen** kann es z. B. dazu kommen, dass ein Patient verstärkt davon überzeugt ist, an einer organischen Erkrankung zu leiden, obwohl dies nicht der Fall ist. Diese Überzeugung beruht dann auf einer iatrogenen Fixierung.

Verschiedene Gesprächsbedingungen: Setting

Allein aus Datenschutzgründen sind in der Medizin **Einzelgespräche** die häufigste Form der Arzt-Patient-Beziehung. **Gruppengespräche** sind nur sinnvoll bei Patientenschulungen oder Familiengesprächen. In beiden Fällen sollen mehrere Personen dieselben Informationen bekommen, sodass ein Gruppengespräch ökonomischer ist.

In einer **Familien- und Paartherapie** werden die Interaktionen zwischen den Familienmitgliedern analysiert und falls notwendig neue günstigere Interaktionen erarbeitet. In solchen Therapieansätzen wird davon ausgegangen, dass die psychischen Probleme aufgrund ungünstiger Beziehungen des Familien- bzw. Paarsystems zustande kommen.

In einer **Gruppentherapie** können Menschen mit ähnlichen Problemen behandelt werden. Sie können voneinander lernen, wenn eines der Gruppenmitglieder einen Fortschritt macht.

Bei einer **ambulanten Behandlung** ist die Interaktion zwischen Arzt und Patient eher symmetrisch, da der Patient zu Hause wohnt und über den Besuch sowie die ärztlichen Anweisungen selbst entscheiden kann.

Bei einer **stationären Versorgung** ist die Beziehung asymmetrisch, weil der Patient im viel größeren Maße vom Arzt abhängig ist. Die Patienten fallen dadurch möglicherweise mit ihrem Verhalten in eine Kinderrolle zurück, man spricht auch von **Regression** (S. 43). Beispielsweise kann es im Rahmen der Regression dazu kommen, dass ein 12-Jähriger am Ende eines längeren Klinikaufenthaltes wieder einnässt.

> **FAZIT – DAS MÜSSEN SIE WISSEN**
> - !!! Friedemann Schulz von Thun unterteilt die **verbalen** und **nonverbalen Äußerungen** eines Gesprächs in vier Ebenen:
>   - **Sachinhalt** (worüber ich informiere).
>   - **Selbstoffenbarung** (was ich von mir selbst kundgebe).
>   - **Appellebene** (wozu ich dich veranlassen möchte).
>   - **Beziehungsebene** (wie wir zueinander stehen).
> - !! **Übertragung:** Der Patient überträgt seine Wünsche und Bedürfnisse, die er in der Kindheit bei seinen wichtigen Bezugspersonen gefühlt hat, auf den Behandelnden.
> - !! **Gegenübertragung:** Der Behandelnde überträgt seine Empfindungen aus früheren Beziehungen auf den Patienten.
> - !! **Iatrogene Fixierung:** Unbewusste, übermäßig starke **Bindung des Patienten** an den Arzt. Durch **unangemessene** diagnostische oder therapeutische **Maßnahmen** durch den Arzt kann es z. B. dazu kommen, dass ein Patient verstärkt davon überzeugt ist, an einer organischen Erkrankung zu leiden, obwohl dies nicht der Fall ist.
> - ! Bei einer **stationären Behandlung** ist die Arzt-Patient-Beziehung eher **asymmetrisch**, da der Patient in hohem Maße vom Arzt abhängig ist.

Besonderheiten der Kommunikation und Kooperation

Zusammenarbeit zwischen Arzt und Patient

Die Kooperation, also Zusammenarbeit zwischen Arzt und Patient, ist einer der Grundpfeiler für den Erfolg der Behandlung. Darum ist es wichtig, eine gute Kooperation zu erreichen. Auf Seiten des Patienten ist die Art der Kooperation auch stark durch die jeweilige Krankheit bestimmt, so ist es beispielsweise bei einem depressiven Menschen aufgrund der vorliegenden Symptomatik schwerer, eine aktive Zusammenarbeit zu erreichen.

- **Autonome Kooperation:** Der Patient arbeitet selbstständig und freiwillig mit.
- **Heteronome Kooperation:** Hier werden die Anweisungen des Arztes unfreiwillig befolgt und der Patient erlebt die Behandlung als aufgezwungen.

▸**Compliance.** Mit diesem Begriff ist die Befolgung der ärztlichen Vorgaben gemeint. Ist die Compliance hoch, so befolgt der Patient die Vorgaben, ist sie niedrig, so befolgt er sie nicht.

Als „**intelligente Non-Compliance**" wird der Fall bezeichnet, in dem ein Patient die Anweisungen des Arztes aus **sinnvollen medizinischen Gründen** nicht befolgt. Tritt beispielsweise bei der Einnahme eines Medikaments nach Behandlungsplan der entgegengesetzte Effekt auf, würde man die Reaktion des Patienten, der das Medikament sofort wieder absetzt, als intelligente Non-Compliance bezeichnen.

Die **Höhe der Compliance** wird von folgenden Faktoren beeinflusst:

- Überzeugung von der **Notwendigkeit** der ärztlichen Maßnahme,
- von der **Aufklärung/Information**, d. h. dass die Patienten über die Behandlung aufgeklärt wurden, dass sie die Vor- und Nachteile kennen und über mögliche Alternativen Bescheid wissen,
- von der **Zufriedenheit mit dem Arzt** und der Behandlung,
- vom Gefühl der **Mitverantwortung** bei der Behandlung (der Patient hat zu entscheiden).
- Auch **negative subjektive Krankheitstheorien** können sich auf die Compliance auswirken. Eine Krebs-Patientin, die glaubt, ihre Erkrankung sei die gerechte Strafe für ihr Fehlverhalten, wird wahrscheinlich eine depressive Stimmung entwickeln und erwarten, dass ihre Krankheit fatal enden wird. Sie wird sich wahrscheinlich ihrem Schicksal fügen und weniger an ihrer Genesung mitwirken.

Risikofaktoren für eine Non-Compliance bezüglich Medikamenteneinnahme können insbesondere sein:

- Befürchtung, dass Nebenwirkungen auftreten,
- ein komplizierter Therapieplan,
- eine unverständliche oder lückenhafte Erläuterung durch den behandelten Arzt,
- Erkrankungen, die aufgrund geringer Symptomatik nur wenig einschränken.

▸**Shared-Decision-Making.** Die gemeinsame Entscheidungsfindung von Patienten und Ärzten nennt man Shared-Decision-Making. Folgende Punkte sind hierbei kennzeichnend:

- Der Arzt findet heraus, in welchem Maße der Patient **mitentscheiden möchte**.
- Der Arzt legt die **Vor-** und **Nachteile** der verschiedenen Behandlungsoptionen dar,
- der Patient gibt an, welche **Behandlungsoptionen** er bevorzugt,
- nach der Entscheidung erarbeiten Arzt und Patient gemeinsam den **Behandlungsplan**.

▸**Paternalistisches Modell.** Im Gegensatz zum Shared-Decision-Making geht beim paternalistischen Modelle **jede Autorität** vom **Arzt** aus. Er trifft alle Entscheidungen im Sinne des Patienten alleine und teilt dem Patienten ggf. nur unvollständige Informationen zur Erkrankung mit. Wenn sich der Patient nicht ernst genommen fühlt, leidet darunter unter Umständen auch die Compliance.

LERNTIPP !

Das IMPP bringt zum paternalistischen Modell das Beispiel eines Arztes, der seiner Patientin die Bitte abschlägt, ihren onkologischen Befund genauer zu erläutern. Sie solle sich nicht mit unnötigen Informationen belasten. Das heißt übersetzt: Er ist der Chef und entscheidet, womit sie sich auseinandersetzen darf.

▸**Alternativmedizin.** Viele Patienten wünschen sich ergänzend zur Schulmedizin **alternativ-** oder **komplementärmedizinische Angebote**. Sie möchten damit in der Regel Folgendes erreichen:

- die Förderung der „**Selbstheilungskräfte**",
- **Kontrolle** über die Behandlung,
- **mehrgleisige Nutzung** verfügbarerer therapeutischer Methoden,
- **Abmilderung psychischer Belastung** sowie ein
- **gesundheitsbewusstes Verhalten.**

LERNTIPP !

Der Wunsch nach Komplementärmedizin beinhaltet in der Regel **nicht** den Wunsch, den Kontakt zu „konventionell" behandelnden Ärzten abzubrechen. Diese Aussage ist prüfungsrelevant!

Vor allem **Frauen**, **chronisch Kranke**, die parallel mehrere Therapieformen nutzen möchten, und Personen aus der Mittelschicht mit **höherer Bildung** greifen verstärkt auf alternative Heilangebote zurück.

FAZIT – DAS MÜSSEN SIE WISSEN ✖

- **!** Unter **Compliance** versteht man die Befolgung medizinischer Anweisungen des Arztes durch den Patienten.
- **!** Mögliche **Risikofaktoren für eine Non-Compliance** bezüglich Medikamenteneinnahme:
  - Befürchtung, dass Nebenwirkungen auftreten,
  - ein komplizierter Therapieplan,
  - unverständliche oder lückenhafte Erläuterung durch den behandelten Arzt,
  - Erkrankungen, die aufgrund geringer Symptomatik nur wenig einschränken.
- **!!!** **Shared-Decision-Making:** Gemeinsame Entscheidungsfindung von Patient und Arzt:
  - Der Arzt findet heraus, in welchem Maße der Patient **mitentscheiden möchte**.
  - Der Arzt legt die **Vor-** und **Nachteile** der verschiedenen Behandlungsoptionen dar,
  - der Patient gibt an, welche **Behandlungsoptionen** er bevorzugt,
  - nach der Entscheidung erarbeiten Arzt und Patient gemeinsam den **Behandlungsplan**.
- **!!** **Paternalistisches Modell:** Jede **Autorität** geht vom **Arzt** aus. Er trifft alle Entscheidungen im Sinne des Patienten alleine und teilt dem Patienten ggf. nur unvollständige Informationen zur Erkrankung mit.

- **!! Alternativmedizin:** Vor allem **Frauen, chronisch Kranke,** die parallel mehrere Therapieformen nutzen möchten, und Personen aus der Mittelschicht mit **höherer Bildung** greifen verstärkt auf alternative Heilangebote zurück. Sie möchten damit (ohne den Kontakt mit dem konventionell behandelnden Arzt abzubrechen) in der Regel Folgendes erreichen:
  - die Förderung der **„Selbstheilungskräfte"**,
  - **Kontrolle** über die Behandlung,
  - **mehrgleisige Nutzung** verfügbarerer therapeutischer Methoden,
  - **Abmilderung psychischer Belastung** sowie ein
  - **gesundheitsbewusstes Verhalten.**

Schwierige Anforderungen an die ärztliche Kommunikation

Es gibt Situationen in der Arzt-Patient-Beziehung, in denen der Arzt mit dem Patienten kommunizieren muss, auch wenn es ihm schwerfällt oder er nichts zu sagen weiß. Er muss trotzdem in der Lage sein, Trost und Sicherheit zu vermitteln.

Diese Situationen sind vielfältig. Sie können aus Verständigungsproblemen entstehen oder durch die Schwere einer Krankheit hervorgerufen werden. So ist es immer schwer, z. B. eine **Krebs-Diagnose** zu überbringen, die keine oder nur wenig Aussicht auf Besserung gibt. Die vermittelten Informationen sollten bei einer **schwierigen Diagnose-Übermittlung** sorgfältig auf das Vorwissen und die bisher gezeigten Reaktionen des Patienten abgestimmt werden. Dabei sollte

- die **vollständige Information** (wie z. B. Überlebenszeit) nicht gleich zu Beginn des Gesprächs vollständig vermittelt werden,
- der **aktuelle Informationsstand** des Patienten erfragt werden,
- der Patient ermutigt werden, **Rückfragen** zu stellen,
- der Patient dazu aufgefordert werden, das **zusammenzufassen**, was er verstanden hat,
- das weitere **Informationsbedürfnis** des Patienten erfragt werden,
- dem Patienten **Hoffnung** vermittelt werden und
- er sollte ermutigt werden, seine **Gefühle zu äußern.**

Besonders Kinder leiden häufig unter der Trennung von den Eltern, wenn sie stationär in eine Klinik aufgenommen werden sollen. Folgende Maßnahmen haben sich als günstig erwiesen, **Krankenhausängste bei Kindern** zu **verringern**:

- Das Kind sollte – genau wie die Erwachsenen – über die **Behandlungen aufgeklärt** werden,
- wenn möglich, sollte auch ein **Elternteil** mit **aufgenommen** werden,
- das Kind sollte über den gesamten Zeitraum des Klinikaufenthalts von einer **Bezugsperson** betreut werden,
- **Filme** oder **Spiele** können dabei helfen, über den Alltag im Krankenhaus aufzuklären.

4.1.4 Einflussfaktoren auf Kommunikation und Kooperation

Die Kommunikation und Kooperation kann sowohl von äußeren Faktoren wie den Rahmenbedingungen als auch von inneren Faktoren wie der Einstellung des Arztes oder des Patienten gestört werden.

▸ **Organisatorisch rechtliche Bedingungen.** Selbst wenn Arzt und Patient sich sehr kooperativ zeigen, kann die Zusammenarbeit z. B. durch Einflüsse wie Zeitmangel aufgrund hoher Patientenzahlen oder wenig Gesprächsatmosphäre aufgrund von Mehrbettzimmern gestört werden.

▸ **Reaktanz.** Menschen glauben daran, dass sie frei sind, sich zu entscheiden oder frei, sich so zu verhalten, wie sie wollen. Sobald diese Freiheit bedroht ist, wollen sie sie wiederherstellen. Reaktanz ist ein aversiver motivationaler Zustand mit dem Ziel, eine **subjektiv verlorene Freiheit wiederherzustellen.** Je stärker die Freiheitsbedrohung erlebt wird, desto größer die Reaktanz. Menschen, die reaktant sind, tun daher genau das **Gegenteil** von dem, was sie **tun sollen.** Dies wird häufig als „Trotzreaktion" ausgelegt, ist es aber an sich nicht.

LERNTIPP !

Das IMPP hat hierzu zwei nette Beispiele in der Prüfung parat: Ein Junge, der das Rauchen eigentlich blöd findet, bekommt eine Zigarette angeboten. Seine Mutter verbietet ihm zu rauchen, weil der Vater ein starker Raucher ist. Der Sohn fühlt sich durch die Erwartung seiner Mutter in seiner Entscheidungsfreiheit bedroht und nimmt gerade deshalb die Zigarette an.
Ein Patient, der bisher viel Zeit und Kraft für die Bewältigung einer schwierigen Operation aufbringen musste, wird von seinem Arzt aufgefordert, sich erneut in eine lebenswichtige stationäre Behandlung zu begeben. Aus heiterem Himmel lehnt der Patient diesen stationären Aufenthalt ab, obwohl der Arzt an seine Vernunft appelliert. Auch hier fühlt sich der Patient in seiner Entscheidungsfindung stark eingeschränkt und bevormundet.

▸ **Erwartungsenttäuschung des Kranken.** Sie kann gerade bei den Patienten auftreten, die eine große Kooperation und Compliance zeigen. Wenn dann keine baldige Besserung eintritt, sinkt die Bereitschaft zur Mitarbeit.

▸ **Balint-Gruppen.** Sie wurden von dem Psychoanalytiker Michael Balint 1950 ins Leben gerufen. Sie sind Selbsthilfegruppen für professionelle Helfer. Hier haben sich Ärzte mit dem Ziel zusammengeschlossen, sich über **affektive Komponenten** der **Arzt-Patient-Beziehung** auszutauschen. Die Gruppen gehen von **Fallbesprechungen** der ärztlichen Praxis aus.

FAZIT – DAS MÜSSEN SIE WISSEN ✗

- **!!** Bei einer **schwierigen Diagnose-Übermittlung** sollten die Informationen sorgfältig auf das Vorwissen und die bisher gezeigten Reaktionen des Patienten abgestimmt werden. Insbesondere sollte die **vollständige Information** (wie z. B. Überlebenszeit) **nicht** gleich zu Beginn des Gesprächs vollständig vermittelt werden.
- **!!! Reaktanz:** Aversiver motivationaler Zustand mit dem Ziel, eine subjektiv **verlorene Freiheit wiederherzustellen.** Menschen, die reaktant sind, tun genau das **Gegenteil** von dem, was sie **tun sollen.**
- **!! Balint-Gruppen:** Zusammenschluss von Ärzten mit dem Ziel, sich über **affektive Komponenten** der **Arzt-Patient-Beziehung** auszutauschen. Die Gruppen gehen von **Fallbesprechungen** der ärztlichen Praxis aus.

4.1.5 Untersuchung und Gespräch

Erstkontakt

Die Grundlage für eine funktionierende Arzt-Patient-Beziehung wird in den ersten Augenblicken des Zusammentreffens gelegt. Daher ist es wichtig, dem Erstkontakt viel Beachtung zu schenken.

Gerade im Erstkontakt kann es jedoch zu **Wahrnehmungsfehlern** kommen, da sich Arzt und Patient noch nicht genügend kennen. Diese Fehler werden auch als **systematische Beurteilungsfehler** bezeichnet.

- **Erster Eindruck:** Er hat eine Tendenz zur Verfestigung, da sich fast alle nachfolgenden Eindrücke am ersten Eindruck orientieren (**Primacy-Effekt**). Er wirkt wie ein Filter und lässt „störende" Informationen gar nicht mehr durch. Wir sind uns des ersten Eindrucks besonders bewusst, wenn wir beispielsweise zu einem Bewerbungsgespräch gehen und besonders auf Kleidung und Verhalten bei der Begrüßung achten. Dieser Effekt kann auch durch den **letzten Eindruck** hervorgerufen werden. In diesem Fall erinnert sich der Arzt an die letzten Minuten des Gesprächs am deutlichsten und richtet alle anderen Fakten daran aus.
- **Kontrasteffekt:** Eine Person wird umso schlechter beurteilt, je besser die zuvor beurteilte Person beurteilt worden ist.

> **LERNTIPP !**
>
> Diesen Fehler fürchten viele Studenten, wenn sie mit mehreren Kommilitonen zusammen geprüft werden. Man möchte nicht derjenige sein, der nach dem „Überflieger" befragt wird, weil man fürchtet, der Prüfer wird durch den Kontrast zu einem falschen Urteil beeinflusst.

- **Halo-Effekt:** Hierbei tritt eine Eigenschaft so stark in den Vordergrund, dass sie die ganze Persönlichkeit eines Menschen überstrahlt. Das kann sowohl ein positiv als auch ein negativ wahrgenommenes Merkmal sein. Wenn ein Patient eine besonders freundliche Ausstrahlung hat, wird er als insgesamt zufriedener und lebensfroher Mensch wahrgenommen und seine Schattenseiten eher übersehen.

> **LERNTIPP !**
>
> Beim Halo-Effekt ist das IMPP sehr einfallsreich. Zum Glück wirkt dieser Wahrnehmungsfehler sich nicht auf die Auswertung von Multiple-Choice-Fragen aus:
>
> - ▶ Gut aussehende Menschen werden sympathischer wahrgenommen.
> - ▶ Schlechte Kleidung und Aussprache: Es wird ein schlechter Bildungsabschluss angenommen.
> - ▶ Ein Patient ist braun gebrannt, der Arzt hält ihn für weniger krank als er ist.
> - ▶ Ein Patient gibt an, dass er raucht, der Arzt schließt daraus, dass er keinen Sport macht.
> - ▶ Ein Patient gibt an, regelmäßig Sport zu treiben, der Arzt schließt auf eine gesunde Ernährung.
> - ▶ Ein verletzter Fußballfan hat eine Platzwunde am Kopf. Der Arzt nimmt an, es handelt sich um einen Hooligan.

- **Logischer Fehler:** Von einer Eigenschaft wird auf das Vorhandensein anderer Eigenschaften geschlossen, die logisch zusammenhängend erscheinen. Im Unterschied zum Halo-Effekt handelt es sich hier um einen ganz bewussten Rückschluss von einer auf eine andere Eigenschaft („dicke Menschen sind auch gemütlich").
- **Sympathie-Antipathie-Effekt:** Empfinden wir jemanden als sympathisch, sind wir eher dazu geneigt, ihm positive Eigenschaften zuzuschreiben. Ist er uns unsympathisch, nehmen wir eher negative Eigenschaften wahr.
- **Milde- und Strengefehler:** Bei einem Mildeeffekt werden Merkmale systematisch zu gering, bei einem Strengefehler (Härtefehler) zu hoch beurteilt. Ein Psychiater, dem es unangenehm ist, seinen männlichen Patienten ein hohes Ausmaß an Angst zu bescheinigen, beurteilt das Merkmal zu milde.
- **Projektion:** Die Gefühle des Beobachters werden auf den Probanden projiziert (S. 69).
- **Zentrale Tendenz:** Hier werden weder sehr gute noch sehr schlechte Beurteilungen abgegeben.

▶ **Stereotypen.** Unter diesem Begriff versteht man eine **gruppenkonform verfestigte, kognitive Haltung** (Wahrnehmungsschubladen) über Aspekte der **Realität**, **Personen** oder die eigene oder fremde **Gruppen**. So sind z.B. Ärzte hilfsbereit und Psychologen haben selber ein Problem.

> **LERNTIPP !**
>
> In der Prüfung wird hierzu ein nettes Beispiel aufgeführt. Es ist von einer stark übergewichtigen Raucherin die Rede, die mit starken Oberbauchschmerzen zum Arzt kommt. Dieser schreibt den Beschwerden eine psychosomatische Ursache zu und kommt nicht auf die korrekte Diagnose „Herzinfarkt". Der Arzt hat hierbei das festgefahrenes Stereotyp „ein Herzinfarkt-Patient ist männlich" im Kopf, das ihn daran hindert, an die naheliegende Erkrankung zu denken.

Anamnese

Exploration und Anamnese sind wichtige Informationsquellen, um herauszufinden, an welcher Krankheit der Patient leidet.

▶ **Formen der Anamnese.**

- **Eigenanamnese:** Der Arzt erfährt die Krankengeschichte vom Patienten selbst.
- **Fremdanamnese:** Der Arzt erhält die wichtigen Informationen von einem Angehörigen oder Vormund. Dies ist z. B. dann der Fall, wenn der Patient selbst keine Auskunft mehr geben kann.
- **Allgemeinanamnese:** Hier werden biografische wie auch medizinische Daten gleichermaßen erhoben. Eine Krankheitsanamnese hingegen bezieht sich speziell nur auf den Entwicklungsverlauf der aktuellen Krankheit.
- **Familienanamnese:** Hier werden mögliche familiäre Einflussfaktoren erhoben, z. B. erbliche Belastungen und der familiäre Rückhalt des Patienten.
- **Sozialanamnese:** Hier wird die soziale Situation (Lebensverhältnisse) des Patienten ermittelt (z.B. Frage nach Wohnung, finanziellen Verhältnissen, Beruf, Partnerschaft, Freunden und anderen Sozialkontakten).
- **Medikamentenanamnese:** Diese Anamnese dient der Erfassung der aktuellen und bisherigen Medikation und deren Wirkung.

▸ **Struktur der Anamnese.** Es gibt verschiedene Fragetypen:

- Bei **offenen Fragen** ist das Antwortthema nicht vorgegeben. „Was führt Sie zu mir?". „Woher, glauben Sie, stammen Ihre Schmerzen?" Durch diese offene Frage gewinnt der Arzt z. B. Einblick in die **subjektiven Krankheitstheorien**, also die Erklärung des Patienten zur Entstehung seiner Erkrankung. Zu **Beginn** eines Anamnesegesprächs ist eine **offene Frage** angebracht. Der Patient hat so die Möglichkeit, das Gespräch mitzubestimmen und dem Arzt wichtige Informationen mitzuteilen.

LERNTIPP !

Subjektive Krankheitstheorien können eher rational sein, wenn z. B. der Ausbruch einer Erkältung mit schlechter Witterung und zu dünner Bekleidung erklärt wird. Viele Patienten haben aber auch weniger konkrete Erklärungen für den Ausbruch einer Erkrankung. Das IMPP bezieht sich z. B. in älteren Prüfungsfragen mehrfach auf eine Frau, die den Ausbruch ihrer Krebserkrankung mit dem Stress des gesellschaftlichen Lebens in Zusammenhang bringt.

- Bei **geschlossenen Fragen** ist das Thema der Antwort vorgegeben: „Wo haben Sie Schmerzen?"
- Bei **Katalogfragen** kann der Patient nur noch zwischen vorgegebenen Antwortmöglichkeiten wählen: „Sind Ihre Schmerzen eher stechend, brennend oder schneidend?"
- Auf **dichotome Fragen** kann man nur mit „ja" oder „nein" antworten, z. B.: „Haben Sie Schmerzen?"
- **Suggestivfragen** lassen nur noch eine Antwort bzw. die vom Fragenden erwünschte Antwort zu, z. B.: „Sie wollen doch jetzt sicher gesünder leben?"

FAZIT – DAS MÜSSEN SIE WISSEN ✕

- ! **Primacy-Effekt:** Der erste Eindruck hat eine Tendenz zur Verfestigung, da sich fast alle nachfolgenden Eindrücke am ersten Eindruck orientieren.
- !!! **Halo-Effekt:** Eine bestimmte Eigenschaft einer Person tritt so stark in den Vordergrund, dass sie die ganze Persönlichkeit eines Menschen überstrahlt.
- !! **Stereotypen: Gruppenkonform verfestigte, kognitive Haltung** (Wahrnehmungsschubladen) über Aspekte der **Realität**, **Personen** oder die eigene oder fremde **Gruppen.**
- ! **Sozialanamnese:** In der Sozialanamnese wird nach den **Lebensverhältnissen** des Patienten gefragt.
- !! Zu den **Fragetypen in der Anamnese** zählen:
  - **Katalogfragen:** Der Patient kann zwischen vorgegebenen Antwortmöglichkeiten wählen: „Sind Ihre Schmerzen eher stechend, brennend oder schneidend?"
  - **Dichotome Fragen:** Diese kann nur mit „ja" oder „nein" beantwortet werden, z. B.: „Haben Sie Schmerzen?"
  - **Suggestivfragen** lassen nur noch eine Antwort bzw. die vom Fragenden erwünschte Antwort zu, z. B.: „Sie wollen doch jetzt sicher gesünder leben?"

4.2 Prozess- und Ergebnisevaluation

Um zu messen, wie gut die medizinischen bzw. psychotherapeutischen Diagnosen und Behandlungsmethoden sind, werden Verfahren der Prozess- und Evaluationsforschung eingesetzt.

4.2.1 Prozessforschung

Hier wird **während des Therapieprozesses** überprüft, wie sich Krankheits- bzw. Gesundheitsmaße verändern.

4.2.2 Ergebnisevaluation

Die Wirkung der Therapien wird durch **Vergleiche** überprüft. Es kommt vor, dass die Krankheit auch ohne Intervention wieder verschwindet. Man spricht dann von **Spontanremission**.

APROPOS

Dieses Phänomen ist gerade für die Wirksamkeit psychotherapeutischer Interventionen stark diskutiert worden. Es wurde behauptet, dass Psychotherapie an sich keine Wirkung habe und die Besserungen, die die Patienten erfahren, allein auf Spontanremissionen zurückgingen.

Bei der Evaluation der Effektivität von Therapien bildet die Spontanremission also die Grundlage. Das heißt, der **Effekt** eines therapeutischen Verfahrens muss signifikant **über der Spontanremissionsrate** liegen. Außerdem müssen Evaluationsstudien zum Therapieerfolg zeigen, dass die Behandlung mehr leistet, als sich lediglich der ohnehin gegebenen **Heilungswahrscheinlichkeit** der Patienten zu bedienen (**Placebo-Effekt**). In vielen Untersuchungen konnte ein deutlicher Effekt der psychotherapeutischen Verfahren nachgewiesen werden.

Ob eine Therapie erfolgt oder nicht, richtet sich nach der therapeutischen Norm. Die **therapeutische Norm** beschreibt (z. B. bezüglich des arteriellen Blutdrucks), ab welchem Blutdruckwert bei einer Therapie das Risiko für Folgeerkrankungen gesenkt werden kann, also ab wann eine Therapie angezeigt ist.

Die heutige Therapieforschung untersucht die einzelnen Wirkfaktoren verschiedener Therapieverfahren. Hierbei tritt eine Reihe von Störvariablen auf, die nur schwer zu kontrollieren sind. Dies sind u. a.:

- **Erfahrung** des Therapeuten,
- **Therapiedauer**,
- Korrektheit und Präzision der **Eingangsdiagnose**,
- Typ und Schweregrad der **Störung**,
- verwendete **Erfolgsmaße** (Reicht es, dass es dem Patienten subjektiv besser geht, oder muss er auch objektiv mehr leisten können, z. B. wieder einkaufen gehen, obwohl ihn das zuvor ängstigte?),
- Übereinstimmung zwischen **Patientenerwartung** und Therapieform,
- Zeitraum bis zu einer Nachuntersuchung (**Katamnese**), in der die Stabilität des Therapieerfolgs geprüft wird.

Das **Ergebnis der Katamnese** ist demnach gleichzusetzen mit der **Operationalisierung des Therapieerfolgs**.

Die **Effektivität** verschiedener Therapieformen wird anhand eines statistischen Verfahrens, der sogenannten **Metaanalyse** überprüft. Dabei können verschiedene Therapieergebnisse miteinander verglichen werden. Dazu werden Daten aus **vielen Studien** zusammengefasst und so behandelt, als wären sie das Ergebnis einer einzigen Studie. Die Metaanalyse überprüft, um wie viele Standardabweichungen der Mittelwert der Therapiegruppe vom Wert der Kontrollgruppe abweicht. Dieses Maß bezeichnet man als **Effektstärke**. Die Höhe der Effektstärke ist gleichzusetzen mit der Wirkungsweise der Therapie.

Die **Number needed to treat** (NNT) ist ein Maß für den **Nutzen einer Intervention**. Sie gibt die **Anzahl** derjenigen Patienten an, die im Rahmen einer Therapie oder Präventionsmaßnahmen **behandelt** werden müssen, um **ein unerwünschtes Ereignis** (Auftreten einer Erkrankung, Folgeerkrankung oder Rezidiv) zu **verhindern**.

RECHENBEISPIEL

Hierzu hat das IMPP eine verzwickte Rechenaufgabe in petto:

Bei einer Präventionsmaßnahme wurde in der **Interventionsgruppe** (mit Maßnahme) ein Rezidivrisiko von **4 %** beobachtet, die **Kontrollgruppe** (ohne Präventionsmaßnahme) wies ein erhöhtes Rezidivrisiko von **8 %** auf. Wie hoch ist die Number needed to treat?

Lösungsweg: Ohne Intervention bekommen 8 von 100 Patienten ein Rezidiv. Mit Intervention bekommen 4 von 100 ein Rezidiv. Bei 4 von 100 Personen liegt es also an der Therapie, dass kein Rezidiv entsteht. Man rechnet nun die **Anzahl der behandelten Personen** (= 100) geteilt durch diejenigen, die aufgrund der **Therapie kein Rezidiv** erlitten (= 4) und erhält die **Number needed to treat**.

Lösung: 100/4 = **25**.

▸ **Relative und absolute Risikoreduktion.** Mit der relativen und absoluten Risikoreduktion lässt sich die Wirksamkeit einer Therapie ermitteln.

Die **relative Risikoreduktion** gibt an, um wie viel Prozent sich das relative Risiko bei einer Intervention verringert. Fällt z. B. das Erkrankungsrisiko bei der Gabe eines neuen Medikamentes von 4 % auf 3,2 %, ist dies eine Risikoreduktion um 20 %.

Bei der **absoluten Risikoreduktion** wird die Risikoreduktion auf **alle** Untersuchten bezogen (auch die Gesunden). Beim obigen Beispiel bedeutet dies: Fällt das Risiko einer Erkrankung bei der neuen Therapie von 4 % auf 3,2 %, so ist dies eine Reduktion um 0,8 %.

FAZIT – DAS MÜSSEN SIE WISSEN

- **!! Therapeutische Norm:** Beschreibt, ab welchem Krankheitsparameter (z. B. Blutdruck) unter einer Therapie das **Risiko für Folgeerkrankungen** gesenkt werden kann, also ab wann eine Therapie angezeigt ist.
- **! Metaanalyse:** Daten aus verschiedenen Studien werden gesammelt und qualitativ und quantitativ zu einer Studie zusammengefasst.
- **!!! Number needed to treat (NNT):** Maß für den **Nutzen einer Intervention**. Sie gibt die **Anzahl** derjenigen Patienten an, die **behandelt** werden müssen, um **ein unerwünschtes Ereignis** (Auftreten einer Erkrankung, Folgeerkrankung oder Rezidiv) zu **verhindern**.
- **!!** Die **absolute Risikoreduktion** gibt an, um wie viel Prozent sich das Risiko einer Erkrankung bei einer Therapie verringert, bezogen auf alle untersuchten (also auch die gesunden) Personen.

4.3 Interventionsformen

4.3.1 Ärztliche Beratung und Patientenschulung

Die ärztliche Beratung ist eine zielgerichtete Intervention, die einen wichtigen Teil zur Behandlung beiträgt. Sie ist notwendig für die Compliance (siehe oben), das Krankheitsverständnis des Patienten, die Prozessdiagnostik usw. Sie wird häufig in die drei folgenden Elemente unterteilt:

- **Erklärung der Pathogenese:** Diese beinhaltet die Faktoren, die bei der Entstehung und Aufrechterhaltung der Krankheit beteiligt sind.
- **Erklärungen zur Diagnostik:** Dies beinhaltet die Erläuterung der einzelnen diagnostischen Verfahren sowie die aus den Messungen gezogenen Schlussfolgerungen.
- **Erklärung der Behandlung:** Die exakte Erläuterung der Behandlungsschritte führt wie die anderen beiden Aspekte auch zu einer guten Kooperation. Es ist wichtig für den Patienten, dass er genau versteht, welche Verhaltensweisen von ihm während der Behandlung erwartet werden.

Unter dem Begriff „**informed consent**" versteht man die Einwilligung des Patienten zur Teilnahme an einer Behandlung oder Studie, nachdem er über alle Vor- und Nachteile aufgeklärt wurde.

Das Bemühen darum, dass Patienten selbstverantwortlich und gut informiert mit ihrer Erkrankung umgehen und sich an Entscheidungsfindungen hinsichtlich ihrer Erkrankung beteiligen, nennt man **Empowerment**. Eine Maßnahme, die dazu beiträgt, ist die **Patientenschulung**.

Das **Ziel** dieser Schulung ist **Informationsvermittlung** und Motivierung zu einem **gesundheitsförderlichen Lebensstil**. Der Vorteil einer Patientenschulung liegt in ihrer Ökonomie, denn die Informationen werden gleichzeitig an viele Patienten gegeben. Die Grundidee ist die Vermittlung von krankheitsbezogenem Wissen. Die Patienten sollen zu Experten ihrer eigenen Krankheit werden. Dies **erhöht** die **Kooperation** und die **Compliance**.

Zu den didaktischen Vorgehensweisen innerhalb von Patientenschulungen können Gruppendiskussion, Lernzielkontrolle, praktisches Üben (z. B. Stressbewältigungstraining oder Training von Selbstdiagnostik- und -behandlungsmaßnahmen im Alltag) und strukturierte Vorträge gehören.

LERNTIPP !

Laut IMPP sind **strukturierte Vorträge** geeignete didaktische Maßnahmen für eine Patientenschulung, Frontalunterricht sei allerdings weniger geeignet!

Es kann hilfreich sein, auch die Bezugspersonen an den Schulungen teilnehmen zu lassen. Bei Kindern liegt dieses Vorgehen nahe, aber auch bei erwachsenen Patienten ist es durchaus sinnvoll, denn so wird der Patient entlastet.

4.3.2 Setting-Ansatz der Gesundheitsförderung

Bei **Setting-Interventionen** werden die Menschen zielgenau in ihrer **aktuellen Lebenswelt** abgeholt und dabei unterstützt, **Wissen** und **Kompetenzen** zum Umgang mit ihrer Erkrankung oder hinsichtlich bestimmter Risikofaktoren zu erlangen. Ein Beispiel hierfür ist das direkte Ansprechen und Aufklären von Drogenabhängigen auf der Straße, z. B. im Rahmen der Kampagne „Gib AIDS keine Chance!".

FAZIT – DAS MÜSSEN SIE WISSEN

- **!! Empowerment:** Das Bemühen darum, dass Patienten selbstverantwortlich und gut informiert mit ihrer Erkrankung umgehen und sich an Entscheidungsfindungen hinsichtlich ihrer Erkrankung beteiligen.

- **!! Patientenschulung:** Das Ziel dieser Schulung ist **Informationsvermittlung** und Motivierung zu einem **gesundheitsförderlichen Lebensstil**. Die Patienten sollen zu Experten ihrer eigenen Krankheit werden. Dies **erhöht** die **Kooperation** und die **Compliance**.
- **!!** Zu den **didaktischen Vorgehensweisen** innerhalb von Patientenschulungen gehören:
  - Gruppendiskussion,
  - Lernzielkontrolle,
  - praktisches Üben (z. B. Stressbewältigungstraining oder Training von Selbstdiagnostik- und -behandlungsmaßnahmen im Alltag),
  - strukturierte Vorträge.
- **! Setting-Interventionen:** Menschen werden zielgenau in ihrer **aktuellen Lebenswelt** abgeholt und dabei unterstützt, **Wissen** und **Kompetenzen** zum Umgang mit ihrer Erkrankung oder hinsichtlich bestimmter Risikofaktoren zu erlangen.

4.3.3 Psychotherapie

Das Ziel von Psychotherapien ist es, psychische Störungen oder, weiter gefasst, Probleme, die psychischen Ursprungs sind, aufzulösen oder so zu verringern, dass kein Leidensdruck mehr besteht. Es gibt eine Vielzahl verschiedener Psychotherapien, die sich jeweils aus einer bestimmten psychologischen Sichtweise ableiten. So unterscheiden sie sich in der Ansicht über die Pathogenese einer Störung und somit auch über die Behandlungsmethode.

Doch trotz aller Unterschiede gibt es einige Gemeinsamkeiten, die allen psychotherapeutischen Verfahren inne wohnen:

- Das wichtigste Werkzeug der Psychotherapie ist die **Kommunikation**. Dies betrifft die verbale wie auch die nonverbale Kommunikation.
- In der Psychotherapie werden **keine Medikamente** eingesetzt. Ist im Rahmen einer psychischen Störung die Vergabe von Medikamenten, also Psychopharmaka, angezeigt, so wäre dies eine psychiatrische Maßnahme. Psychiater sind Ärzte mit einer Zusatzausbildung und dürfen als Mediziner deshalb Medikamente verordnen.
- Die Psychotherapie hebt sich vom Laiengespräch durch ihre **bewusste Planung** und durch eine Vielzahl an **überprüften Techniken** ab, die zu einer Besserung des Patienten beitragen. Psychotherapie ist theoriegeleitet und überprüfbar.

Psychotherapien werden von Psychotherapeuten, also von Ärzten oder Psychologen, die eine mehrjährige therapeutische Zusatzausbildung absolviert haben, an einem breiten Klientel (Kinder, Erwachsene, Paare, Familien) mit den unterschiedlichsten Störungen durchgeführt. Die Berufsbezeichnung „Psychologischer Psychotherapeut" und „Kinder- und Jugendlichenpsychotherapeut" ist durch das seit 1999 geltende Psychotherapeutengesetz geschützt.

APROPOS
Psychologen können die psychotherapeutische Behandlung direkt mit den Krankenkassen abrechnen. Sie werden also diesbezüglich den ärztlichen Therapeuten gleichgestellt. Es werden allerdings nur die psychotherapeutischen Verfahren finanziert, die in den sogenannten Richtlinienverfahren als wirkungsvoll klassifiziert worden sind. Dies sind in Deutschland bislang nur die Verhaltenstherapie und die psychodynamischen Verfahren.

Klassifikation psychischer Störungen

Psychische Störungen und Schwierigkeiten manifestieren sich in unterschiedlichen Graden von Leidensdruck und Funktionsstörungen in vier Schlüsselbereichen menschlicher Aktivität: in der Art und Weise,

- wie Menschen ihre **Gefühle** erleben und äußern,
- wie sie **denken**, **urteilen** und **lernen**,
- wie sie sich **verhalten**,
- wie ihr **körperliches Erleben** und **Empfinden** beeinflusst wird. (Umgekehrt wirken sich körperliche Störungen genauso auf psychische Vorgänge und Erlebnisse aus.)

Von Zeit zu Zeit können auch gesunde Menschen einige der Erfahrungen durchmachen bzw. Reaktionen zeigen, wie sie für psychische Erkrankungen symptomatisch sind. Um das Vorliegen einer psychischen Störung zu konstatieren, müssen die Symptome und Symptomenkomplexe hinsichtlich der Beeinträchtigung, die sie verursachen, ihres Schwere- und Belastungsgrades, ihrer Hartnäckigkeit und ihrer Dauer bewertet werden. Hierzu werden Klassifikationssysteme herangezogen.

Diagnostische Klassifikationssysteme erlauben es,

- **Therapieempfehlungen** (Leitlinien) abzuleiten,
- **Patientengruppen** zu **vergleichen**,
- Diagnosen einfacher zu **dokumentieren** und
- besser über die Diagnosen **kommunizieren** zu können.

Vorteile diagnostischer Klassifikationssysteme gegenüber der freien klinischen Diagnose sind:

- eine bessere **Reliabilität**,
- kontinuierliche **Weiterentwicklung**,
- **kriterienorientierte operationalisierbare Diagnostik**: Es werden operationalisierte Kriterien genannt, anhand derer entschieden werden kann, um welche Krankheit es sich handelt.

Normalerweise werden in Klassifikationssystemen **Beschwerden** als **Anzeichen einer Störung** bewertet, wenn sie die Fähigkeit des Patienten beeinträchtigen, den Alltag zu bewältigen (= **Funktionsnorm**).

▸ **ICD-10 und DSM-IV.** Derzeit gibt es zwei **Diagnosesysteme**:

- Die von der World Health Organization (WHO) herausgegebene **ICD-10** (**International Classification of Diseases, Injuries and Causes of Death**), in der die meisten Krankheiten (nicht nur psychische) aufgeführt sind. Das Kapitel V des ICD-10 beinhaltet die „Internationale Klassifikation psychischer Störungen".
- In der Erforschung von Störungen wird häufig das von der American Psychiatric Association entwickelte **DSM** (**Diagnostic and Statistical Manual of Mental Disorders**) verwendet. Das liegt wahrscheinlich daran, dass die Forschung auf diesem Gebiet zum größten Teil in den USA stattfindet und das DSM daher ausführlicher ist. Das DSM liegt aktuell in der 5. Auflage (DSM-V) vor.

Beide Diagnosesysteme sind sich so ähnlich, dass sie sich in der Beschreibung der meisten Störungsbilder decken. Das **DSM-IV** ist ein **multiaxiales Klassifikationssystem** psychischer Störungen. Die Störungen sind hier fünf sog. **Achsen** zugeordnet, die als Schubladen zu verstehen sind, in die kleinere Schubladen mit weiteren Differenzierungen hineinpassen. Im DSM-IV werden im Gegensatz zur ICD-10 Zeitabstände angegeben, in denen ein Symptom auftreten sollte, wenn eine bestimmte Störung vorliegt. Das DSM-IV ist in diesen Bereichen genauer. Allerdings erscheint die Grenzziehung „ab wann“, d. h. ab welchem Schweregrad, welcher Häufigkeit, welcher Dauer etc. eine psychische Problemkonstellation als „Störung/Krankheit“ bezeichnet wird, oft willkürlich.

Die Diagnostik beider Systeme ist **kriterienorientiert**. Das heißt, eine psychische Störung besteht aus sogenannten **Leitsymptomen**, die unbedingt erfüllt sein müssen, wenn man eine bestimmte Diagnose stellen will. Um ein Störungsbild gegen ein anderes abzugrenzen, gibt es sogenannte **Ausschlusskriterien**. Jede Störung umfasst eine bestimmte Anzahl klar definierter **Symptome**.

▸**ICF.** Die „**Internationale Klassifikation der Funktionsfähigkeit, Behinderung und Gesundheit**“ (ICF) der WHO bezieht sich auf den Zusammenhang zwischen der körperlichen, psychischen und sozialen Dimension von chronischer Krankheit und Behinderung. Sie unterscheidet mehrere Komponenten bei den Auswirkungen **chronischer Erkrankungen**:

- **Aktivität** (Funktionieren im Alltag über die somatischen Einschränkungen hinaus),
- **Partizipation** (Teilhabe an Beruf und Gesellschaft),
- **Kontextfaktoren** in Person und Umwelt (Berücksichtigung des Lebenshintergrundes mit Umweltfaktoren und persönlichkeitsbezogenen Faktoren) sowie
- **Körperfunktionen** und **-strukturen** des Organismus.

FAZIT – DAS MÜSSEN SIE WISSEN

- **!!** In **diagnostischen Klassifikationssystemen** werden **Beschwerden** als **Anzeichen einer Störung** bewertet, wenn sie die Fähigkeit des Patienten beeinträchtigen, den Alltag zu bewältigen (= **Funktionsnorm**). Sie erlauben es,
  - **Therapieempfehlungen** (Leitlinien) abzuleiten,
  - **Patientengruppen** zu **vergleichen**,
  - Diagnosen einfacher zu **dokumentieren** und
  - besser über die Diagnosen **kommunizieren** zu können.
- **!** Diagnostische Klassifikationssysteme haben gegenüber freien klinischen Diagnosen unter anderem den Vorteil, dass sie eine **kriterienorientierte operationalisierbare Diagnostik** erlauben.
- **!!** Das **Diagnostic and Statistical Manual of Mental Disorders (DSM-IV)** ist ein **multiaxiales Klassifikationssystem** psychischer Störungen. Die Achsen sind wie fünf große Schubladen zu verstehen, in die kleinere Schubladen hineinpassen.
- **!!!** Die „**Internationale Klassifikation der Funktionsfähigkeit, Behinderung und Gesundheit**“ **(ICF)** der WHO bezieht sich auf den Zusammenhang zwischen der körperlichen, psychischen und sozialen Dimension von chronischer Krankheit und Behinderung. Sie unterscheidet mehrere Komponenten bei den Auswirkungen **chronischer Erkrankungen**:
  - **Aktivität** (Funktionieren im Alltag über die somatischen Einschränkungen hinaus) sowie Teilhabe an Beruf und Gesellschaft (= **Partizipation**).
  - **Kontextfaktoren** in Person und Umwelt (Berücksichtigung des Lebenshintergrundes mit Umweltfaktoren und persönlichkeitsbezogenen Faktoren) sowie
  - **Körperfunktionen** und **-strukturen** des Organismus.

Psychoanalyse

Die Psychoanalyse nach Freud ist die älteste und gleichzeitig die zeitaufwendigste tiefenpsychologische Therapieform. Sie geht davon aus, dass eine neurotische Störung in der Unfähigkeit besteht, **die intrapsychischen Konflikte** zwischen den Bedürfnissen und Impulsen des Es und den verinnerlichten Normen und Schuldgefühlen des Über-Ichs zu lösen. Diese Konflikte sind dem Patienten **nicht bewusst**, sie verursachen aber einen großen Leidensdruck.

Um die Es-Impulse in Schach zu halten, nutzt das Ich sog. Abwehrmechanismen. Die Fähigkeit zur Abwehr entlastet das Ich und stellt vordergründig das innerseelische Gleichgewicht wieder her.

Die Aufgabe des Analytikers ist es nun, diese Abwehrmechanismen zu umgehen (siehe unten).

Die Techniken der Psychoanalyse

Die **tiefenpsychologisch fundierte Psychotherapie** zeichnet sich dadurch aus, dass dem Patienten durch die **Therapeut-Patient-Interaktion** neue, korrigierende **Beziehungserfahrungen** ermöglicht werden.

Das Grundprinzip der Analyse und auch aller nachfolgenden tiefenpsychologisch orientierten Verfahren ist die Heilung durch Einsicht, also das Aufdecken der innerpsychischen Konflikte. Im Zentrum der Analyse steht immer die Abwehr, die durchbrochen werden muss, und die Einsicht.

Im Laufe der Therapie setzt der Patient den Therapeuten häufig mit anderen wichtigen Personen gleich, die in der Vergangenheit im Mittelpunkt eines emotionalen Konflikts standen. Dieser Vorgang läuft unbewusst ab. Während dieses Prozesses projiziert der **Patient** seine **Gefühle** auf den **Therapeuten**. Dies wird als **Übertragung** bezeichnet. Die übertragenen Gefühle müssen interpretiert werden, um auf die ursprünglichen Konflikte zurückschließen zu können.

APROPOS

Derselbe Prozess läuft auch umgekehrt ab, das heißt, auch der Patient löst im Therapeuten Gefühlsregungen aus. Dieses Phänomen nennt man **Gegenübertragung**. Der Analytiker muss seine Gefühle erkennen und bearbeiten. Anderenfalls würde die Gegenübertragung die analytische Urteilsfähigkeit des Therapeuten beeinflussen. Die Analyse der Übertragung und Gegenübertragung ist ein wichtiger Bestandteil der Behandlung. Der Therapeut wird hierbei zum Spiegel des Patienten und umgekehrt.

Zu den **Techniken der Psychoanalyse** gehören u. a. die Bearbeitung der Übertragung, die Deutung des Widerstandes, freie Assoziation und Traumdeutung.

Abwehrmechanismen

▸**Verdrängung.** Für Freud war Verdrängung der wichtigste Abwehrmechanismus. Beim Prozess der Verdrängung werden schmerzhafte oder bedrohliche Erfahrungen oder Wünsche vom Bewusstsein ausgeschlossen. Meist sind dies schamhafte oder unerlaubte Gedanken oder Wünsche. Verdrängung aus analytischer Sicht liegt dann vor, wenn wir uns an zurückliegende traumatische Erlebnisse nicht mehr erinnern können. So haben manche Opfer von Unfällen oder Naturkatastrophen fast alles vergessen, was sie währenddessen erlebt haben.

▸**Verleugnung.** Hierunter versteht man das **Nicht-wahrhaben-Wollen** momentaner realer **Bedrohungen** („Was ich nicht weiß, macht mich nicht heiß.“). Ist die Konfrontation mit der Realität zu unangenehm, kann es vorkommen, dass Menschen sich weigern, die Wirklichkeit wahrzunehmen und sie einfach abstreiten. Der Schmerz, der durch die Anerkennung der Tatsachen entstehen würde, wäre nicht auszuhalten.

▸ **Ungeschehen-Machen.** Bei diesem Abwehrmechanismus entwickelt die Person bestimmte Aktivitäten, um vorhandene Gefühle, Gedanken, Handlungen oder Situationen ungeschehen zu machen.

LERNTIPP !

Das IMPP trägt hierzu den Fall eines Herzinfarkt-Patienten vor, der trotz des Hinweises seiner Ärztin, sich körperlich zu schonen, im Krankenzimmer Kraftübungen durchführt – er trainiert mit seinem Bettgestell. Mit der Trainingsaktivität möchte der Mann den vorausgegangen Herzinfarkt ungeschehen machen – wer trainiert, kann ja eigentlich keinen Herzinfarkt gehabt haben.

▸ **Isolierung.** Dieser Begriff bezeichnet die **Trennung** eines Objekts oder Themas von seiner **emotionalen/affektiven Bewertung**. So kann das Gefühl der Angst vor dem Vater vom Objekt Vater getrennt und auf ein anderes Objekt gelenkt werden, z. B. eine Spinne. In einem Fall von Isolierung kann ein Patient völlig emotionslos über seine gefährliche Krankheit oder den Tod eines nahestehenden Menschen sprechen und sich rein sachlich damit auseinandersetzen.

▸ **Projektion.** Bei der Projektion werden innere **Konflikte** oder Wünsche auf die **Umwelt** projiziert. **Eigene Probleme** werden nicht bei sich selbst, sondern stattdessen **bei anderen** gesehen.

LERNTIPP !

Im Physikum ist die Projektion ein beliebtes Prüfungsthema. Dementsprechend vielfältig sind die Beispielsituationen:
Eine Patientin gibt als Ursache für ihr Leiden an, dass sie von ihren Arbeitskollegen gemobbt wird. Der Arzt nimmt bei der Frau aggressive Tendenzen wahr, die sie selbst aber überhaupt nicht erkennt. Sie projiziert stattdessen ihre eigene Aggression auf ihre Arbeitskollegen.
Ein anderes Beispiel von Projektion liegt bei einer Ärztin vor, die selbst unter starkem Stress leidet, dies selbst aber nicht wahrnimmt, sondern stattdessen ihrem Kollegen – der gar keinen Stress hat – empfiehlt, dringend Stress abzubauen.
Eine Frau mit Eheproblemen zeigt ein ängstliches Verhalten, verknüpft dieses jedoch nicht mit ihren Problemen. Hingegen hat sie den Eindruck, dass eine Freundin, die ebenfalls Eheprobleme hat, ängstlich wirkt.

▸ **Verschiebung. Es-Impulse** oder **Emotionen**, die in einer bestimmten Situation nicht ausgelebt werden können, werden auf eine **ungefährlichere Situation** oder eine **andere Zielperson** verschoben. Meist handelt es sich dabei um aggressive aufgestaute Gefühle. So kann man möglicherweise seine aggressiven Gefühle nicht rauslassen, wenn man vom Chef ungerecht behandelt wird. Der aggressive Impuls, der eigentlich dem Chef gilt, wird dann jedoch später z. B. am Partner abreagiert.

APROPOS
Eine klassische Verschiebung ist z. B. der mancherorts übliche Brauch, einen Schafbock („Sündenbock") symbolisch mit den eigenen Sünden zu „beladen" und dann in die Wüste zu jagen.

▸ **Reaktionsbildung.** Bei der Reaktionsbildung wird genau das **Gegenteil** von dem getan, wozu der **Es-Impuls** veranlassen will. So könnte ein Mann, der sehr aggressive Impulse hat, ein pazifistisches Verhalten an den Tag legen. Ein anderes Beispiel ist übertriebene Freundlichkeit einem Menschen gegenüber, den man sehr unsympathisch findet.

▸ **Sublimierung.** Hier werden Es-Impulse in kulturelle oder gesellschaftlich förderliche Tätigkeiten umgesetzt. So kann jemand mit einem aggressiven Impuls Chirurg werden, um seinen Trieb so zu entladen. Oder ein Patient mit bedrückenden Gedanken kann diese Gedanken zur Entlastung durch Malerei ausdrücken. Die Sublimierung ist nach Freud der Grund für die menschliche Entwicklung, denn sie kommt bei jedem Menschen im Laufe der psychosexuellen Entwicklung vor (siehe unten).

▸ **Rationalisierung.** Das bewusste **„vernünftige" Begründen** eines **unbewusst motivierten Verhaltens** (Es-Impuls).

LERNTIPP !

Das IMPP bemüht zur Erklärung der Rationalisierung mehrfach einen Lungenkrebspatienten, der mehrere Wochen nach abgeschlossener chemotherapeutischer Primärbehandlung erneut einen quälenden Husten verspürt. Mit hoher Wahrscheinlichkeit handelt es sich um ein Rezidiv der Tumorerkrankung, jedoch weist der Mann diesen Gedanken von sich und führt eine Reihe von Gründen an, warum es ein grippaler Infekt sein müsse: Aufenthalt in starker Zugluft, Andersartigkeit des Hustens und er habe jetzt Fieber, was ebenfalls für einen Infekt spreche.
Ein anderes Beispiel ist eine Frau, die eine Mammografie aus Angst vor einer schlimmen Diagnose unbewusst ablehnt, als „vernünftigen" Grund für ihre ablehnende Haltung jedoch die hohe Strahlenbelastung angibt.

▸ **Konversion.** Bei dieser Abwehrstrategie wird die Energie eines psychischen Konflikts in ein **körperliches Symptom** umgelenkt. Denn es scheint leichter zu sein, ein körperliches Symptom zu entwickeln, als den innerpsychischen Konflikt bewusst werden zu lassen, da dieser als zu traumatisch angesehen wird.

Nach diesem Abwehrmechanismus ist die sogenannte **Konversionsstörung** benannt, bei der für eine körperliche Symptomatik keine organische Ursache vorliegt. Beispielsweise haben diese Patienten Lähmungserscheinungen in den Armen oder Beinen oder sensorielle Ausfälle wie psychogene Blindheit, ohne dass das Nervensystem geschädigt wäre.

FAZIT – DAS MÜSSEN SIE WISSEN ✗

- **! Psychoanalyse:** Sie geht davon aus, dass eine neurotische Störung in der Unfähigkeit besteht, die **intrapsychischen Konflikte** zwischen den Bedürfnissen und Impulsen des Es und den verinnerlichten Normen und Schuldgefühlen des Über-Ichs zu lösen. Diese Konflikte sind dem Patienten **nicht bewusst.**
- **!!** Die **tiefenpsychologisch fundierte Psychotherapie** zeichnet sich dadurch aus, dass dem Patienten durch die **Therapeut-Patient-Interaktion** neue, korrigierende **Beziehungserfahrungen** ermöglicht werden. Während dieses Prozesses projiziert der Patient seine Gefühle auf den **Therapeuten**. Dies wird als **Übertragung** bezeichnet.

- **!** Zu den **Techniken der Psychoanalyse** gehören u. a. die Bearbeitung der Übertragung, die Deutung des Widerstandes, freie Assoziation und Traumdeutung.

Abwehrmechanismen sind u. a.:
- **!! Verleugnung: Nicht-wahrhaben-Wollen** momentaner realer **Bedrohungen** („Was ich nicht weiß, macht mich nicht heiß.").
- **! Ungeschehen-Machen:** Es werden bestimmte Aktivitäten entwickelt, um vorhandene Gefühle, Gedanken, Handlungen oder Situationen ungeschehen zu machen.
- **!! Isolierung: Trennung** eines Objekts bzw. Themas von seiner **emotionalen/affektiven Bewertung**. In einem Fall von Isolierung kann ein Patient völlig emotionslos über seine gefährliche Krankheit sprechen und sich rein sachlich mit ihr auseinandersetzen.
- **!!! Projektion:** Innere **Konflikte** oder Wünsche werden auf die **Umwelt** projiziert. **Eigene Probleme** werden nicht bei sich selbst, sondern stattdessen **bei anderen** gesehen.
- **!!! Reaktionsbildung:** Es wird genau das **Gegenteil** von dem getan, wozu der **Es-Impuls** veranlassen will. So könnte ein Mann, der sehr aggressive Impulse hat, ein pazifistisches Verhalten an den Tag legen.
- **! Sublimierung:** Es werden Es-Impulse in kulturelle oder gesellschaftlich förderliche Tätigkeiten umgesetzt.
- **!! Rationalisierung:** Das bewusste **„vernünftige" Begründen** eines **unbewusst motivierten Verhaltens** (Es-Impuls).

Kognitive Therapie

Nach Auffassung der kognitiven Psychologie können auch Gedanken im therapeutischen Prozess erlernt werden.

Im Gegensatz zur Verhaltenstherapie (s. u.) konzentriert sich die kognitive Therapie demnach stärker auf die **Gedanken** und **Denkprozesse**. Da die Art und Weise, wie Menschen über sich selbst und die Welt denken (Annahmen, Einstellungen und Meinungen), ihre Handlungen und Gefühle bestimmen, führt negatives Denken folglich auch zu negativen Erfahrungen.

Kognitive Therapeuten greifen in diesen Denkprozess ein, um den Patienten zu helfen, ihre Grundannahmen und damit die daraus abgeleiteten Verhaltensweisen zu identifizieren und zu verändern. Kurz gesagt: Tritt eine Veränderung meiner Wahrnehmung ein, dann verändert sich für mich auch die Welt.

Verhaltenstherapie

Die Verhaltenstherapie ging ursprünglich von der Überzeugung aus, dass jede psychische Störung eine Folge ungünstiger Konditionierungen sei. So, wie man ein ungünstiges Verhalten erlernen kann, so kann man es auch wieder verlernen. Die moderne Verhaltenstherapie jedoch berücksichtigt die kognitiven Entwicklungen der letzten dreißig Jahre. So ist aus der ursprünglich rein behavioristischen Sichtweise eine multimodale Therapieform (multi = viele; modus = Art und Weise) entstanden, die sowohl gedankliche wie auch Lernerfahrungen in ihr Behandlungskonzept aufgenommen hat. Die **Konfrontation** mit dem Stimulus, der das problematische Verhalten auslöst, ist die Basis der Verhaltenstherapie. Außerdem werden **alternative Verhaltensweisen** in den problematischen Situationen eingeübt.

Zur Verhaltensanalyse unterteilt die moderne Verhaltenstherapie jedes psychische Verhalten wie folgt (**SORKC-Modell**):

- **S = Stimulus:** Was löst Verhalten aus? Wann und wo tritt es auf?
- **O = Organismus:** Was fühlt, denkt das Individuum (hier auch Klärung der Lerngeschichte)?
- **R = Reaktion:** Wie verhält sich das Individuum nach der auslösenden Situation und aufgrund seiner Lerngeschichte?
- **K = Kontingenz:** In welcher Weise erlebt das Individuum die Konsequenz, die aus dem gezeigten Verhalten resultiert?
- **C = Konsequenz:** Welche Folgen hat diese Verhaltensweise für das Individuum, gibt es einen Krankheitsgewinn oder nur ungünstige Konsequenzen?

LERNTIPP !

In der Prüfung müssen Sie den Variablen des SORKC-Modells Patientenaussagen zuordnen:
- ► **Stimulus:** „Ich habe immer Schmerzen, wenn ich Streit mit meinem Chef habe."
- ► **Organismus:** „Wenn ich innerlich angespannt bin und mein Rücken verspannt ist, sind die Schmerzen größer."
- ► **Reaktion:** „Wenn ich Schmerzen habe, lege ich mich hin und klage mein Leid."
- ► **Kontingenz:** „Meine Frau tröstet mich immer, wenn ich Schmerzen habe."
- ► **Konsequenz:** „Wenn man mir anmerkt, dass ich Schmerzen habe, umsorgt mich meine Frau."

Der **verhaltenstherapeutische Ansatz** liefert auch eine Erklärung für **Depressionen**: Die äußeren Bedingungen (z. B. wenig soziale Verstärkung) und das daraus gelernte Verhalten (z. B. sozialer Rückzug) führen zu weiterem Verlust von Verstärkerquellen und damit zu schlechter Stimmung und der Entwicklung einer Depression.

FAZIT – DAS MÜSSEN SIE WISSEN ✗

- **!!! Verhaltensanalyse:** Man unterteilt jedes psychische Verhalten nach dem **SORKC-Modell**:
  - **S (Stimulus):** Was löst Verhalten aus? Wann und wo tritt es auf?
  - **O (Organismus):** Was fühlt, denkt das Individuum? Lerngeschichte?
  - **R (Reaktion):** Wie verhält sich das Individuum nach der auslösenden Situation und aufgrund seiner Lerngeschichte?
  - **K (Kontingenz):** In welcher Weise erlebt das Individuum die Konsequenz, die aus dem gezeigten Verhalten resultiert?
  - **C (Konsequenz):** Welche Folgen hat diese Verhaltensweise für das Individuum, gibt es einen Krankheitsgewinn oder nur ungünstige Konsequenzen?
- **! Verhaltenstherapeutische Ansatz für Depressionen:** Die äußeren Bedingungen (z. B. wenig soziale Verstärkung) und das daraus gelernte Verhalten (z. B. sozialer Rückzug) führen zu weiterem Verlust von Verstärkerquellen und damit zu schlechter Stimmung und der Entwicklung einer Depression.

Techniken der Verhaltenstherapie

Folgende wichtige Elemente gehören zum **verhaltenstherapeutischen Ansatz**:
- **Änderung der Verhaltenskompetenz** führt dazu, dass der Patient mehr Situationen im Alltag meistern kann.
- **Aufbau der Selbstkontrolle:** Die Steuerung des eigenen Verhaltens wird geübt.

- **Gegenwartsorientierung:** Es sollen die aktuellen Probleme gelöst und nicht über Vergangenheit oder Zukunft gegrübelt werden.
- **Kognitive Umstrukturierung:** Hier sollen negative, selbstzerstörerische oder hemmende Gedanken durch positive ersetzt werden.

▸**Systematische Desensibilisierung.** Diese Technik wurde in erster Linie von Joseph Wolpe (1958) entwickelt. Sie wird eingesetzt, um Ängste, Unruhe oder Ekelreaktionen zu behandeln, und macht sich das Lernprinzip der **Gegenkonditionierung** zunutze. Hierbei wird nach dem Prinzip des klassischen Konditionierens eine neue Reaktion auf den Stimulus gelernt, die der zuvor erworbenen unerwünschten Reaktion entgegengesetzt ist.

Am Anfang der Behandlung steht die genaue Klärung, unter welchen **Bedingungen** die Furcht oder Ekelreaktionen auftreten. Es wird also untersucht, welche Stimuli eine konditionierte Reaktion auslösen, die als ungünstig angesehen und daher verändert werden soll. Diese Stimuli können sowohl Gedanken als auch körperliches Empfinden oder äußere Stimuli sein.

Der nächste Schritt ist die sogenannte **Angsthierarchie**. Durch sie wird ermittelt, unter welchen Bedingungen es zu einer **Intensivierung** bzw. **Verringerung** der Symptomausprägung kommt. Die furchtauslösenden Situationen werden hierbei ihrer **Intensität nach** geordnet. Erst danach beginnt die eigentliche Desensibilisierung.

Zu Beginn ist es meist notwendig, mit dem Patienten ein **Entspannungstraining** zu üben. Im körperlich entspannten Zustand wird er sodann **in seiner Vorstellung** (= **Konfrontation in sensu**) in jene Situationen hineingeführt, die die Symptomatik auslösen. Verspürt der Patient intensive Angst oder Ekel, wird eine Entspannungsphase zwischengeschaltet, d. h. der Therapeut gewährt ihm eine angenehme Vorstellung und suggeriert ihm somit ein Wohlgefühl. Diese Übung wird wiederholt, bis sich der Patient die Problemsituation vorstellen kann, ohne dabei die Angstreaktion zu erleben. Man beginnt mit der Suggestion von nur geringfügig belastenden Bedingungen und steigt dann zu den immer problematischeren Situationen (am Gipfel der Hierarchie) auf.

APROPOS
Wolpe ging davon aus, dass man in kleinen Schritten vorgehen müsse und Entspannungsphasen zwischen die einzelnen Vorstellungsübungen zu schalten seien. Heute ist man jedoch der Ansicht, dass dies keinesfalls notwendig ist. Im Gegenteil – es scheint günstiger, den Patienten direkt zu Anfang mit einer Situation zu konfrontieren, die eine starke Angstreaktion auslöst. Bei der Auswahl der Intervention ist allerdings zu berücksichtigen, dass ein stufenweises Vorgehen in der Regel von den Patienten als angenehmer und schonender erlebt wird.

Die systematische **Desensibilisierung** kann zwar allein in der Vorstellung durchgeführt werden, Untersuchungen weisen jedoch darauf hin, dass Therapieerfolge rascher erzielt werden, wenn der Patient unmittelbar mit den **realen Angstsituationen konfrontiert** wird (in vivo). Hat man die Wahl, sollte man zur Behandlung von **Angstpatienten** (z. B. bei Tierphobien, Angst vor dem Autofahren, Klaustrophobie etc.) also der **In-vivo-Konfrontation** – mit abgestuften, angstauslösenden Reizen – den Vorzug geben.

▸**Implosion.** Bei der Implosion wird der Patient – allerdings nur **in seiner Vorstellung** – gleich zu Beginn dem Reiz ausgesetzt, der an der Spitze der Hierarchie steht und die meiste Furcht auslöst. Eine Möglichkeit, eine irrationale Furcht zu löschen, besteht darin, den Patienten anzuhalten, eine starke Furchtreaktion zu erleben, ohne dass er eine Verletzung erleidet. Die Situation wird so eingerichtet, dass der Patient beim Auftreten des auslösenden Stimulus daran gehindert wird, die Angst zu vermeiden.

Beispielsweise beschreibt der Therapeut eine für den Patienten angstauslösende Situation und drängt ihn zu der Vorstellung, er erfahre nun diese Situation so intensiv wie möglich und mit allen Sinnen. Es wird angenommen, dass solche Situationen eine Explosion der Panik verursachen. Da es sich hierbei um ein Geschehen im Inneren der Person handelt, wird der Prozess als Implosion bezeichnet. Läuft dieser Prozess wiederholt ab, ohne dass tatsächlich etwas für den Patienten Dramatisches geschieht, verliert der Stimulus allmählich seine angstauslösende Qualität.

▸**Flooding (Reizüberflutung, Konfrontationstherapie).** In der modernen Verhaltenstherapie führt man, sofern möglich, **massierte Konfrontationen in vivo** durch. Flooding ist eine Technik, die der Implosion ähnlich ist. Der Unterschied besteht darin, dass der Patient (mit seinem Einverständnis) der **realen, furchtauslösenden Situation** ausgesetzt wird. Hierbei ist es wichtig, dass er **so lange** in den angstauslösenden Situationen ausharrt, bis die **Angst** schließlich **nachlässt**. Das kann mitunter bis zu vier Stunden dauern. Außerdem darf der Patient dabei unter keinen Umständen versuchen, seine Angstreaktion zu vermeiden. Das bedeutet in diesem Fall, er darf sich nicht ablenken, keine Gegenstände bei sich tragen, die ihm Sicherheit vermitteln usw., denn die Aufmerksamkeit muss immer wieder auf die Angstgefühle gelenkt werden.

Die Reizüberflutung/Konfrontationstherapie ist z. B. eine geeignete Therapie bei **Höhenangst** oder **Zahnarztphobie.**

APROPOS
Da diese Art der Therapie auf den Patienten zu Beginn sehr „hart" wirkt, ist es absolut notwendig, dass er das Behandlungsprinzip genau versteht. Ist der Patient nicht vollkommen einverstanden oder hat er das Prinzip nicht hinreichend begriffen, wird er wahrscheinlich die Therapie abbrechen oder während der Konfrontation doch in eine Vermeidungshaltung übergehen, was dann zu einer Verschlechterung der Symptomatik führen könnte.

Die Angstkonfrontationsübungen müssen einige Male wiederholt werden, bevor der Patient die auslösenden Situationen allein und ohne das starke Angstgefühl aufsuchen kann.

Das lerntheoretische Prinzip bei dieser Therapieform ist die Löschung (S. 28).

▸**Aversionstherapie.** Die Aversionstherapie wird bei Menschen eingesetzt, die sich zu schädlichen Reizen wie Drogen, Gewalt sowie zu sexueller Perversion hingezogen fühlen. Die für sie verlockenden Reize werden mit stark **unangenehmen Reizen** gepaart. Stark unangenehme Reize sind beispielsweise übelkeitserregende Medikamente oder Elektroschocks.

▸**Token Economy (sekundäres Verstärkersystem).** Diese Therapieform geht von der Grundannahme aus, dass erwünschtes Verhalten in seiner Auftretenswahrscheinlichkeit durch **positive Verstärkung** erhöht werden kann. Bei diesem Vorgehen bekommen die Patienten **„Token"** für **erwünschte Verhaltensweisen**, die jeder für individuell gewünschte Verstärker (Kinobesuch, Eis etc.) eintauschen kann.

LERNTIPP !

Im Physikum wird als Beispiel für ein „Token“ ein Klebesternchen genannt, das sich ein Kind als Belohnung für das Zähneputzen auf den Spiegel kleben darf. Für 10 Sternchen darf sich das Kind einen Videofilm aussuchen und dann ansehen.

▸**Time Out.** Hier geht man von der Grundannahme aus, dass negative Bestrafung die Auftretenswahrscheinlichkeit von unerwünschtem Verhalten reduziert. Diese Technik wird häufig in der Therapie mit Kindern angewendet. Wenn **unerwünschtes Verhalten** auftritt, werden dem Individuum alle (angenehmen) **Reize entzogen**. So muss ein Kind z.B. nach aggressivem Verhalten für eine feste Zeit in ein **leeres Zimmer**.

▸**Shaping (Verhaltensausformung).** Komplexe Verhaltensweisen werden gelernt, indem bereits **Annäherungen** an das **erwünschte Verhalten** z.B. durch Belohnungen **verstärkt** werden.

APROPOS

Auf diese Weise können erstaunliche Resultate erzielt werden: So konnte der Verhaltensforscher Skinner seinen Tauben mit schrittweiser Verstärkung das Ping-Pong-Spielen beibringen.

LERNTIPP !

In der Prüfung ist Shaping ein beliebtes Thema. Folgende Situationen sollten Sie dem Shaping zuordnen können:
Eine Frau mit Oberschenkelhalsbruch soll nach der Operation mit der Reha beginnen. Sie weigert sich jedoch aufzustehen, aus Angst, erneut zu stürzen. Der Physiotherapeut geht daraufhin sehr behutsam vor und gewöhnt die Frau, begleitet durch wiederholtes Lob, zuerst ans Stehen, dann ans Gehen mit dem Rollator und schließlich an das Gehen mit und ohne Stock.
Ein alter, behinderter Mann soll im Pflegeheim lernen, seine Morgentoilette selbstständig durchzuführen. Dazu soll er sich zunächst regelmäßig die Zähne putzen, wofür er jedes Mal eine kleine Belohnung erhält. Nach und nach kommen weitere Aufgaben der morgendlichen Pflege hinzu, die immer wieder belohnt werden.

▸**Prompting.** Hierbei wird ein **Hinweisreiz** oder Signal gegeben, um einen **Lernprozess** zu **initiieren**. Beispielsweise wird einem behinderten Kind beim Essen die **Hand** zum Mund **geführt**. Dann wird es gelobt. Diese Technik ist dann notwendig, wenn das Verhalten, das man verstärken möchte, nie von selbst gezeigt wird.

LERNTIPP !

Auch ein PJler kann durch Prompting lernen, etwa wenn er beim Blutabnehmen das Blutgefäß nicht findet und der Oberarzt ihm daraufhin helfend die Hand zur Vene führt.

▸**Stimuluskontrolle.** Hier verändert man den Stimulus, der das pathologische Verhalten auslöst.

APROPOS

Stellen Sie sich einen Studenten vor, der nicht mit dem Lernen beginnen kann. Zunächst würde ein Verhaltenstherapeut versuchen, die Stimuli herauszufinden, die diese Verhaltensweise auslösen. So stellt sich heraus, dass der Student nicht beginnen kann, weil so viele Bücher auf seinem Schreibtisch liegen, dass er allein das Anschauen des Bücherstapels als aversiv erlebt. Bei einer Stimuluskontrolle würde er nun nur das Buch auf den Schreibtisch legen, das er in diesem Augenblick wirklich benötigt. So ist der ursprüngliche Stimulus neutralisiert.

LERNTIPP !

Das IMPP wollte in der Prüfung wissen, wann die Stimuluskontrolle beispielsweise sinnvoll eingesetzt werden kann.

1. **Bulimikerinnen** sollen nur das einkaufen, was sie als Nächstes verzehren wollen, und keine großen Lebensmittelvorräte mehr bunkern.
2. Eine **Raucherin** in einem Raucherentwöhnungskurs soll per Stimuluskontrolle (keine Zigaretten mehr im Haus!) dafür sorgen, dass nicht schon der Anblick des Suchtmittels sie zum Rauchen auffordert.
3. Ein Raucher, der mit dem Rauchen aufhören möchte, wechselt seine Stammkneipe, da er immer dort einen starken Drang zum Rauchen verspürt.

▸**Bio-Feedback.** Hierbei wird grundsätzlich davon ausgegangen, dass durch **Sichtbarmachen autonomer Funktionen** (Pulsfrequenz, Muskelspannung etc.) der Patient lernen kann, diese Funktionen zu **steuern**. Er bekommt die Signale einer physiologischen Messung (z.B. Muskeltonus mit EMG) **visuell** oder **akustisch** rückgemeldet und versucht dann, diese bewusst zu verändern.

Die lerntheoretische Erklärung zum Bio-Feedback ist folgende: Der Patient lernt, einen **unangenehmen Reiz** (z.B. Muskelschmerz) durch Entspannung zu **reduzieren**, was auf dem Prinzip der **negativen Verstärkung** beruht.

Theorie der Selbstwirksamkeit (Kompetenzerwartung). Nach Bandura hängt der **Erfolg einer Verhaltensänderung** stark davon ab, dass der Patient **Veränderungsmöglichkeiten** überhaupt wahrnimmt und von sich selbst auch erwartet, in der entsprechenden Situation ein verändertes, effizienteres Verhalten zeigen zu können (**Theorie der Selbstwirksamkeit = Kompetenzerwartung**, entwickelt in den 80er Jahren).

LERNTIPP !

Bei der Raucherentwöhnung und bei der Überwindung anderer Süchte spielt es eine große Rolle, dass die betreffenden Personen eine entsprechende Kompetenzerwartung aufweisen, also selbst daran glauben, dass sie die Entwöhnung schaffen werden. Eine gewisse Kompetenzerwartung schadet übrigens auch bei der Teilnahme an wichtigen Prüfungen nicht!

FAZIT – DAS MÜSSEN SIE WISSEN

- ! Folgende wichtige Elemente gehören zum **verhaltenstherapeutischen Ansatz**:
  - **Änderung der Verhaltenskompetenz** führt dazu, dass der Patient mehr Situationen im Alltag meistern kann.
  - **Aufbau der Selbstkontrolle:** Die Steuerung des eigenen Verhaltens wird geübt.
  - **Gegenwartsorientierung:** Es sollen die aktuellen Probleme gelöst und nicht über Vergangenheit oder Zukunft gegrübelt werden.
  - **Kognitive Umstrukturierung:** Hier sollen negative, selbstzerstörerische oder hemmende Gedanken durch positive ersetzt werden.
- !! **Systematische Desensibilisierung:** Sie wird eingesetzt, um Ängste, Unruhe oder Ekelreaktionen zu behandeln, und macht sich das Lernprinzip der **Gegenkonditionierung** zunutze.

- Im Vorfeld wird eine sogenannte **Angsthierarchie** aufgestellt und ermittelt. Die furchtauslösenden Situationen werden hierbei ihrer **Intensität** nach geordnet. Beachte: Das Erstellen der Angsthierarchie ist noch **nicht** Teil der systematischen Sensibilisierung.
- Zu Beginn ist es meist notwendig, mit dem Patienten ein **Entspannungstraining** zu üben.
- Im körperlich entspannten Zustand wird der Patient **in seiner Vorstellung** (= **Konfrontation in sensu**) in die Angstsituation hineingeführt.
- Therapieerfolge können rascher erzielt werden, wenn der Patient unmittelbar mit den **realen Angstsituationen konfrontiert** wird (in vivo). Man sollte also zur Behandlung von **Angstpatienten** (z. B. bei Tierphobien, Angst vor dem Autofahren, Klaustrophobie etc.) der **In-vivo-Konfrontation** – mit abgestuften, angstauslösenden Reizen – den Vorzug geben.

- **!!! Flooding (Reizüberflutung, Konfrontationstherapie):** Geeignet bei Höhenangst oder Zahnarztphobie. Der Patient wird (mit seinem Einverständnis) der **realen**, **furchtauslösenden Situation** ausgesetzt. Hierbei ist es wichtig, dass er **so lange** in den angstauslösenden Situationen ausharrt, bis die Angst schließlich nachlässt.
- **! Token Economy (sekundäres Verstärkersystem):** Die Patienten erhalten „Token" für **erwünschte Verhaltensweisen**, die jeder für individuell gewünschte Verstärker (Kinobesuch, Eis etc.) eintauschen kann.
- **!!! Shaping (Verhaltensausformung):** Komplexe Verhaltensweisen werden gelernt, indem bereits **Annäherungen** an das erwünschte Verhalten z. B. durch Belohnungen **verstärkt** werden.
- **!! Prompting:** Es wird ein **Hinweisreiz** oder Signal gegeben, um einen **Lernprozess zu initiieren**. Beispielsweise wird einem behinderten Kind beim Essen die Hand zum Mund geführt. Dann wird es gelobt.
- **!!! Stimuluskontrolle:** Hier verändert man den Stimulus, der das pathologische Verhalten auslöst.
- **! Bio-Feedback:** Es wird davon ausgegangen, dass durch **Sichtbarmachen autonomer Funktionen** (z. B. Muskelspannung) der Patient lernen kann, diese Funktionen zu steuern. Er bekommt die Signale einer physiologischen Messung (z. B. Muskeltonus mit EMG) **visuell** oder **akustisch** rückgemeldet und versucht dann, diese bewusst zu verändern. Bio-Feedback kann bei **Spannungskopfschmerz** eine Hilfe sein.
- **!** Der Patient lernt, einen **unangenehmen Reiz** (z. B. Muskelschmerz) durch Entspannung zu **reduzieren**, was auf dem Prinzip der **negativen Verstärkung** beruht.
- **!!! Theorie der Selbstwirksamkeit = Kompetenzerwartung:** Nach Bandura hängt der **Erfolg einer Verhaltensänderung** stark davon ab, dass der Patient **Veränderungsmöglichkeiten** überhaupt wahrnimmt und von sich selbst auch erwartet, in der entsprechenden Situation ein verändertes, effizienteres Verhalten zeigen zu können.

Kognitive Verhaltenstherapie

Die Verhaltenstherapie ist sehr stark von der kognitiven Therapie (S. 70) beeinflusst worden und hat viele Elemente von ihr übernommen. Man spricht deshalb auch gerne von der **kognitiven Verhaltenstherapie** oder der **kognitiv-behavioralen** Therapie.

Grundprinzipien der kognitiven Verhaltenstherapie sind:

- **Konfrontation**,
- **kognitive Umstrukturierung**,
- Aufbau von **Selbstkontrolle** und
- **eigener Kompetenz**.

Die Verfahren sind **gegenwartsorientiert** und **lehnen unbewusste** und damit **analytische Vorgehensweisen ab**!

Wenn bei einem Patienten durch Umstrukturieren von Gedanken, Tagebuchschreiben, Veränderung der Einsicht (hat alles mit Kognitionen zu tun!) eine Verbesserung der Symptomatik eintritt, dann gehört dies zu der kognitiven (Verhaltens-) Therapie!

▸ **Kognitive Verhaltenstherapie nach Beck.** Diese Therapie ist eine Variante des kognitiven Therapieansatzes und wird überwiegend zur Behandlung von **Depressionen** eingesetzt. Nach Beck sind für die Entstehung und Aufrechterhaltung von Depressionen negative selbstbezogene Kognitionen („Schon wieder ein Misserfolg. Ich bin ein totaler Versager") verantwortlich, die automatisch auftreten. In der **kognitiven Verhaltenstherapie nach Beck** werden **negative Annahmen** und verzerrte Interpretationen entdeckt, infrage gestellt und durch **alternative Denkweisen** ersetzt. Der Klient wird unter anderem dabei unterstützt, Misserfolge **external** zu attribuieren (S. 41) und konstruktive **Lösungen** für Probleme zu finden.

Eine sehr bekannte Technik der kognitiven Verhaltenstherapie nach Beck ist der sogenannte **Sokratische Dialog** oder auch Sokratische Fragen. Der Therapeut hinterfragt die dysfunktionalen Gedanken. Er fragt nach **überprüfbaren Ereignissen**, die beweisen, dass der Gedanke richtig ist, und macht dem Patienten so ggf. die Unangemessenheit seiner Überzeugung bewusst.

FAZIT – DAS MÜSSEN SIE WISSEN

- **!** Die Verfahren der kognitiven Verhaltenstherapie sind **gegenwartsorientiert** und **lehnen unbewusste** und damit **analytische Vorgehensweisen ab**!
- **!!** In der **kognitiven Verhaltenstherapie nach Beck** werden **negative Annahmen** und verzerrte Interpretationen **entdeckt**, infrage gestellt und durch **alternative Denkweisen** ersetzt. Der Klient wird unter anderem dabei unterstützt, Misserfolge **external** zu attribuieren und konstruktive **Lösungen** für Probleme zu finden.
- **!! Sokratischer Dialog:** Der Therapeut hinterfragt die dysfunktionalen Gedanken. Er fragt nach **überprüfbaren Ereignissen**, die beweisen, dass der Gedanke richtig ist und macht dem Patienten so ggf. die Unangemessenheit seiner Überzeugung bewusst.

Klientenzentrierte Gesprächspsychotherapie nach Carl Rogers

Rogers entwickelte in den 60er Jahren seine Therapieform, die aus der **humanistischen Psychologie** kommt. Sie hat einen sehr großen Einfluss in der Psychologie wie auch in der Medizin. Praktisch wird sie heute in jedem sozialen Beruf angewendet. Ziel seiner Therapie ist es, dem Klienten zu helfen, seine eigenen Bedürfnisse und wahren Gefühle, die häufig von sozialen Normen überdeckt sind, greifen zu können, um sie als Teil von sich selbst anzunehmen.

Die klientenzentrierte Gesprächstherapie wird auch als **nondirektive Gesprächspsychotherapie** (S. 61) bezeichnet. Den

Mittelpunkt der Therapie bildet der Patient mit seinem momentanen Erleben.

Der Therapeut unterstützt durch eine **nicht lenkende Gesprächsführung** die Äußerungen des Klienten. Wichtig bei einem nondirektiven Kommunikationsstil ist das Fehlen jeglicher Anweisung.

Der Therapeut verhilft damit dem Patienten zu einer besseren **Selbstwahrnehmung** und **-akzeptanz**, indem er den emotionalen Gehalt des Gesagten versteht, das Erleben und die Erfahrungen des Klienten noch klarer herauskristallisiert und dies in einer **wertschätzenden Weise** verbalisiert. Hierbei sind drei Haltungen des Therapeuten die entscheidenden Wirkfaktoren:

- **positive Wertschätzung**: Der Therapeut nimmt den Klienten so an, wie er ist. Der Klient kann hier die Erfahrung machen, dass er um seiner Selbst willen angenommen wird. Dabei muss der Therapeut nicht unbedingt die Meinung des Klienten teilen, er soll sie aber auch nicht ablehnen.
- **Empathie** (Einfühlungsvermögen, Mitgefühl) bedeutet, dass allein durch **Betrachten** eines Menschen, der z. B. Schmerz erleidet, im Beobachter neuronale Netzwerke aktiviert werden, die für den emotionalen Schmerzanteil zuständig sind. Der Beobachter nimmt also den von anderen erlittenen Schmerz selbst wahr. Ein Therapeut ist empathisch, wenn er **einfühlsam** und **aktiv zuhören** und die **Gefühle** des Klienten verstehen und **nachempfinden** kann.
- **Kongruenz und Authentizität/Echtheit:** Der Therapeut ist in seiner Interaktion mit dem Klienten „er selbst", das heißt, seine Gedanken, Gefühle und Äußerungen stimmen miteinander überein. Er darf seine Empathie nicht vorspielen. Sonst kann er auch kein Vorbild für den Klienten sein. Äußeres Verhalten und das innere Erleben des Arztes stimmen idealerweise überein.

Eine durch diese drei Variablen gekennzeichnete Therapieatmosphäre ermöglicht dem Klienten, seine Gefühle, Gedanken und Verhaltensweisen zu schätzen, (immerhin werden sie ja auch vom Therapeuten wertschätzend akzeptiert!) in sein Selbstkonzept einzubauen und zu akzeptieren.

Das **aktive Zuhören** ist bei dieser Therapieform besonders wichtig:

- Der Arzt sollte dem Patienten das Reden erleichtern, indem er eine **Körperhaltung** einnimmt, die die Mitteilungsbereitschaft des Patienten fördert.
- Dem Patienten sollten **offene** statt geschlossene **Fragen** gestellt werden.
- Der Arzt sollte sich durch **Nachfragen** oder **Wiederholungen (Paraphrasieren)** versichern, dass er alles verstanden hat.
- Es sollten **keine Wertungen** zu den Ausführungen des Patienten vorgenommen werden.
- **Verbalisierung** emotionaler Inhalte: Beide, Therapeut und Klient, sollen ihre Emotionen verbalisieren. Dies hilft dem Klienten, sich selbst weiterzuentwickeln.

Mit **nonverbalen Aufmerksamkeitssignalen**, **Paraphrasieren** und **gesprächserleichternden Äußerungen** wird der Patient ermutigt, frei zu sprechen.

FAZIT – DAS MÜSSEN SIE WISSEN

- **!** Der Therapeut unterstützt bei der **klientenzentrierten Gesprächstherapie** durch eine **nicht lenkende Gesprächsführung** die Äußerungen des Klienten.
- **!** Wichtig bei einem nondirektiven Kommunikationsstil ist das Fehlen jeglicher Anweisung.
- **!!!** Der Therapeut verhilft dem Patienten zu einer besseren **Selbstwahrnehmung** und **-akzeptanz**, indem er den emotionalen Gehalt des Gesagten versteht, das Erleben und die Erfahrungen des Klienten noch klarer herauskristallisiert und dies in einer **wertschätzenden Weise** verbalisiert. Wichtig dabei sind:
  - **positive Wertschätzung**: Der Therapeut nimmt den Klienten so an, wie er ist. Dabei muss der Therapeut nicht unbedingt die Meinung des Klienten teilen, er soll sie aber auch nicht ablehnen.
  - **Empathie** bedeutet, dass allein durch **Betrachten** eines Menschen im Beobachter neuronale Netzwerke aktiviert werden, die für den emotionalen Schmerzanteil zuständig sind. Der Beobachter nimmt also den von anderen erlittenen Schmerz selbst wahr. Ein Therapeut ist empathisch, wenn er **einfühlsam** und **aktiv zuhören** und die **Gefühle** des Klienten verstehen und **nachempfinden** kann.
  - **Kongruenz und Authentizität/Echtheit:** Der Therapeut ist in seiner Interaktion mit dem Klienten „er selbst", das heißt, sein äußeres Verhalten und sein inneres Erleben stimmen überein.
- **!!! Aktives Zuhören** schließt ein:
  - Der Arzt sollte dem Patienten das Reden erleichtern, indem er eine **Körperhaltung** einnimmt, die die Mitteilungsbereitschaft des Patienten fördert.
  - Dem Patienten sollten **offene** statt geschlossene **Fragen** gestellt werden.
  - Der Arzt sollte sich durch **Nachfragen** oder **Wiederholungen (Paraphrasieren)** versichern, dass er alles verstanden hat.
  - Es sollten **keine Wertungen** zu den Ausführungen des Patienten vorgenommen werden.
  - **Verbalisierung** emotionaler Inhalte: Beide, Therapeut und Klient, sollen ihre Emotionen verbalisieren. Dies hilft dem Klienten, sich selbst weiterzuentwickeln.
- **!** Mit **nonverbalen Aufmerksamkeitssignalen**, **Paraphrasieren** und **gesprächserleichternden Äußerungen** wird der Patient ermutigt, frei zu sprechen.

4.4 Besondere medizinische Anforderungen

In diesem Abschnitt wird auf drei spezielle Situationen im ärztlichen Berufsleben eingegangen, die von jedem Arzt ein besonders sensibles Handeln erfordern:

- Onkologie,
- Sexualmedizin und
- Tod und Sterben.

4.4.1 Onkologie

Die Diagnose einer Krebserkrankung löst beim Patienten und den Angehörigen oft existenzielle Krisen aus. Die Zukunft ist ungewiss. Die Patienten schwanken zwischen der Vorstellung von großen Schmerzen, körperlichem Abbau und belastender Therapie und einem großen Optimismus hin und her.

Sensitization und die Repression im Umgang mit einer Krebserkrankung

Die Bewältigungsstile der „Sensitization" und „Repression" (S. 37) werden als stabile Persönlichkeitsmerkmale, sog. **Trait-Merkmale** (S. 37), verstanden, die sich bei der Verarbeitung bedrohlicher Informationen, so also auch bei einer Krebserkrankung, bemerkbar machen.

- Der **Sensitizer** sammelt beispielsweise alle erdenklichen **Informationen** über seine Krebserkrankung und spricht häufig mit Angehörigen oder Ärzten über seine Erwartungen und sein erworbenes Wissen. Auch wird ein möglicher drohender Tod nicht als Tabuthema behandelt, sondern offen angesprochen.
- Ein **Repressor** hingegen verhält sich genau gegenteilig. Er **meidet** wenn möglich die **Konfrontation** mit seiner Krankheit und will nicht informiert und erinnert werden.

Beides sind Möglichkeiten, mit einer Krankheit umzugehen, die von den Angehörigen und Ärzten akzeptiert und berücksichtigt werden sollten.

Modell der Krankheitsverarbeitung von Heim

▸**Wahrnehmung.** Am Anfang der Krankheit steht die Wahrnehmung der krankheitsspezifischen Symptome.

▸**Kognitive Verarbeitung.** Der Gesundheitszustand wird nun bewertet. Der Erkrankte überlegt, ob die wahrgenommenen Veränderungen eine Gefahr bedeuten oder nicht.

▸**Bewältigung.** Es gibt drei Möglichkeiten:

- **Handeln/Kompensation:**
  - sich etwas Gutes tun,
  - Rückzug,
  - Wut – Aggression,
  - Zuwendung suchen,
  - Anpacken,
  - anderen helfen (Altruismus).
- **Kognition:**
  - Dissimulation: die Krankheit herunterspielen,
  - sich ablenken,
  - Vermeidung des Themas,
  - sich selbst aufwerten (Valorisieren),
  - Problemanalyse (richtiges Abwägen und Entscheiden),
  - Relativieren (z. B. erkennen, dass es anderen noch schlechter geht),
  - Rumifizieren (ständiges Grübeln über die Erkrankung),
  - Stoizismus (mit Fassung tragen).
- **Intrapsychisch-emotional:**
  - Haltung bewahren (Selbstkontrolle),
  - aufgeben (Fatalismus),
  - Auflehnung (Protest),
  - Selbstbeschuldigung,
  - Emotionen ausdrücken oder
  - Hinwendung zum Glauben.

Psychotherapeutische Interventionen bei Krebserkrankungen

Bei Krebspatienten werden **depressive Episoden** aus folgenden Gründen häufig **übersehen**:

- Ärzte versäumen es oft, die Patienten nach ihrem Befinden zu fragen,
- Patienten sprechen ihre Probleme häufig nicht selbst an,
- körperliche depressionsbedingte Beschwerden werden meist auf die Krebserkrankung zurückgeführt,
- eine Depression kann als normale Reaktion auf die Erkrankung (miss-)verstanden werden.

Es konnte gezeigt werden, dass folgende **psychotherapeutische Interventionen** hilfreich sind und die Genese bei einer Krebsbehandlung unterstützen.

- **Entspannungstraining und Meditation**: Beide Methoden senken den Stresslevel und helfen bei Einschlafschwierigkeiten.
- **Selbsthilfegruppen:** Die Anwesenheit anderer Betroffener stellt durch den Erfahrungsaustausch und das Erlebnis, verstanden zu werden, eine wichtige psychosoziale Unterstützung dar.
- **Psychoonkologischer Liaisondienst**: Direkte, unaufgeforderte Mitarbeit eines Psychotherapeuten auf der onkologischen Station.

FAZIT – DAS MÜSSEN SIE WISSEN

- ! **Sensitizer:** Er beschäftigt sich mit seiner Erkrankung, sammelt alle erdenklichen **Informationen** über seine Krebserkrankung und spricht häufig mit Angehörigen oder Ärzten über seine Erwartungen und sein erworbenes Wissen.
- ! **Repressor:** Er **meidet** wenn möglich die Konfrontation mit seiner Krankheit und will nicht informiert und erinnert werden.
- ! **Krankheitsverarbeitung** auf 3 Ebenen nach Heim:
  - **Handeln/Kompensation:** z. B. durch „Anpacken",
  - **Kognition:** z. B. durch **Dissimulation** (Krankheit herunterspielen),
  - **Intrapsychisch-emotional:** z. B. aufgeben (Fatalismus).
- ! Bei Krebspatienten werden **depressive Episoden** aus folgenden Gründen häufig **übersehen**:
  - Ärzte versäumen es oft, die Patienten nach ihrem Befinden zu fragen,
  - Patienten sprechen ihre Probleme häufig nicht selbst an,
  - körperliche depressionsbedingte Beschwerden werden meist auf die Krebserkrankung zurückgeführt,
  - eine Depression kann als normale Reaktion auf die Erkrankung (miss-)verstanden werden.
- !! **Psychoonkologischer Liaisondienst:** Direkte, unaufgeforderte Mitarbeit eines Psychotherapeuten auf der onkologischen Station.

4.4.2 Sexualmedizin

Sexueller Reaktionszyklus

William Masters und Virginia Johnson beschrieben Mitte der 60er-Jahre die physiologischen Veränderungen beim Geschlechtsverkehr und der Masturbation in einer idealtypischen Abfolge von Phasen, dem sog. sexuellen Reaktionszyklus.

▸**Erregungsphase.** In dieser Phase reagieren die Sexualorgane aufgrund einer Stimulation. Es steigen bereits Blutdruck, Herzfrequenz sowie Atemfrequenz und Atemtiefe. Beim Mann kommt es zur Erektion des Penis, bei der Frau schwellen Klitoris, Schamlippen und Brustwarzen an. Bei beiden Geschlechtern kommt es zu Hautrötungen besonders am Hals und Dekolletee, die man als „Sex flush“ bezeichnet.

▸**Plateauphase.** In dieser Phase steigt die körperliche Erregung weiter an. Die **Muskelspannung** erhöht sich weiter, auch **Herzfrequenz** und **Blutdruck** steigen weiter an. Die **Brust** wird größer, die **Mamillen** sind prall gefüllt. Beim Mann wird ein Sekret aus den Cowper-Drüsen abgesondert, bei der Frau weiten sich die äußeren Schamlippen, es wird Gleitflüssigkeit abgesondert. Rein subjektiv geben die meisten Menschen an, einen Kontrollverlust zu erleben.

▸**Orgasmus.** Der Orgasmus bildet den Höhepunkt der körperlichen Erregung. Es handelt sich dabei um einen komplexen Vorgang, an dem der gesamte Organismus beteiligt ist. In der Genital- und Analregion treten unwillkürliche **Muskelkontraktionen** auf, beim Mann kommt es zur Ejakulation mit rhythmischen Kontraktionen der Beckenmuskulatur, bei der Frau zu rhythmischen Kontraktionen der orgastischen Manschette, des Uterus und der Beckenmuskulatur. Der Orgasmus wird subjektiv als **Spannungshöhepunkt** erlebt. Spannung und die darauffolgende **Entspannung** sind äußerst lustvolle Erfahrungen.

▸**Rückbildungsphase (Refraktärphase).** Hier gehen alle Zeichen der sexuellen Erregung zurück. Bei der **Frau** gibt es eine **relative Rückbildungsphase.** Das heißt, sie kann kurz nach dem erlebten Orgasmus wieder sexuell erregt werden (mehrfacher sukzessiver Orgasmus). Beim **Mann** hingegen liegt eine **absolute Rückbildungsphase** vor. Er kann einige Zeit nach dem Orgasmus zumindest körperlich nicht erneut sexuell stimuliert werden.

▸**Weitere Fakten zur Sexualität.**

- Je älter, desto länger dauern die vier Phasen.
- Hohe Koitusfrequenz in jüngeren Jahren korreliert mit längerer sexueller Aktivität im Alter.
- Die Sexualität wird vorwiegend durch die Lernerfahrung, weniger durch genetische Disposition determiniert.
- Bei der **Frau** ist der sexuelle **Reaktionsablauf variabler** als beim Mann. Die Frau unterliegt einer größeren **situativen Abhängigkeit** als der Mann.
- Die **Triebintensität** ist beim Mann im jungen Erwachsenenalter am höchsten, bei der Frau eher in den mittleren Jahren.

FAZIT – DAS MÜSSEN SIE WISSEN

- **!! Plateauphase:** Die körperliche Erregung steigt weiter an. Die **Muskelspannung** erhöht sich, auch **Herzfrequenz** und **Blutdruck** steigen. Die weibliche **Brust** wird größer, die **Mamillen** sind prall gefüllt.
- **!** Bei der **Frau** gibt es eine **relative Rückbildungsphase**. Das heißt, sie kann kurz nach dem erlebten Orgasmus wieder sexuell erregt werden (mehrfacher sukzessiver Orgasmus).

Sexuelle Störungen

Es können zwei Arten von sexuellen Störungen unterschieden werden.

- Bei den sexuellen **Funktionsstörungen** läuft ein bestimmter Abschnitt des sexuellen Reaktionszyklus nicht normal ab.
- Bei sexuellen **Abweichungen** handelt es sich um sexuelle Vorlieben, die vom Großteil der Gesellschaft nicht geteilt werden. Hier sind es unübliche Reize, die zu einer Erregung und zu sexueller Lust führen.

Sexuelle Funktionsstörungen

Zu den sexuellen Funktionsstörungen zählen:

▸**Störungen der sexuellen Appetenz.** Unter den Störungen der sexuellen Appetenz fasst man die **Verminderung** oder den Verlust von Interesse an sexueller Aktivität (**Lustlosigkeit**) und die Ausbildung einer Abneigung gegen Sexualität (**sexuelle Aversion**) zusammen.

▸**Störungen der Erregungsphase.** Zu den Störungen der Erregungsphase zählt die **Erektionsstörung** beim Mann, die eine Sekundärfolge körperlicher Störungen sein kann oder psychische Ursachen (z. B. Erwartungsängste) hat. Auch bei der Frau gibt es Störungen, wenn z.B. während der Erregungsphase keine oder zu wenig Gleitsubstanz (**Ausbleiben der Lubrikation**) aus der Vagina abgesondert wird.

▸**Störungen der Orgasmusphase.** Die Störung kann darin bestehen, dass der Orgasmus zu früh oder zu spät auftritt oder aber ganz ausbleibt. Mit „Ejaculatio praecox“ ist ein zu früher Samenerguss gemeint, der häufig bei jungen unerfahrenen Männern auftritt. Gehemmte Ejakulationen können durch einen niedrigen Testosteronspiegel bedingt sein oder durch Drogen, die die sympathische Erregung hemmen. Frauen geben als Störungen an, dass der Orgasmus zu spät kommt oder ganz ausbleibt. Das Ausbleiben des Orgasmus wird beim Mann als „Ejaculatio deficiens“ und bei der Frau als „Anorgasmie“ bezeichnet.

▸**Störungen mit sexuell bedingten Schmerzen.** Hierzu zählen der Vaginismus und die Dyspareunie bei der Frau. Der **Vaginismus** ist ein Krampf der Beckenbodenmuskulatur beim Eindringen des Gliedes in die Vagina. Diese Störung gilt als konditionierte Angstreaktion, die sich aufgrund negativer sexueller Erfahrungen oder durch Schmerzen beim Sexualverkehr ausgebildet hat. Der Begriff **Dyspareunie** bezeichnet Schmerzen beim Geschlechtsverkehr, die häufig körperliche Ursachen (Erkrankungen im Beckenraum; Folgeschäden einer Entbindung) haben.

LERNTIPP !

Störungen der Sexualpräferenz gehören **nicht** zu den sexuellen Funktionsstörungen!

Störungen der Sexualpräferenz (sexuelle Abweichungen, Paraphilien)

Hierzu zählen:

- **Exhibitionismus:** die Lust, sich nackt zu zeigen.
- **Voyeurismus:** die Lust, andere bei sexuellen Handlungen zu beobachten.
- **Fetischismus:** Die Lust wird nur durch bestimmte Objekte, z. B. Slips, Schuhe etc. ausgelöst.
- **Transsexualität/Transsexualismus:** Überzeugung, im falschen Geschlecht geboren zu sein = **sexuelle Identitätsstörung**.
- **Transvestismus:** Lust, sich in das andere Geschlecht zu verwandeln.

- **Sadismus/Masochismus:** Sexuelle Lust wird nur empfunden, wenn dem Partner Schmerz zugefügt wird bzw. man selbst Schmerz zugefügt bekommt.
- **Pädophilie:** Sexuelles Interesse an Kindern, die noch nicht die Pubertät erreicht haben.

LERNTIPP !

Homosexualität wird **nicht** zu den sexuellen Abweichungen nach ICD-10 gezählt!

FAZIT – DAS MÜSSEN SIE WISSEN

- **!!! Sexuelle Funktionsstörungen:**
  - Störungen der **sexuellen Appetenz:** Verminderung oder Verlust von Interesse an sexueller Aktivität (**Lustlosigkeit**) sowie Ausbildung einer Abneigung gegen Sexualität (**sexuelle Aversion**).
  - Störungen der **Erregungsphase**: Bei der Frau liegt eine Störung der Erregungsphase vor, wenn während der Erregungsphase keine oder zu wenig Gleitsubstanz (**Ausbleiben der Lubrikation**) aus der Vagina abgesondert wird.
  - Störungen der **Orgasmusphase**.
  - Störungen mit sexuell bedingten **Schmerzen (Dyspareunie)**
- **! Störungen der Sexualpräferenz (Paraphilien):**
  - Exhibitionismus
  - Voyeurismus
  - Fetischismus
  - Transsexualität/Transsexualismus
  - Transvestismus
  - Sadismus/Masochismus
  - Pädophilie
- **!** Beim **Transsexualismus** handelt es sich um eine Störung der Geschlechtsidentität.

4.4.3 Tod und Sterben, Trauer

Die Sterbephasen nach Kübler-Ross

Dr. Elisabeth Kübler-Ross entwickelte 1971 ein Modell, das beschreibt, welche **Phasen** Sterbende durchlaufen:

- **Phase 1. Nicht-wahrhaben-Wollen:** In dieser Phase kann der Mensch das Sterben nicht akzeptieren und verleugnet alle Indizien, die darauf hinweisen. Typische Verhaltensweisen hierfür sind, dass neue Informationen nicht zur Kenntnis genommen werden und dass großer Wert auf Aussehen und neue Kleidung gelegt werden. Es werden Zufluchten gesucht, indem Zukunftspläne gemacht werden. Je mehr der nahende Tod zur Gewissheit wird, desto mehr isolieren sich die Betroffenen.
- **Phase 2. Zorn- oder Protestphase („Warum ich?!"), Abwehr:** In dieser Phase wird gegen das unausweichliche Schicksal angekämpft. Typische Verhaltensweisen: Ungerechtfertigte Vorwürfe gegen die Umgebung, Pflegepersonal und Angehörige und aggressive Handlungen. Dies kann das Verhältnis belasten. Hier ist es wichtig zu wissen, dass der Sterbende gegen sein Schicksal ankämpfen will.
- **Phase 3. Verhandeln:** Der Erkrankte versucht, mit dem Schicksal, mit Gott oder den Ärzten zu verhandeln, dass er jetzt „noch nicht dran" ist. Diese Phase ist oft kurz. Typische Verhaltensweisen sind häufige Kirchenbesuche, besondere Beteiligung an therapeutischen Maßnahmen, hoffen auf „Wundermittel".
- **Phase 4. Depression:** Dies ist eine Phase der Trauer und Niedergeschlagenheit. Der Sterbende wird sich bewusst, dass er von seinem Leben und seinen Angehörigen Abschied nehmen muss. Die Abwehrmechanismen werden hier nicht mehr benötigt. Typische Verhaltensweisen: Der Sterbende zieht sich möglicherweise in die eigene Gedankenwelt zurück, Beschäftigung mit Schuld. Es kann sein, dass er in Schweigen verfällt, wenn er die Sorge hat, dass er die Pflegekräfte zu sehr belästigt.
- **Phase 5. Akzeptanz/Zustimmung:** In dieser Phase stimmt der Sterbende seinem Schicksal zu. Diese Phase ist nahezu frei von solchen Emotionen wie in den vorangegangenen Phasen. Der Sterbende ist physisch und psychisch meist erschöpft. Das Sterben kann als Erlösung betrachtet werden.

Die Phasen müssen nicht notwendigerweise aufeinander folgen. Sie sind häufig beobachtet worden, sollten aber eher als Orientierung dienen. Die einzelnen Phasen können übersprungen werden, genauso ist es möglich, dass sie in anderer Reihenfolge durchlaufen werden.

Auseinandersetzung mit dem Tod eines Nahestehenden

Bei den Hinterbliebenen bleiben über den Tod des verlorenen Menschen hinaus Trauer und Verlust bestehen, die es im Rahmen der **Trauerarbeit** zu bewältigen gilt.

Auch hier gibt es Phasen, die die meisten Menschen durchleben:

- **Phase 1. Schock:** Die Betroffenen können emotional nicht erfassen, dass es sich um einen endgültigen Verlust handelt. Beispielsweise erleben die Hinterbliebenen das Gefühl, dass der Verstorbene nur verreist sei und bald wiederkehre.
- **Phase 2. Sehnsucht:** Sie ist durch ein starkes Verlangen nach der Nähe des Verstorbenen gekennzeichnet.
- **Phase 3. Depression:** In dieser Phase spüren die Betroffenen einerseits Trauer und Verzweiflung, andererseits Wut und Ärger auf das Schicksal (möglicherweise auch auf den Verstorbenen). Die depressive Phase der Trauer ist von einer pathologischen Depression dadurch abgrenzbar, dass der trauernde Patient in der Lage ist, Freude zu empfinden.
- **Phase 4. Erholungsphase:** Der Tod und Verlust wird angenommen und in eine bedeutungsvolle Perspektive gerückt.

Die Phasen müssen nicht unbedingt alle durchlaufen werden. Sie dienen mehr der Orientierung.

Soziale Unterstützung ist ein wesentlicher Wirkfaktor zur Verbesserung der emotionalen und somit auch körperlichen Befindlichkeit, sowohl bei den Sterbenden als auch bei Hinterbliebenen. Aber auch das Pflegepersonal und die behandelnden Ärzte profitieren von einem guten sozialen Netzwerk.

Euthanasie, Palliativmedizin und Hospizarbeit

▸**Euthanasie.** Der Begriff Euthanasie ist ein medizinischer Terminus, der aus dem Griechischen stammt und mit „leichter Tod" zu übersetzen ist (zu Unrecht wurde mit Euthanasie zur Zeit des Nationalsozialismus die Vernichtung sogenannten „unwerten Lebens" bezeichnet).

Euthanasie meint heutzutage eine aktive oder passive Sterbehilfe, die ein menschenwürdiges Ausscheiden aus dem Leben zum Ziel hat. Der Begriff Sterbehilfe bezeichnet ganz allgemein eine wie auch immer geartete **Beschleunigung des Sterbeprozesses** und der Herbeiführung des Todes bei unheilbar Kranken oder Sterbenden. Man unterscheidet dabei zwischen aktiver, indirekter und passiver Sterbehilfe.

- Während die **aktive Sterbehilfe** die direkte Gabe von tödlichen Medikamenten oder Substanzen beinhaltet, ist
- die **indirekte Sterbehilfe** die Inkaufnahme lebensverkürzender Maßnahmen (z. B. die Gabe von Medikamenten zur Schmerzreduktion).
- Die **passive Sterbehilfe** ist das Unterlassen lebensverlängernder Maßnahmen.

▸**Palliativmedizin.** Aktive Sterbehilfe ist in Deutschland verboten. Man versucht aber, durch die Palliativmedizin das Leiden der Patienten vor ihrem Tod zu lindern. **Aufgaben** der **Palliativmedizin** sind:

- **Schmerzlinderung**,
- Verbesserung der **Lebensqualität**,
- Milderung **psychosozialer Belastungen**,
- **Sterbebegleitung** und **spirituelle Begleitung**.

LERNTIPP !

Die Palliativmedizin hat **nicht** die Heilung der Grunderkrankung oder eine Lebensverlängerung zum Ziel.

▸**Hospizarbeit.** Hospize sind Einrichtungen, in denen Todkranke menschenwürdig auf ihrem letzten Weg begleitet werden. **Ziele** der **Hospizarbeit** sind analog zu denen der Palliativmedizin:

- Verbesserung der **Lebensqualität**,
- Einbeziehung der **Angehörigen**,
- Erkennung und Behandlung von **Schmerzen** sowie
- das mit dem Patienten gemeinsame Gestalten von **Sterberitualen**

FAZIT – DAS MÜSSEN SIE WISSEN

- !! **5 Sterbephasen** nach Dr. Elisabeth **Kübler-Ross**:
  - Phase 1: Nicht-wahrhaben-Wollen,
  - Phase 2: Zorn- oder Protestphase („Warum ich?!“), Abwehr,
  - Phase 3: Verhandeln,
  - Phase 4: Depression,
  - Phase 5: Akzeptanz/Zustimmung.
- ! Die **depressive Phase der Trauer** ist von einer pathologischen Depression dadurch abgrenzbar, dass der trauernde Patient in der Lage ist, Freude zu empfinden.
- !! **Aufgaben der Palliativmedizin** sind:
  - Schmerzlinderung,
  - Verbesserung der Lebensqualität,
  - Milderung psychosozialer Belastungen,
  - Sterbebegleitung und spirituelle Begleitung.
- ! **Ziele der Hospizarbeit** sind:
  - Verbesserung der Lebensqualität,
  - Einbeziehung der Angehörigen,
  - Erkennung und Behandlung von Schmerzen sowie
  - das mit dem Patienten gemeinsame Gestalten von Sterberitualen.

GESCHAFFT ✓

Sie sind nun fast mit der Psychologie/Soziologie durch und Ihnen steht nur noch ein sehr kleines Lernpaket bevor. Sie werden sich nun zum Abschluss noch mit den gesetzlichen Rahmenbedingungen des deutschen Gesundheitssystems befassen. Anschließend geht es noch um die Förderung und Erhaltung von Gesundheit – auch sehr wichtig, wenn man in Kürze an einer wichtigen Prüfung teilnehmen will.

LERNPAKET 4

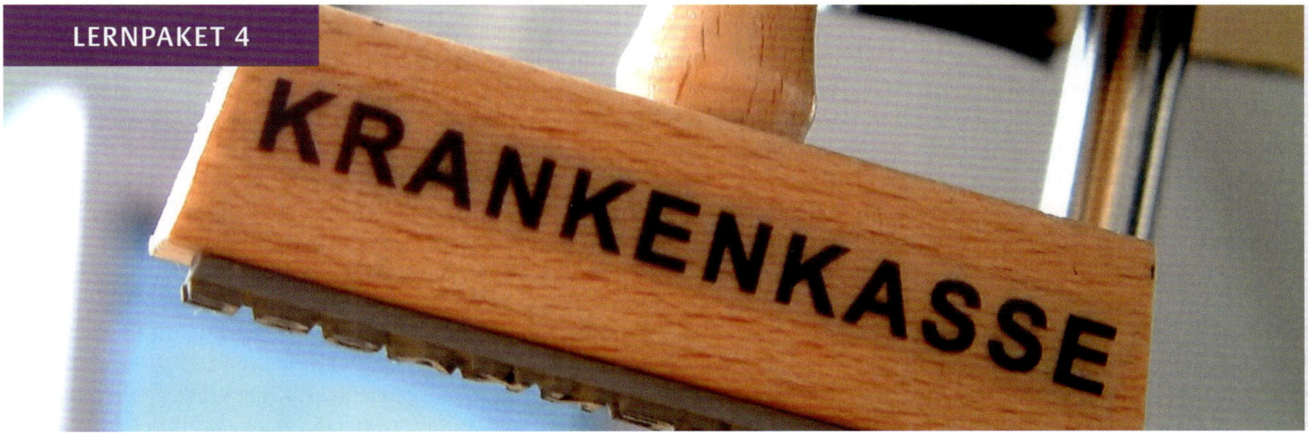

Fotolia, Bilderbox/Erwin Wodicka

5 Patient und Gesundheitssystem

5.1 Stadien des Hilfesuchens

Das Krankheitsverhalten beschreibt die Schritte, die ein Mensch unternehmen kann, wenn er sich krank fühlt.

▸**Schritt 1: Wahrnehmung der Krankheitssymptome.** Die **Wahrnehmung** von Beschwerden und Symptomen ist der **erste Schritt** im Prozess des Krankheitsverhaltens.

Der Grund, warum die meisten Menschen Hilfe aufsuchen, liegt in der Feststellung, dass etwas mit ihnen nicht in Ordnung ist bzw. sich etwas zum Negativen verändert hat.

▸**Schritt 2: Information von Bezugspersonen.** Hat der Betroffene die Symptome als Krankheitssymptome eingestuft, die behandlungsbedürftig sind, informiert er sehr häufig sein soziales Umfeld. Dieses soziale Umfeld wird auch als Laiensystem bezeichnet, da es sich in den meisten Fällen nicht nur um Mediziner handelt. Aufgrund der Zuweisungen durch das Laiensystem werden weitere Schritte in Angriff genommen.

▸**Schritt 3: Unterstützung im Laiensystem.** Häufig kommt es in dieser Phase vor, dass der Betroffene innerhalb des Laiensystems weiterverwiesen wird (zum Laiensystem werden alle Nichtmediziner gerechnet). So könnte der Betroffene möglicherweise an sehr kompetente Bekannte vermittelt werden.

Die Einflussnahme des sozialen Bezugssystems wird als **Laienzuweisungssystem** bezeichnet. Es nimmt in unteren sozialen Schichten eine gewichtigere Rolle ein als in den oberen sozialen Schichten.

▸**Schritt 4: Inanspruchnahme professioneller Hilfe.** Hier findet der Kontakt mit dem medizinischen Versorgungssystem statt, die „wirkliche" Patientenrolle (S. 11) beginnt.

Befragt man die Allgemeinbevölkerung, so gibt die **Mehrzahl** der Menschen an, innerhalb der letzten 7 Tage ein oder **mehrere Symptome** bei sich wahrgenommen zu haben. Die Entscheidung, letztendlich einen Arzt aufzusuchen, wird von der **Intensität der Beschwerden** (**subjektiver Gesundheitszustand**), der **emotionalen Situation** und der **subjektiven Krankheitstheorie** (**Laienätiologie**, **Laienzuweisungssystem**, s. u.) des Betroffenen beeinflusst.

Die Wahrscheinlichkeit, dass ein Arzt aufgesucht wird, hängt von folgenden Faktoren ab:

- **Subjektivem Gesundheitszustand:** Nimmt der Betroffene subjektiv einen hohen Leidensdruck wahr, wird er eher einen Arzt aufsuchen.
- **Finanzierung der Behandlung:** Das Aufsuchen des Arztes ist wahrscheinlicher, wenn der Patient annimmt, dass die ggf. notwendige Behandlung von seiner Krankenkasse finanziert wird.
- **Erreichbarkeit des Arztes:** Je geringer der Aufwand für einen Arztbesuch, desto eher wird er in Angriff genommen.
- **Einschätzung der Ernsthaftigkeit der Erkrankung:** Dabei sind neben dem Laienwissen des Patienten auch seine individuelle Einstellung gegenüber Krankheit und der Rolle des Hilfsbedürftigen von Bedeutung.
- **Einstellung gegenüber dem medizinischen Versorgungssystem:** Eigene Erfahrungen mit ärztlicher Versorgung spielen eine wichtige Rolle dabei, ob der Betroffene davon ausgeht, dass ein Arzt ihm tatsächlich dieses Mal helfen kann.

Der behandelnde Arzt sollte sich bewusst sein, dass der Patient bereits einige Schritte des Hilfesuchens hinter sich hat, wenn er zum ersten Mal die Praxis betritt.

5.2 Bedarf und Nachfrage

Bei einer bedarfsgerechten Versorgung geht es darum, die Nachfrage und das medizinische Angebot so aufeinander abzustimmen, dass eine optimale medizinische Versorgung entsteht.

▸**Bedarf und Versorgung.** Der Bedarf an medizinischer Versorgung wird in einen subjektiven und einen objektiven Bedarf unterteilt.

- Der **subjektive Bedarf** beschreibt den subjektiven Wunsch der Patienten nach Versorgung.
- Der **objektive Bedarf** bemisst sich an dem tatsächlichen Vorhandensein einer Krankheit oder Funktionseinschränkung.
- Ein **latenter Bedarf** liegt vor, wenn ein objektiver Bedarf besteht, aber kein subjektiver Bedarf vorhanden ist. Dies kann z. B. bei Menschen der Fall sein, die unter einer psychischen Störung leiden, bei der es keine Krankheitseinsicht gibt. Es gibt auch den umgekehrten Fall, dass ein subjektiv hoher Bedarf besteht, aber objektiv der Bedarf niedrig ist. Dies wäre bei hypochondrischen Menschen der Fall, die das Bedürfnis nach medizinischer Versorgung haben, obwohl objektiv kein Krankheitsbefund vorliegt.

Die Diskrepanz zwischen subjektivem und objektivem Bedarf wird als Over- bzw. Under-Utilization bezeichnet. Dabei steht **Over-Utilization** (**Überversorgung**) für eine Nachfrage trotz fehlendem objektivem Bedarf, **Under-Utilization** (**Unterversorgung**) für einen Nachfragemangel trotz objektiv vorhandenem Bedarf.

Die **bildgebende Diagnostik** bei **unkomplizierten Rückenschmerzen** ist ein gutes Beispiel für eine **Überversorgung** im deutschen Gesundheitswesen.

▸**Einfluss des Ärzteangebots auf die Nachfrage.** Beim Verhältnis von Ärzteangebot und Nachfrage gilt: Je höher das Angebot, desto höher die Nachfrage. Dies wird als **angebotsinduzierte Nachfrage** bezeichnet. Um dies zu verhindern, haben die Krankenkassen kostenreduzierende Maßnahmen entwickelt.

Dies sind zum Beispiel **für Patienten**:

- **Rückerstattungen** von Versicherungsprämien, wenn keine Leistungsansprüche an die Krankenversicherung gestellt wurden.
- Auszahlung von **Prämien**, wenn keine Leistungen in Anspruch genommen wurden.

Für **Ärzte**:

- eine **Obergrenze** für Arzneimittelverschreibungen
- **Restriktionen** bezüglich der **Niederlassungsmöglichkeit**.

APROPOS
Wird eine Untersuchungsmethode zur Abrechnung in der ärztlichen Gebührenordnung neu aufgenommen (z. B. die Ultraschalluntersuchung des Herzens), lässt sich regelmäßig beobachten, dass die Häufigkeit, mit der diese Untersuchung durchgeführt wird, beträchtlich ansteigt.

FAZIT – DAS MÜSSEN SIE WISSEN

- **!** Eine Befragung der Allgemeinbevölkerung ergibt, dass die **Mehrzahl** der Menschen innerhalb der letzten 7 Tage ein oder **mehrere Symptome** bei sich wahrgenommen haben.
- **!** Die Inanspruchnahme ärztlicher Leistungen wird am stärksten durch die **Intensität der Beschwerden** (subjektiver Gesundheitszustand) und das **Laienzuweisungssystem** (subjektive Krankheitstheorie) sowie die **emotionale Situation** des Betroffenen gesteuert.
- **!! Angebotsinduzierte Nachfrage:** Je höher das (Ärzte-) Angebot, desto höher die Nachfrage.
- **!** Die **bildgebende Diagnostik** bei **unkomplizierten Rückenschmerzen** ist ein gutes Beispiel für eine **Überversorgung** im deutschen Gesundheitswesen.
- **!** Für Vertragsärzte gilt in Deutschland **keine** uneingeschränkte Niederlassungsfreiheit.

5.3 Strukturen des deutschen Gesundheitssystems

Die Patientenkarrieren werden auch von dem jeweiligen **Gesundheitssystem** mit beeinflusst.

Das **Beveridge-Modell** ist ein Gesundheitssystem, bei dem ein **nationaler Gesundheitsdienst** mit zweckgebundenen **Steuern** finanziert wird. Es ist z. B. in England verwirklicht.

In Amerika gibt es ein **privatwirtschaftliches Gesundheitssystem**, bei dem es keine Versicherungspflicht gibt. Der größte Teil der amerikanischen Bevölkerung ist privat krankenversichert. Der Staat zieht sich aus der Steuerung des Gesundheitssystems zurück, und die Gesundheitsversorgung erfolgt hauptsächlich durch private Anbieter. Sie wird durch Markt- und Wettbewerbsmechanismen reguliert.

In Deutschland gibt es ein Sozialversicherungssystem (**Bismarck-Modell**). Das bedeutet, dass die Gesundheitsleistungen über die gesetzlichen Krankenversicherungen finanziert werden. Die Beiträge zu dieser Versicherung orientieren sich am Bruttoarbeitseinkommen des Versicherungsnehmers.

Im **deutschen Gesundheitssystem** sind verschiedene Prinzipien umgesetzt:

In der **Gesetzlichen Krankenversicherung** (**GKV**) gilt das **Solidarprinzip**, bei dem die Erwerbstätigen **15,5 % ihres Einkommens** über den Gesundheitsfonds als Beiträge an die Krankenkassen bezahlen. Dieser Beitrag ist gedeckelt bei Einkommen von 3 737,50 € pro Monat bzw. 47 250 €/Jahr (Beitragsbemessungsgrenze). D. h. bei höherem Einkommen wird der Monatsbeitrag nicht höher als 15,5 % von 3 737,50 €. Bei Arbeitnehmern übernimmt 7,3 % des Beitrags der Arbeitgeber. Der Arbeitnehmeranteil ist somit mit 8,2 % etwas höher. Weitere von den Kassen individuell erhobene Zusatzbeiträge sind möglich, übersteigen diese 2 % des sozialversicherungspflichtigen Einkommens erfolgt ein Sozialausgleich. Der Beitrag ist nicht risikobezogen. Alle Versicherten besitzen unabhängig von der jeweiligen Beitragszahlung, vom Krankenrisiko und dem Familienstand den gleichen Leistungsanspruch. Kinder und Ehepartner sind beitragsfrei mitversichert. Etwa **90 %** der deutschen Bevölkerung sind gesetzlich versichert. Die Gesetzliche Krankenversicherung (GKV) ist ein Zweig der Sozialversicherung und eine Pflichtversicherung für Arbeiter und Angestellte unterhalb einer festgelegten Einkommensgrenze (Versicherungspflichtgrenze) von brutto 4 237,5 € pro Monat bzw. 50 850 €/Jahr sowie für Rentner, Arbeitslose, Studenten und Landwirte. Die Versicherten können aus einer Vielzahl von Krankenkassen auswählen. Die Mitgliedschaft in der GKV ist freiwillig für Selbstständige und für Angestellte über der o. g. Einkommensgrenze; für diese besteht alternativ die freie Wahl für eine private Krankenversicherung. In der GKV Versicherte können private Zusatzversicherungen abschließen.

Die **privaten Krankenversicherungen** (**PKV**) sind nicht am Gesundheitsfonds beteiligt. In der PKV gilt das **Äquivalenzprinzip**, d. h. die **Prämienhöhe** ist von eigenen **Risikomerkmalen** (wie Alter und Vorerkrankungen) und dem Umfang des **Versicherungsschutzes** abhängig. Beiträge werden für jedes Familienmitglied erhoben. Ca. 10 % der Deutschen sind privat krankenversichert. Privatversicherte müssen zunächst in Vorleistung treten und bekommen das Geld zurückerstattet (**Kostenerstattungsprinzip**). Arbeitnehmer können einer privaten Krankenversicherung nur beitreten, wenn ihr Einkommen über der Versicherungspflichtgrenze (s. o.) liegt.

Das deutsche Gesundheitssystem ermöglicht **Konkurrenzverhältnisse** zwischen Herstellern von Geräten und Arzneimitteln, niedergelassenen Ärzten, Krankenhäusern sowie den gesetzlichen Krankenversicherungen.

2004 wurden mit dem Gesetz zur Modernisierung der gesetzlichen Krankenversicherungen **medizinische Versorgungszentren** gegründet. Sie sind ein Zusammenschluss aus Ärzten verschiedener Fachrichtungen und anderen Therapeuten wie Physiotherapeuten oder Psychotherapeuten. Ziel dieser Versorgungszentren ist die Verkürzung der Behandlungswege und damit Einsparung der Kosten.

▸ **Risikoselektion.** Für alle Versicherungen und somit auch die gesetzlichen Krankenkassen ist es profitabel, Menschen mit einem **geringen Gesundheitsrisiko** zu versichern – denn sie zahlen mehr Beiträge ein, als sie Kosten verursachen (= **günstige Kostenstruktur**). Darum sind die Krankenkassen bemüht, sehr viele junge, gesunde Mitglieder zu werben.

▸ **Ambulante und stationäre Versorgung.** Eine weitere Besonderheit des deutschen Systems ist die Unterteilung der Ärzteschaft in eine **ambulante** und eine **stationäre Versorgung**. 2011 waren ca. 143 000 Ärzte ambulant und ca. 170 000 stationär tätig.

In der **ambulanten Versorgung** werden niedergelassene **Hausärzte** und **Fachärzte** zur Verfügung gestellt. Der Patient hat die **freie Arztwahl**. In Deutschland gilt für alle **gesetzlich krankenversicherten** Patienten das **Sachleistungsprinzip**. Das bedeutet, dass der gesetzlich versicherte Patient über seinen Krankenkassenbeitrag das Recht zur ärztlichen Versorgung erwirbt und der **Arzt** mit der **Krankenkasse**, nicht mit dem Patienten, seine Leistungen abrechnet. Die Patienten erhalten also ohne direkte finanzielle Transaktionen Gesundheitsleistungen. Der Arzt wird indirekt, nämlich über den Umweg der **kassenärztlichen Vereinigung**, honoriert. Der Patient dagegen hat keine Einsicht in die von ihm verursachten Kosten.

Die **stationäre Versorgung** ist durch folgende Punkte charakterisiert:

- Die Leistungen für die stationäre Versorgung werden bei Patienten der GKV über die **Krankenkassen** abgerechnet.
- Die **Kosten** für die stationäre Versorgung sind in den letzten Jahren **gestiegen** (sie machen mit den **größten Anteil der Leistungsausgaben** der gesetzlichen Krankenversicherungen aus), während die Verweildauer der Patienten abgenommen hat.
- Es gibt **Maßnahmen** (z. B. Disease-Management-Programme), die ambulante und stationäre Versorgung enger miteinander vernetzen sollen (= **integrierte Versorgung**).

▸ **Direkte und indirekte Gesundheitskosten.** Direkte Gesundheitskosten sind die Kosten, die anfallen, um Patienten zu behandeln (z. B. ärztliche Leistungen, Medikamente). Zu den **indirekten Gesundheitskosten** zählen z. B. Kosten durch **Produktivitätsausfall**.

▸ **Risikostrukturausgleich.** Im Rahmen des Risikostrukturausgleichs erfolgten bis zum Jahr 2009 **Ausgleichszahlungen** zwischen den gesetzlichen Krankenversicherungen. Dadurch wurden Unterschiede, z. B. bezüglich der Häufigkeit und Qualität von Krankheitsrisiken der Versicherten kompensiert. Heute entspricht der Risikostrukturausgleich den differenzierten Zuweisungen der Gelder an die Krankenkassen aus dem **Gesundheitsfonds**.

▸ **Rentenversicherung.** Sie leistet die monatliche Zahlung der Rente ab dem Eintritt in den Ruhestand. Der Ruhestand ist gesetzlich festgelegt. Die Grenze variiert ab und zu leicht nach unten oder nach oben. Dies hängt von vielen Faktoren ab. Die Gesetzliche Rentenversicherung (GRV) ist wie die GKV ein Teil der Sozialversicherung und eine Pflichtversicherung für nicht selbstständige Arbeitnehmer und Auszubildende. Ihre Träger sind unter anderem die Bundesversicherungsanstalt für Arbeit und die Landesversicherungsanstalten.

Neben der regulären Rentenzahlung zählen zu den **Leistungen der gesetzlichen Rentenversicherung** auch Präventions- und **Rehabilitationsmaßnahmen** (z. B. Anschlussbehandlung nach einem Herzinfarkt) und die Erwerbsminderungsrente.

FAZIT – DAS MÜSSEN SIE WISSEN

- **! Bismarck-Modell:** Gesundheitsleistungen werden über eine **gesetzliche Krankenversicherung** finanziert. Die Beiträge zu dieser Versicherung orientieren sich am Bruttoarbeitseinkommen.
- **! Beveridge-Modell:** Gesundheitssystem, bei dem ein **nationaler Gesundheitsdienst** mit zweckgebundenen **Steuern** finanziert wird (z. B. in England).
- **!!! Gesetzliche Krankenversicherung:**
  - Es gilt das **Solidarprinzip**, der Beitragssatz beträgt bei Erwerbstätigen insgesamt 14,6 + 0,9 = **15,5 % des Einkommens** und wird über den Gesundheitsfonds an die Krankenkassen bezahlt.
  - Etwa **90 %** der deutschen Bevölkerung sind gesetzlich versichert. Die Versicherten können aus einer Vielzahl von Krankenkassen auswählen.
  - **Sachleistungsprinzip**: Der gesetzlich versicherte Patient erwirbt über seinen Krankenkassenbeitrag das Recht zur ärztlichen Versorgung und der Arzt rechnet mit der **Krankenkasse**, nicht mit dem Patienten, seine Leistungen ab. Die Patienten erhalten also ohne direkte finanzielle Transaktionen Gesundheitsleistungen.
- **!! Private Krankenversicherung:** Es gilt das **Äquivalenzprinzip**, d. h. die Prämienhöhe ist von eigenen Risikomerkmalen (wie Alter und Vorerkrankungen) und dem Umfang des Versicherungsschutzes abhängig. Arbeitnehmer können einer privaten Krankenversicherung nur beitreten, wenn ihr Einkommen über der **Versicherungspflichtgrenze** liegt.
- **!** Private Krankenversicherungen arbeiten nach dem **Kostenerstattungsprinzip**: Der Patient muss zunächst in Vorleistung treten und bekommt das Geld zurückerstattet.
- **!** Das deutsche Gesundheitssystem ermöglicht **Konkurrenzverhältnisse** zwischen Herstellern von Geräten und Arzneimitteln, niedergelassenen Ärzten, Krankenhäusern sowie den gesetzlichen Krankenversicherungen.
- **! Risikoselektion:** Für alle Versicherungen und somit auch die gesetzlichen Krankenkassen ist es profitabel, Menschen mit einem **geringen Gesundheitsrisiko** zu versichern – denn sie zahlen mehr Beiträge ein, als sie Kosten verursachen (= **günstige Kostenstruktur**). Darum sind die Krankenkassen bemüht, sehr viele junge, gesunde Mitglieder zu werben.
- **!** Ein **medizinisches Versorgungszentrum** ist ein Zusammenschluss von Ärzten und Therapeuten.
- **!** In der **ambulanten Versorgung** werden niedergelassene **Hausärzte** und **Fachärzte** zur Verfügung gestellt. Der Patient hat die **freie Arztwahl**.
- **!!!** Die **stationäre Versorgung** ist durch folgende Punkte charakterisiert:
  - Die Leistungen werden bei Patienten der GKV über die **Krankenkassen** abgerechnet.
  - Die **Kosten** für die stationäre Versorgung sind in den letzten Jahren **gestiegen**, während die **Verweildauer** der Patienten in den letzten Jahren stetig **abgenommen** hat.
  - Es gibt **Maßnahmen** (z. B. Disease-Management-Programme), die ambulante und stationäre Versorgung enger miteinander vernetzen sollen (= **integrierte Versorgung**).

- ! Zu den **indirekten Gesundheitskosten** zählen z. B. Kosten durch **Produktivitätsausfall**.
- ! **Risikostrukturausgleich:** Bis zum Jahr 2009 erfolgten **Ausgleichszahlungen** zwischen den gesetzlichen Krankenversicherungen. Dadurch wurden Unterschiede z. B. bezüglich der Häufigkeit und Qualität von Krankheitsrisiken der Versicherten kompensiert. Heute entspricht der Risikostrukturausgleich den differenzierten Zuweisungen der Gelder an die Krankenkassen aus dem **Gesundheitsfonds**.

5.4 Qualitätsmanagement im Gesundheitswesen

Ziel des Qualitätsmanagements ist die Optimierung der medizinischen Versorgung. Es lässt sich in die drei Bereiche Struktur-, Prozess- und Ergebnisqualität unterteilen.

▸**Strukturqualität.** Hier werden die Rahmenbedingungen medizinischer Versorgung untersucht, z. B. die Qualifikation der in einer Einrichtung tätigen Berufsgruppen.

▸**Prozessqualität.** Sie beschreibt sämtliche **diagnostischen, pflegerischen** und **therapeutischen Maßnahmen** innerhalb eines Versorgungsablaufs. Sie ist schwerer zu messen als die Strukturqualität, da die Kriterien für eine Prozessqualität an sich schwer messbar sind. Häufig werden Standardwerte gesetzt. Dann wird überprüft, inwieweit sich die untersuchten Prozesse von diesen Standards entfernen.

Mangelhafte Prozesse können sich z. B. durch **Schnittstellenprobleme** in der medizinischen Versorgung ausdrücken. Dazu kommt es, wenn **Informationen** beim Übergang von einer Versorgungsinstanz zur nächsten **verloren** gehen.

LERNTIPP !

Zur Prozessqualität gehört also auch eine gute Kommunikation zwischen den in der Klinik tätigen Berufsgruppen. Das will das IMPP wissen!

▸**Ergebnisqualität.** Sie beschreibt das Ausmaß, in dem die zuvor gesetzten Ziele erreicht werden. Größen sind hier die durchschnittliche **Verweildauer** eines Patienten, die **Mortalitätsrate**, aber auch subjektive Werte wie die **Patienten-Zufriedenheit** oder die Einschätzung der **subjektiven Lebensqualität** nach einer Therapie.

Der Begriff der **Effizienz** beschreibt den **Nutzen** im Verhältnis zum **Einsatz der Mittel** zum Erreichen eines **Gesundheitszieles**.

▸**Grundprinzipien evidenzbasierter Medizin.** Mit Evidenz ist hier das Ergebnis der wissenschaftlichen Forschung gemeint. Man gibt, gemessen an aktuellen **wissenschaftlichen Erkenntnissen** und **Kriterien**, im Rahmen der **evidenzbasierten Medizin** der Methode den Vorzug, die im klinischen Einsatz **effektiver** als alle anderen ist. Eine **randomisierte kontrollierte Untersuchung** (S. 19) ist am besten geeignet, um die Wirksamkeit einer Behandlungsmethode zu überprüfen und zu einem evidenzbasierten Urteil zu kommen.

FAZIT – DAS MÜSSEN SIE WISSEN ✕

- ! **Strukturqualität:** Hier werden die Rahmenbedingungen medizinischer Versorgung untersucht, z. B. die Qualifikation der in einer Einrichtung tätigen Berufsgruppen.
- !!! **Prozessqualität:** Sie beschreibt sämtliche **diagnostischen, pflegerischen** und **therapeutischen Maßnahmen** innerhalb eines Versorgungsablaufs. Mangelhafte Prozesse können sich z. B. durch **Schnittstellenprobleme** in der medizinischen Versorgung ausdrücken. Dazu kommt es, wenn **Informationen** beim Übergang von einer Versorgungsinstanz zur nächsten **verloren** gehen.
- !! **Ergebnisqualität:** Sie beschreibt das Ausmaß, in dem die zuvor gesetzten Ziele nach einer Therapie erreicht werden. Größen sind hier z. B. die durchschnittliche **Verweildauer**, die **Mortalitätsrate**, aber auch die **Patienten-Zufriedenheit** oder die Einschätzung der **subjektiven Lebensqualität**.
- !! **Evidenzbasierte Medizin:** Man gibt, gemessen an aktuellen **wissenschaftlichen Erkenntnissen** und **Kriterien**, der Methode den Vorzug, die im klinischen Einsatz **effektiver** als alle anderen ist. Eine **randomisierte kontrollierte Untersuchung** ist am besten geeignet, um die Wirksamkeit einer Behandlungsmethode zu überprüfen und zu einem evidenzbasierten Urteil zu kommen.

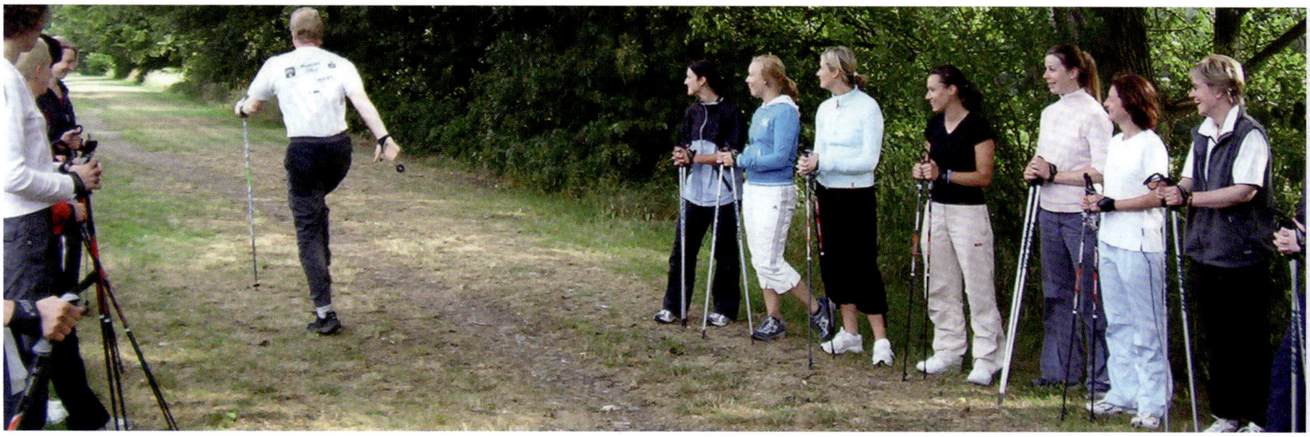

C. Götz

6 Förderung und Erhaltung von Gesundheit

6.1 Prävention

LERNTIPP !

Das IMPP scheint die Prävention sehr wichtig zu nehmen. Wie sonst sollte man sich erklären, dass regelmäßig so viele Fragen zu diesem Thema gestellt werden? Ihre beste Prävention vor unangenehmen Überraschungen in der Prüfung ist eine sorgfältige Erarbeitung des Themas.

Gesundheitsförderungsmaßnahmen sind vorrangig darauf ausgerichtet, das alltägliche **Gesundheitsverhalten** der Menschen zu beeinflussen und ihre **Gesundheitskompetenz** zu stärken.

Den größten Nutzen auf der Bevölkerungsebene bringen Maßnahmen, die bei den Menschen keinen eigenen Aufwand erfordern, wie z. B. eine Fluoridierung des Trinkwassers.

Prävention bedeutet allgemein „**vorbeugen**" und im medizinischen Sinne auch „**Verhindern von Krankheit**". Es gibt drei Arten von Prävention: primäre, sekundäre und tertiäre Prävention.

6.1.1 Primäre Prävention

Das Ziel der primären Prävention ist, **Krankheiten** grundsätzlich zu **verhindern**. Es wird also schon beim **gesunden Menschen** angesetzt. Möglichkeiten primärer Prävention sind **Schutzimpfungen**, **Kampagnen gegen das Rauchen**, **Ernährungsberatung**, aber auch das **Zähneputzen** gehört hierher. Man versucht, möglichst viele Schutzfaktoren gegen Krankheiten zu finden, um diese dann zu verstärken. Hierzu zählt auch die Vermeidung von Risikofaktoren. Auch ein so drastischer Eingriff, wie eine **Mastektomie** bei Vorliegen einer BRCA1-Mutation gehört zur Primärprävention.

Für die Gesamtbevölkerung ist es häufig nützlicher, wenn die präventiven Maßnahmen auf **große Gruppen** mit **geringem Risiko** zielen und nicht etwa auf kleine Gruppen, deren Erkrankungsrisiko hoch ist (= **Paradox der Prävention**). So kann eine präventive Maßnahme, die der Gesellschaft einen großen Nutzen bringt, dem einzelnen Individuum u. U. wenig helfen.

▸**Schutzfaktoren.** Sie werden auch **Protektivfaktoren** genannt und können im Verlauf der **Pathogenese** pathobiologische Mechanismen **unterbrechen** oder in ihrer Wirkung **abschwächen**. Somit wirken sie auch einer **Rezidivbildung** (= Rückfall im Heilungsprozess) oder **Chronifizierung** entgegen.

Resilienz bedeutet **psychische Elastizität**. Es handelt sich um die psychischen und physischen Fähigkeiten, die einem Individuum helfen, belastende Lebenskrisen **ohne langfristige Beeinträchtigung** zu verarbeiten. Bei einer hohen Resilienz im Umgang mit Krisen akzeptiert der Mensch die Situation, sucht aktiv nach einer Lösung (aktives Coping), fordert Hilfe und Unterstützung ein und bewahrt trotz der ungünstigen Situation die Überzeugung, dass die Situation sich wieder bessern wird.

LERNTIPP !

Aus dem Physikum: Wenn es beispielsweise einem Kind aus einer zerrütteten Familie mit extrem schwierigen Lebens- und Bildungsverhältnissen gelingt, einen guten Schulabschluss und eine erfolgreiche berufliche Laufbahn zu erreichen, spricht das für eine ausgeprägte Resilienz.

Neben der **Resilienz** stellen auch **dispositionaler Optimismus**, eine hohe **internale Kontrollüberzeugung** und **Selbstwirksamkeitserwartung** psychische Schutzfaktoren gegenüber Krankheitsrisiken dar.

▸**Salutogenetisches Konzept.** Der Medizinsoziologe **Aaron Antonovsky** entwickelte 1993 das salutogenetische Modell. Er schlug vor, bei der Betrachtung von Krankheit und Gesundheit den Fokus des Interesses auf die Aspekte zu lenken, die Menschen gesund erhalten. Sein salutogenetisches Modell fragt, warum ein Mensch trotz widriger Umstände gesund wird oder gesund bleibt. (Ein pathogenetisches Modell dagegen erforscht Ursachen und Entstehung von Krankheit.)

Im salutogenetischen Modell gibt es zwei **Kernstücke des Gesundheitserhalts**, die allgemeinen Widerstandsressourcen und den Kohärenzsinn:

- **Allgemeine Widerstandsressourcen** sind innerpsychische Faktoren wie Persönlichkeitsfaktoren oder Copingstrategien, außerpsychische Faktoren wie das soziale Netzwerk, aber auch Umwelt- oder physiologische und biologische Faktoren.
- Als **Kohärenzsinn** oder **Kohärenzgefühl** wird eine stabile **Handlungsorientierung** bezeichnet. Das Kohärenzgefühl ist bei einem Menschen hoch ausgeprägt, wenn er die Welt, in der er lebt, als **verstehbar**, **handhabbar** und **sinnbehaftet** auffasst. Sind diese Überzeugungen wenig ausgeprägt, ist der Kohärenzsinn gering und damit zur Erhaltung der Gesundheit weniger günstig.

▸ **Health-Belief-Modell.** Dieses Modell beschreibt die Bedingungen, von denen gesundheitsbewusstes Verhalten abhängt. Dies schließt auch die Inanspruchnahme ärztlicher Hilfeleistungen ein. Das **Health-Belief-Modell** (oder: **sozialkognitives Prozessmodell**) betont die Wichtigkeit der **subjektiven gesundheitsbezogenen Überzeugungen** (beliefs). Gesundheitsbewusstes Verhalten wird begünstigt, wenn:

- die **Überzeugung** besteht, auf die eigene Gesundheitssituation **Einfluss** nehmen zu können und dies auch umsetzen zu können,
- die **Gefährlichkeit einer Erkrankung** als hoch eingeschätzt wird,
- die eigene Gefährdung (**Risiko, Anfälligkeit**) durch die Krankheit als hoch eingeschätzt wird,
- die **präventiven Maßnahmen** als effektiv (wirksam) eingeschätzt werden,
- der Aufwand der präventiven Verhaltensweisen als gering eingeschätzt wird (wahrgenommene **Barrieren**, die dem präventiven Verhalten entgegenstehen).

In Untersuchungen hat sich gezeigt, dass Frauen und Angehörige höherer sozialer Schichten ein besonders gesundheitsbewusstes Verhalten zeigen.

Nicht berücksichtigt im Health-Belief-Modell wird die Überzeugung, dass das gewünschte Verhalten auch unter **widrigen Umständen** aufrechterhalten werden kann.

LERNTIPP !

In der Prüfung werden zahlreiche Beispiele zum Thema Health-Belief-Modell aufgeführt.
Es wird z. B. ein Raucher mit chronisch obstruktiver Lungenerkrankung (COPD) herangezogen, und Sie sollten wissen, dass dieser am ehesten das Rauchen aufgeben wird, wenn er die Symptome der Erkrankung dem Rauchen zuschreibt und er davon überzeugt ist, dass sie nach dem Rauchstopp verschwinden werden.
Weiteres Beispiel: Eine Frau, die wegen ihrer genetischen Prädisposition Angst vor Brustkrebs hat, wird wahrscheinlich häufiger zur Mammografie gehen, wenn ihre Ärztin betont, wie wichtig häufige Früherkennungsuntersuchungen für den Erfolg einer eventuellen Therapie sind.

▸ **Verhältnisprävention.** Unter diesen Begriff fallen Maßnahmen, die gesundheitsförderliche Verhältnisse, z. B. am Arbeitsplatz oder an öffentlichen Plätzen, fördern. Hierzu gehört z. B. auch das **Rauchverbot** in öffentlichen Gebäuden, besonders auch in Schulen, oder das Vom-Markt-Nehmen von Lebensmitteln, die im Verdacht stehen, gesundheitsgefährdend zu sein.

FAZIT – DAS MÜSSEN SIE WISSEN ✗

- !! Das Ziel der **primären Prävention** ist, Krankheiten grundsätzlich zu **verhindern**. Möglichkeiten primärer Prävention sind z. B. Schutzimpfungen oder Kampagnen gegen das Rauchen, aber auch eine Mastektomie bei Vorliegen einer BRCA1-Mutation.
- ! **Paradox der Prävention:** Für die Gesamtbevölkerung ist es häufig nützlicher, wenn präventive Maßnahmen auf **große Gruppen** mit **geringem Risiko** zielen und nicht etwa auf kleine Gruppen mit hohem Risiko.
- !! **Schutzfaktoren (Protektivfaktoren):** Sie können im Verlauf der Pathogenese pathobiologische Mechanismen unterbrechen oder in ihrer Wirkung abschwächen. Sie wirken auch einer Rezidivbildung oder Chronifizierung entgegen.
- !!! **Resilienz** bedeutet **psychische Elastizität**. Es handelt sich um die psychischen und physischen Fähigkeiten, die einem Individuum helfen, belastende Lebenskrisen ohne langfristige Beeinträchtigung zu verarbeiten (= psychischer Schutzfaktor). Auch **dispositionaler Optimismus**, eine hohe **internale Kontrollüberzeugung** und **Selbstwirksamkeitserwartung** stellen psychische Schutzfaktoren gegenüber Krankheitsrisiken dar.
- ! **Salutogenetisches Konzept** mit zwei Kernstücken des Gesundheitserhalts:
  - **Allgemeine Widerstandsressourcen:** innerpsychische Faktoren (Persönlichkeitsfaktoren, Copingstrategien), außerpsychische Faktoren (soziales Netzwerk, Umwelt- oder physiologische und biologische Faktoren).
  - **Kohärenzsinn** (Kohärenzgefühl): Stabile **Handlungsorientierung**. Das Kohärenzgefühl ist bei einem Menschen hoch ausgeprägt, wenn er die Welt, in der er lebt, als **verstehbar**, **handhabbar** und **sinnbehaftet** auffasst.
- !!! **Health-Belief-Modell** (oder: **sozialkognitives Prozessmodell**): Es betont die Wichtigkeit der **subjektiven gesundheitsbezogenen Überzeugungen** (beliefs). Gesundheitsbewusstes Verhalten wird begünstigt, wenn
  - die Überzeugung besteht, auf die eigene Gesundheitssituation **Einfluss** nehmen zu können und dies auch umsetzen zu können,
  - die **Gefährlichkeit einer Erkrankung** als hoch eingeschätzt wird,
  - die eigene Gefährdung (**Risiko, Anfälligkeit**) durch die Krankheit als hoch eingeschätzt wird,
  - die **präventiven Maßnahmen** als effektiv (wirksam) eingeschätzt werden,
  - der Aufwand der präventiven Verhaltensweisen als gering eingeschätzt wird (wahrgenommene **Barrieren**, die dem präventiven Verhalten entgegenstehen).
- ! Nicht berücksichtigt im Health-Belief-Modell wird die Überzeugung, dass das gewünschte Verhalten auch unter **widrigen Umständen** aufrechterhalten werden kann.
- !!! **Verhältnisprävention:** Maßnahmen, die gesundheitsförderliche Verhältnisse, z. B. am Arbeitsplatz oder an öffentlichen Plätzen, fördern. Hierzu gehört z. B. auch das **Rauchverbot** in öffentlichen Gebäuden und v. a. in Schulen, oder das Vom-Markt-Nehmen von Lebensmitteln, die im Verdacht stehen, gesundheitsgefährdend zu sein.

6.1.2 Sekundäre Prävention

Die Aufgabe der sekundären Prävention ist die **Früherkennung** von Krankheiten, um eine **Verschlimmerung** oder **Chronifizierung** zu **verhindern**. Zu den Maßnahmen gehören Screening-Tests, z. B. die **Vorsorge-Untersuchungen** zur Krebsfrüherkennung.

Zusammenhang zwischen Risikofaktor und Krankheit

Damit sekundäre Präventionsmaßnahmen durchgeführt werden können, müssen **Zusammenhänge** zwischen **Krankheiten** und **Ursachen** hinreichend geklärt sein. **Risikofaktoren** begünstigen dabei in der Regel das Eintreten einer Erkrankung, lösen sie aber nicht alleinursächlich aus. **Risikoindikatoren** dagegen tragen ursächlich nicht zum Eintreten einer Erkrankung bei, machen aber als assoziierte Faktoren eine Aussage über das Krankheitsrisiko.

Um Erkenntnisse über den Zusammenhang von Verhaltensweisen oder Umweltfaktoren und der Erkrankungshäufigkeit zu erhalten, werden **epidemiologische Studien** durchgeführt, bei denen folgende **Evidenzkriterien** vorausgesetzt werden:

- Der **Zusammenhang zwischen Ursache und Wirkung** lässt sich **prospektiv** testen und er ist biologisch und zeitlich plausibel,
- Die **Krankheitshäufigkeit** wird durch **Ausschalten der Einflussgröße** reduziert.
- Die Ergebnisse müssen **reproduzierbar** sein.
- Die **Stärke des Zusammenhangs** zwischen Einfluss- und Zielgröße muss sichtbar werden (Dosis-Wirkungs-Beziehung: z. B. starker Raucher hat größeres Lungenkarzinomrisiko als Gelegenheitsraucher).

▸**Epidemiologische Untersuchung.** Es gibt grundsätzlich zwei Möglichkeiten:

Bei der **retrospektiven epidemiologischen Studie** wird rückwirkend in **Fallkontrollstudien** untersucht, wie sich das Verhalten oder eine Exposition von Kranken zu Gesunden unterschieden hat. Die rückwirkende Auswertung von Daten bringt eine hohe **Untersuchungsökonomie** mit sich. Ein weiterer Vorteil der retrospektiven Studie ist, dass sich auch Faktoren für seltene Krankheiten ausfindig machen lassen. Nachteile sind: Eine rückwirkende Untersuchung ist nie so genau wie eine Untersuchung momentaner oder zukünftiger Gegebenheiten, weil man rückwirkend keine Variablen mehr verändern kann.

In der **prospektiven epidemiologischen Studie** wird beobachtet, ob ein vermuteter **Risikofaktor** in der Zukunft zu einer vermuteten Krankheit führen wird oder ob ein **Schutzfaktor** (z. B. Vitaminzufuhr) vor einer Erkrankung schützt. Der Vorteil dieser Art von Studie ist, dass sie zuverlässige Informationen über die **Inzidenz von Morbidität** in der Bevölkerung gibt. Der Nachteil ist, dass sich kaum seltene Krankheiten untersuchen lassen, weil sich nicht genügend Probanden finden werden.

▸**Epidemiologische Transition.** Sie beschreibt die verschiedenen **Ausbreitungsmuster** unterschiedlicher Krankheiten und Todesursachen im zeitlichen Wandel oder zwischen Ländern unterschiedlichen Entwicklungsstandes.

Die Gründe für die Verbreitung sind vielfältig und umfassen **ökonomische** und **soziologische Faktoren**. So ändern sich beispielsweise durch eine Verstädterung auch die Lebens- und Nahrungsgewohnheiten. Dies kann einer von vielen Gründen für die Veränderung der spezifischen Krankheiten in Entwicklungsländern sein.

FAZIT – DAS MÜSSEN SIE WISSEN

- **!!!** Die Aufgabe der sekundären Prävention ist die **Früherkennung** von Krankheiten, um eine **Verschlimmerung** oder **Chronifizierung** zu **verhindern**. Zu den Maßnahmen gehören Screening-Tests, z. B. die **Vorsorge-Untersuchungen** zur Krebsfrüherkennung.
- **!!** Bei der Durchführung von epidemiologischen Studien werden folgende **Evidenzkriterien** vorausgesetzt:
  - Der Zusammenhang zwischen Ursache und Wirkung lässt sich **prospektiv** testen, und er ist **biologisch** und **zeitlich plausibel.**
  - Die **Krankheitshäufigkeit** wird durch Ausschalten der Einflussgröße **reduziert.**
  - Die Ergebnisse müssen **reproduzierbar** sein.
  - Die **Stärke des Zusammenhangs** zwischen Einfluss- und Zielgröße muss sichtbar werden (**Dosis-Wirkungs-Beziehung**: z. B. starker Raucher hat größeres Lungenkarzinomrisiko als Gelegenheitsraucher).
- **!! Retrospektive epidemiologische Studie:** Es wird rückwirkend **in Fallkontrollstudien** untersucht, wie sich das Verhalten oder eine Exposition von Kranken zu Gesunden unterschieden hat. Die rückwirkende Auswertung von Daten bringt eine hohe **Untersuchungsökonomie** mit sich.
- **! Risikofaktoren** begünstigen dabei in der Regel das Eintreten einer Erkrankung, lösen sie aber nicht alleinursächlich aus.
- **! Risikoindikatoren** dagegen tragen ursächlich nicht zum Eintreten einer Erkrankung bei, machen aber als assoziierte Faktoren eine Aussage über das Krankheitsrisiko.
- **!! Prospektive epidemiologische Studie:** Es wird beobachtet, ob ein vermuteter **Risikofaktor** in der **Zukunft** zu einer vermuteten Krankheit führt oder ob ein **Schutzfaktor** (z. B. Vitaminzufuhr) vor einer Erkrankung schützt. Der Vorteil dieser Art von Studie ist, dass sie zuverlässige Informationen über die **Inzidenz von Morbidität** in der Bevölkerung gibt.
- **!!! Epidemiologische Transition:** Sie beschreibt die verschiedenen **Ausbreitungsmuster** unterschiedlicher Krankheiten und Todesursachen im **zeitlichen Wandel** oder **zwischen Ländern** unterschiedlichen Entwicklungsstandes.

Verhaltensprävention

Verhaltensprävention bedeutet, **risikobehaftetes Verhalten** zu **reduzieren**, um die Gefahr von Erkrankungen zu minimieren. Viele Menschen ändern ihre Verhaltensweisen jedoch auch dann nicht, wenn sie um das Risiko ihres Verhaltens wissen. Dies lässt sich unter anderem durch die Theorie der kognitiven Dissonanz (S. 12) erklären.

▸**Transtheoretisches Modell der Verhaltensänderung. Prochaska**, Norcross und **DiClemento** (1994) haben ein Stadienmodell beschrieben, das den Prozess einer **gelungenen Verhaltensänderung** beschreibt:

- **Stufe 1. Absichtslosigkeit**: Der Betroffene ist noch nicht zur Verhaltensänderung bereit und hat noch kein Problembewusstsein. Um die nächste Stufe der Verhaltensänderung zu erreichen – also ein Problembewusstsein zu wecken –, sollte der Arzt den Patienten über die **schädlichen Folgen** seines Verhaltens und die Pros und Kontras einer Verhaltensänderung **informieren.**
- **Stufe 2. Bewusstwerdung (contemplation):** Der Betroffene erkennt die Notwendigkeit einer Veränderung, handelt aber noch nicht, sondern wägt ab.
- **Stufe 3. Abwägen/Vorbereitung (preparation):** Es hat sich eine Entscheidung herauskristallisiert. Nun werden die einzelnen nötigen Schritte abgewogen. Um Stufe 4 der Verhaltensänderung zu erreichen, sollte der Arzt die **Selbstwirksamkeit** des Patienten **stärken**, also den Glauben des Patienten daran, dass er das auch schafft oder einen **konkreten Plan** mit ihm erarbeiten.
- **Stufe 4. Handeln (action):** Das geplante Verhalten wird umgesetzt.

- **Stufe 5. Rückschläge aushalten:** Der Betroffene entwickelt die Fähigkeit, bei möglichen Rückschlägen wieder auf Stufe 3 oder 4 einzusteigen.
- **Stufe 6. Stabilisierung/Aufrecherhaltung (maintenance):** Wenn der Prozess bis hierher positiv durchlaufen wurde, muss er stabilisiert werden, damit die Veränderung wirksam bleibt.

FAZIT – DAS MÜSSEN SIE WISSEN

- !! **Verhaltensprävention:** Reduktion von **risikobehaftetem Verhalten**, um die Gefahr von Erkrankungen zu minimieren. Die Theorie der **kognitiven Dissonanz** erklärt, warum Menschen ihre Verhaltensweisen häufig auch dann nicht ändern, wenn sie über ihr risikoreiches Verhalten Bescheid wissen.
- !!! **Transtheoretisches Modell der Verhaltensänderung:** Es handelt sich dabei um ein **Stadienmodell**. Prochaska, Norcross und DiClemento (1994) beschrieben den Prozess einer **gelungenen Verhaltensänderung**:
  1. **Abwehr (Absichtslosigkeit):** Der Betroffene hat noch kein Problembewusstsein.
  2. **Bewusstwerdung (contemplation):** Der Betroffene erkennt die Notwendigkeit einer Veränderung. Um Problembewusstsein zu wecken, sollte der Arzt den Patienten über die schädlichen Folgen seines Verhaltens **informieren**.
  3. **Abwägen/Vorbereitung (preparation):** Es hat sich eine Entscheidung herauskristallisiert. Um Stufe 4 der Verhaltensänderung zu erreichen, sollte der Arzt die **Selbstwirksamkeit** des Patienten **stärken**, also den Glauben des Patienten daran, dass er das auch schafft oder einen **konkreten Plan** mit ihm erarbeiten.
  4. **Handeln (action):** Das geplante Verhalten wird umgesetzt.
  5. **Rückschläge aushalten:** Der Betroffene entwickelt die Fähigkeit, bei möglichen Rückschlägen wieder auf Stufe 3 oder 4 einzusteigen.
  6. **Stabilisierung/Aufrecherhaltung (maintenance):** Wenn der Prozess bis hierher positiv durchlaufen wurde, muss er stabilisiert werden, damit die Veränderung wirksam bleibt.

6.1.3 Tertiäre Prävention

Das Ziel der tertiären Prävention ist die **Besserung des Krankheitszustands** von schwer oder chronisch Kranken und Behinderten. Hierzu gehört auch die **Verbesserung der Lebensqualität** der Betroffenen. Die Gruppe, die in die tertiäre Prävention fällt, besteht aus Menschen mit dauerhaften Beeinträchtigungen. Zur tertiären Prävention gehören z. B. Rehabilitationsmaßnahmen zur sozialen Eingliederung von Behinderten oder **Disease-Management-Programme** (= leitlinienorientierte Behandlungskonzepte für chronisch Kranke).

Charakteristische Merkmale und Ziele solcher „**Managed-Care-Programme**" sind:

- die **Einschränkung** der **freien Arztwahl** mit Stärkung der **Rolle des Hausarztes**,
- **Kosteneinsparung** (z. B. durch Verringerung stationärer Behandlungen) und
- **leitlinienorientierte Therapie**.

Eine Verbesserung der Lebensqualität erreicht man auch, indem man den Patienten zu einem besseren Selbstmanagement verhilft, z. B. durch Patientenschulungen (S. 66). **Selbstmanagement** beschreibt den **eigenverantwortlichen Umgang** eines chronisch Kranken mit seiner Krankheit.

FAZIT – DAS MÜSSEN SIE WISSEN

- !! **Tertiäre Prävention:** Ziel ist die **Besserung des Krankheitszustands** (oder der **Lebensqualität**) von schwer oder chronisch Kranken und Behinderten.
- !!! **Disease-Management-Programme** (= leitlinienorientierte Behandlungskonzepte für chronisch Kranke): Charakteristische Merkmale und Ziele solcher „**Managed-Care-Programme**" sind:
  - die **Einschränkung der freien Arztwahl** mit Stärkung der Rolle des Hausarztes,
  - **Kosteneinsparung** (z. B. durch Verringerung stationärer Behandlungen) und
  - **leitlinienorientierte Therapie**.
- ! **Selbstmanagement** beschreibt den **eigenverantwortlichen Umgang** eines chronisch Kranken mit seiner Krankheit.

6.2 Maßnahmen

6.2.1 Gesundheitserziehung und Gesundheitsförderung

Die Gesundheitserziehung dient der primären Prävention (s. o.) und hat zum Ziel, gesundheitsförderliche Verhaltensweisen zu verstärken und zu fördern, sodass sie zukünftig häufiger gezeigt werden. Sie soll darüber hinaus dafür sorgen, sich im Krankheitsfall richtig zu verhalten (sekundäre Prävention) und eine angemessene Nachsorge zu betreiben (tertiäre Prävention).

Ein erheblicher Einfluss auf unser Gesundheitsverhalten wird von unserer direkten Umwelt ausgeübt. So lernen wir bereits als Kinder in der **Familie** durch das Lernen am Modell viele Verhaltensweisen, die Ernährung und Körperpflege betreffen. **Schule** und **Peer-Group** sowie die Gesundheitsförderung am Arbeitsplatz in den **Betrieben** wirken sich ebenfalls auf unsere Verhaltensweisen und Einstellungen aus.

Neben der direkten Umwelt gibt es in Deutschland auch Institutionen, die für die Gesundheitsversorgung und somit auch für unser Gesundheitsverhalten verantwortlich sind. Dies sind u. a. auf Bundesebene das **Bundesministerium für Gesundheit und Soziale Sicherheit** und auf Länderebene die **Landesministerien für Gesundheit und Soziales**. Hinzu kommen öffentlich-rechtliche Körperschaften (z. B. Bundesverbände der Krankenkassen) und freie Träger (z. B. Verbraucherzentralen).

Zum **öffentlichen Gesundheitsdienst** gehören z. B. die **Gesundheitsämter**, die den Kommunen oder den Ländern angehören. Ärzte und Angestellte im öffentlichen Gesundheitsdienst haben folgende Aufgaben:

- Erstellen **amtsärztlicher Gutachten** und **Schulgesundheitsuntersuchungen**,
- Bekämpfung und Überwachung von **Seuchen**,
- Aufsicht über **Lebensmittel-** und **Umwelthygiene**,
- **Medizinalaufsicht** (Überwachung der niedergelassenen, nicht akademischen Heilberufe),
- fürsorgerische **Beratung und Betreuung** von chronisch Kranken und Behinderten,
- medizinische **Einstellungsuntersuchungen** bei Anwärtern für den öffentlichen Dienst.

6.2.2 Rehabilitation, Soziotherapie, Selbsthilfe und Pflege

Rehabilitation

Die Rehabilitation ist eine Maßnahme der tertiären Prävention. Sie soll die Folgen einer Krankheit reduzieren. Der Patient soll wenn möglich wieder in sein soziales Umfeld und seine Arbeit und somit in die Gesellschaft eingegliedert werden. Die Rehabilitationsmaßnahmen werden von den **gesetzlichen Kranken-, Renten- und Unfallversicherungen**, der **Bundesanstalt für Arbeit**, Kinder- und Jugendhilfe sowie Sozialhilfe finanziert. Daher bezeichnet man diese Institutionen auch als Träger der Rehabilitationseinrichtungen.

Rehabilitation wird heutzutage in den meisten Fällen noch stationär durchgeführt, ambulante Behandlungskonzepte nehmen allerdings immer mehr zu.

Soziotherapie

Die Bezeichnung Soziotherapie ist ein Oberbegriff für Verfahren, die den sozialen Kontext des Patienten so verändern, dass er sich positiv auf den Gesundheitszustand auswirkt.

Die **Soziotherapie** bezeichnet ein besonderes **Versorgungsangebot** der **gesetzlichen Krankenversicherung**. Es soll Kranken dabei helfen, in möglichst kurzer Zeit **unabhängig von fremder Hilfe** zu sein. Die Soziotherapie wurde speziell für **Patienten mit Psychosen** eingeführt.

Im Rahmen der Soziotherapie werden **ärztlich verordnete Leistungen koordiniert** und die Patienten mit schweren psychischen Erkrankungen werden **angeleitet** und dazu **motiviert**, die ärztlichen Leistungen in Anspruch zu nehmen.

In die Soziotherapie wird häufig das **nahe soziale Umfeld** des Patienten miteinbezogen (Familie, enge Freunde, Verwandte). So stärken beispielsweise Angehörigengruppen die Angehörigen selbst und unterstützen, indem sie ein Krankheitsbewusstsein und mögliche Verhaltensweisen vermitteln. Weitere Hilfestellung der Soziotherapie sind der Aufbau eines **sozialen Netzwerks**, die Sicherung des **Arbeitsplatzes** und die **Wohnungsbeschaffung**.

Selbsthilfegruppen

Selbsthilfegruppen sind **freiwillige Zusammenschlüsse** von Betroffenen und haben folgende Merkmale und Zielsetzungen:

- **Informationsvermittlung** über Erkrankung und Therapie,
- Hilfe zur **Krankheitsbewältigung**,
- Kommunikation mit anderen Betroffenen und **Erfahrungsaustausch**,
- **Überwindung sozialer Isolation** und Unternehmungen mit Menschen in einer ähnlichen Situation,
- regelmäßige Treffen.

Aus Selbsthilfegruppen gehen häufig **Patientenvertreter** in Entscheidungsgremien des Gesundheitswesens hervor.

Informelle Selbsthilfegruppen sind formlose Zusammenschlüsse, die sich allein auf den privaten Bereich beziehen.

Formelle Selbsthilfegruppen gehen über den privaten Charakter hinaus. Sie haben meist eine sehr klare Struktur und Regeln. Einige dieser Selbsthilfegruppen organisieren sich auch in Selbsthilfeorganisationen.

Formelle Gruppen (im Allgemeinen) sind z. B. Arbeitsteam, Aufsichtsrat, Verein, Schulklasse, aber **nicht** Leute, die sich im Urlaub getroffen haben und sich dort „zusammentun".

FAZIT – DAS MÜSSEN SIE WISSEN

- **!!** Ärzte und Angestellte im **öffentlichen Gesundheitsdienst** haben folgende Aufgaben:
  - Erstellen amtsärztlicher **Gutachten** und **Schulgesundheitsuntersuchungen**,
  - Bekämpfung und Überwachung von **Seuchen**,
  - Aufsicht über **Lebensmittel-** und **Umwelthygiene**,
  - **Medizinalaufsicht** (Überwachung der niedergelassenen, nicht akademischen Heilberufe),
  - fürsorgerische **Beratung und Betreuung** von chronisch Kranken und Behinderten,
  - medizinische **Einstellungsuntersuchungen** bei Anwärtern für den öffentlichen Dienst.
- **!** **Rehabilitationsmaßnahmen** werden von den **gesetzlichen Kranken-, Renten-** und **Unfallversicherungen**, der **Bundesanstalt für Arbeit**, Kinder- und Jugendhilfe sowie Sozialhilfe finanziert.
- **!!!** **Soziotherapie:** Versorgungsangebot der **gesetzlichen Krankenversicherung**. Es soll Kranken dabei helfen, in möglichst kurzer Zeit **unabhängig von fremder Hilfe** zu sein. Die Soziotherapie wurde speziell für Patienten mit **Psychosen** eingeführt. Es werden **ärztlich verordnete Leistungen koordiniert** und die Patienten mit schweren psychischen Erkrankungen werden **angeleitet** und dazu **motiviert**, die ärztlichen Leistungen in Anspruch zu nehmen.
- **!!** Selbsthilfegruppen sind **freiwillige Zusammenschlüsse** von Betroffenen. Selbsthilfegruppen haben folgende Merkmale und Zielsetzungen:
  - **Informationsvermittlung** über Erkrankung und Therapie,
  - Hilfe zur **Krankheitsbewältigung**,
  - Kommunikation mit anderen Betroffenen und **Erfahrungsaustausch**,
  - **Überwindung sozialer Isolation** und Unternehmungen mit Menschen in einer ähnlichen Situation,
  - regelmäßige Treffen.
  - Aus Selbsthilfegruppen gehen häufig **Patientenvertreter** in Entscheidungsgremien des Gesundheitswesens hervor.
- **!** **Formelle Gruppen** (im Allgemeinen): z. B. Arbeitsteam, Aufsichtsrat, Verein, Schulklasse, aber **nicht** Leute, die sich im Urlaub getroffen haben und sich dort „zusammentun".

Pflege

Krankenpflege umfasst alle Maßnahmen zur ganzheitlichen Pflege durch ausgebildetes Fachpersonal (Krankenpfleger und Krankenpflegehelfer). Ziel der Krankenpflege ist die Gesundung des Patienten. Berücksichtigt werden wie in der Medizin physische, psychische und soziale Faktoren. Die Krankenpflege beinhaltet eine Pflegeanamnese, also die Erfassung von Informationen, die für eine Pflegeplanung notwendig sind. Die Pflegeplanung umfasst die individuelle und generelle Problemstellung, die Festsetzung der Pflegeziele und einen Plan über die Pflegemaßnahmen. Derzeit sind etwa **2,5 Millionen** Menschen in Deutschland **pflegebedürftig**. Die überwiegende Mehrheit dieser Patienten wird von **Angehörigen** versorgt.

▸ **Pflegeversicherung.** Sie ist seit 1995 Teil des sozialen Sicherungssystems. Der **medizinische Dienst der Krankenversicherung** (**MDK**) hat **beratende** und **gutachterliche Aufgaben** für Patienten und Krankenkassen. Er begutachtet auch die Pflegebedürftigkeit, indem er nach einem festgelegten **Punktesystem** die Anzahl erforderlicher Pflegeminuten für Hilfe bei den Aktivitäten des täglichen Lebens (z. B. Nahrungsaufnahme, Körperpflege, Stuhl- und Urinkontrolle, hauswirtschaftliche Versorgung und Mobilität) ermittelt, die wiederum die Grundlage zur Zuordnung in eine der drei **Pflegestufen** darstellen. Die Pflegestufen unterscheiden „erheblich Pflegebedürftige“, „schwer Pflegebedürftige“ und „schwerst Pflegebedürftige“ und bestimmen die Höhe der finanziellen Mittel, die von der Pflegeversicherung dafür zur Verfügung gestellt werden.

FAZIT – DAS MÜSSEN SIE WISSEN ✕

- **!!** Derzeit sind etwa **2,5 Millionen** Menschen in Deutschland **pflegebedürftig**. Die überwiegende Mehrheit dieser Patienten wird von **Angehörigen** versorgt.
- **! Medizinischer Dienst der Krankenversicherung (MDK):** Er hat **beratende** und **gutachterliche Aufgaben** für Patienten und Krankenkassen.
- **!** Der MDK begutachtet auch die **Pflegebedürftigkeit**, indem er nach einem festgelegten **Punktesystem** die Anzahl erforderlicher Pflegeminuten für Hilfe bei den Aktivitäten des täglichen Lebens (z. B. Nahrungsaufnahme, Körperpflege, Stuhl- und Urinkontrolle, hauswirtschaftliche Versorgung und Mobilität) ermittelt, die wiederum die Grundlage zur Zuordnung in eine der drei **Pflegestufen** darstellen.

GESCHAFFT ✓

Herzlichen Glückwunsch! Sie haben alle prüfungsrelevanten Inhalte der Psychologie/Soziologie erfolgreich gelernt. Zum Wiederholen sollten Sie sich kurz vor der Prüfung noch einmal auf die FAZIT-Kästen konzentrieren, die alle prüfungsrelevanten Informationen der letzten Jahre enthalten.
Viel Erfolg beim Physikum!

Sachverzeichnis

A

AAS (allgemeines Adaptationssyndrom) 8
Absichtslosigkeit 85
Absolutskala 14
Abwägen 85
Abwehrmechanismus 68
Abweichung, sexuelle 76
Abweichungs-IQ 34
Adaptation 25
Adaptationssyndrom, allgemeines 8
ADHS (Aufmerksamkeitsdefzit-Hyperaktivitäts-Störung) 32
Adoleszenz 50
Adressatenwechsel 60
AEP (akustisch evoziertes Potenzial) 23
Aggravation 10
Aggregatdaten 21
Aggressionstrieb 9
Agnosie 34
Agoraphobie 37
Akkommodation 47
Akkulturation 53
Akteur-Beobachter-Verzerrung 41
Aktivität, elektrodermale 25
Aktivitätstheorie 51
Alarmphase 8
Alarmreiz 24
Algesimetrie 26
Allgemeinanamnese 64
Alpha-Blockade 23, 24
Alpha-Welle 23
Altenquotient 52
Alternativhypothese 13
Alterspyramide 52
Altersstruktur 52
Alterungsmodell 51
Altruismus 11
Ambivalenz-Konflikt 41
Amnesie 33
Amplitude 23
Amygdala 32, 37
Anale Phase 43
Analogskala 14
Anamnese 64
Änderungssensitivität 17
Anforderungs-Kontroll-Modell 50
Angst 37
- phobische 37
- Verhaltenstherapie 71
Angsthierarchie 71
Angstkonfrontation 71
Anorexia nervosa 55
Anorgasmie 76
Anspannung 25
Antonovsky, Aaron 83
Appellebene 60
Appetenz 39
- sexuelle 76
Appetenz-Appetenz-Konflikt 41
Appetenz-Aversions-Konflikt 41
Appetenzverhalten 39
Apraxie 34
Äquilibrationsprinzip 47
Äquivalenzprinzip 80
Arbeitsgedächtnis 33
Arbeitslosengeld II 57
Arbeitslosigkeit 55
Ärger 8
Arztberuf 58
Ärzteangebot 80
Ärztegelöbnis 59
Ärztekammer 58
Arzt-Patient-Beziehung 64
- Balintgruppe 63
- Kommunikation 60
Arztrolle 11
Assimilation 47
Ätiologie 6
Attachment Theory 46
Attrappe 39
Attributionsfehler, fundamentaler 41
Attributionstheorie 41
Aufenthaltswechsel 57
Aufmerksamkeit 32
Aufmerksamkeitsdefizit-Hyperaktivitäts-Störung (ADHS) 32
Ausbalancieren 19
Auslösemechanismus, angeboren 39
Außenwanderung 53
Authentizität 74
Aversions-Aversions-Konflikt 41
Aversion, sexuelle 76
Aversionstherapie 71

B

Balintgruppe 63
Basisemotion 36
Becherglas-Versuch 47
Bedürfnis 40
Bedürfnispyramide nach Maslow 40
Behandlung
- ambulante 61
- Erklärung 66
- stationäre 61
Behaviorismus 40
Behavioristischer Ansatz 44
Beitragsbemessungsgrenze 80
Belastungsstörung, posttraumatische 38
Benachteiligung, soziale 57
Beobachtung 14
Beratung, ärztliche 66
Bereitschaftspotenzial 24
Besitzklasse 56
Bestrafung 30, 72
Beta-Welle 23
Beurteilungsfehler, systematischer 64
Beurteilungsskala
- absolute 14
- relative 15
Beveridge-Modell 80
Bevölkerung 51
- Todesursache 54
Bevölkerungsbewegung 52
Bevölkerungspyramide 52
Bewusstsein 24
Bewusstwerdung 85
Beziehungsebene 60
Beziehungskommentar 60
Bezugsperson 46, 79
Bindungstheorie 46
Binnenwanderung 53
Bio-Feedback 72
Biopsychologie 8
Biopsychosoziales Modell 26
Blindversuch 19
Borderline-Persönlichkeitsstörung 44
Bottom-up-Prozess 32
Bourgeoisie 56
Broca-Aphasie 34
Bulimia nervosa 55
Bundesärzteordnung 58

C

Cattell-Intelligenzmodell 34
Charaktertypologie 43
Chronifizierung 6
Chunk 33
CNV (contingent negative variation) 24
Compliance 11, 62
Confounding 18
contemplation 85
Contingent Negative Variation 24
Coping
- aktives 83
- Modell 9
Critical Life-Event 50

D

Daten
- qualitative 22
- quantitative 22
Dateninterpretation 22
Deduktion 22
Defensivreaktion 25
Defizit-Modell 51
Delta-Welle 23, 25
Demografie 51
Denken 47
Denkoperation, konkrete 47
Dependente Persönlichkeitsstörung 45
Depression 9, 38, 70
- anaklitische 46
- kognitive Verhaltenstherapie 73
- Krebserkrankung 75
Deprivation, strukturelle 56
Deprofessionalisierung 58
Desensibilisierung
- in-vivo 71
- systematische 71
Devianz 10
Diagnosesystem 67
Diagnostic and Statistical Manual of Mental Disorders (DSM) 67
Differenzierung, soziale 56
Disengagement-Theorie 51
Dispositionismus 42
Dissimulation 10, 75
Dissonanz, kognitive 12
Dissonanzreduktion 12
Dissoziale Persönlichkeitsstörung 44
Disstress 8
Doppelblindversuch 19
Drei-Berge-Versuch 47
Drifthypothese 55
drittes Lebensalter 52
DSM (Diagnostic and Statistical Manual of Mental Disorders) 67
Durkheim, Émile 11
Dyspareunie 76

E

EEG (Elektroenzephalogramm) 23
EEG-Wellen-Desynchronisation 24
Effektivitätsziffer 53
Effektstärke 22, 65
Effizienz 82
Egozentrismus 47
Eichstichprobe 15
Eichung 15
Eigenanamnese 64
Eigenschaftstheorie 42
Eindruck
- erster 64
- letzter 64
Einkommensdisparität 56
Einwortstadium 48
Einzelgespräch 61
Ejakulation 76
Ekel, Verhaltenstherapie 71
EKP (ereigniskorreliertes Potenzial) 23
Elastizität, psychische 83
Elektroenzephalogramm (EEG) 23
Emotion 35
Emotionstheorie, kognitive 36
Empathie 74
Empowerment 66
Endhandlung 39
Entprofessionalisierung 58
Entspannungstraining 75
Entwicklung 45
- demografische 54
- emotionale 46
- geistige 51
- kognitive 47
- lebenslange 49
Erektionsstörung 76
Ergebnisevaluation 20, 65
Ergebnisqualität 82
Erikson-Stufenmodell 49
Erkrankung, psychische 7
Erregungsphase 75
- Störung 76
Erschöpfungsphase 8
Erstkontakt 64
Erwachsenenalter 50
Erwartungsenttäuschung 63
Erwerbsklasse 56
Erwerbssektor 57
Erwerbstätigkeit 55
Erziehungsstil 48
Es 9
Es-Impuls 69
Etikettierung 10
Etikettierungsansatz 7
Eustress 8
Euthanasie 77
Evaluation 20, 65
Evaluationsstudie 20
Evidenz 82
Exhibitionismus 76
Experiment 18
Experimentalgruppe 19
Exploration 64
Extraversion 42
Eysencks Dimension 42

F

Facial Action Coding System 36
Facial-Feedback-Hypothese 36

FACS (Facial Action Coding System) 36
Fallkontrollstudie 20
Falsch negativ 17
Falsch positiv 17
Falsifikationsprinzip 13
Familienanamnese 64
Familientherapie 61
Familienzyklus 54
Fatalismus 75
Fehler, logischer 64
Feldabhängigkeit 45
Feldstudie 19
Feldunabhängigkeit 45
Fertilitätsziffer 52
Fetischismus 76
Fight-or-Flight-Syndrom 8
Fixierung, iatrogene 61
Flashback 38
Flooding 71
fMRT (funktionelle Magnetresonanztomographie) 24
Follow-up-Untersuchung 20
Fortpflanzungsverhalten 52
FPI-r (Freiburger Persönlichkeitsinventar revidierte Form) 42
Frage 65
Freiburger Persönlichkeitsinventar revidierte Form (FPI-r) 42
Fremdanamnese 64
Fremdeln 46
Fremde-Situations-Test 46
Frequenz 23
Frequenzband 23
Freud, Sigmund 9
Frontallappen 32
Früherkennung 84
Funktionsnorm 67
Furcht 9

G

Geburtenüberschuss 51
Geburtenziffer 52
Gedächtnis 33
Gedächtnisspanne 33
Gedächtnisstörung 33
Gegenkonditionierung 71
Gegenübertragung 61
- Therapeut 68

Genfer Ärztegelöbnis 59
Genitale Phase 43
Gen-Umwelt-Interaktion 8
Gerontopsychologie 51
Geschlechtsidentität 50
Geschlechtsrolle 50
Gesellschaftsschicht 56
Gesetz 32
Gesprächsbedingung 61
Gesprächspsychotherapie, nondirektive 73
Gesprächsstrategie, ausweichende 60
Gesprächstherapie, klientenzentrierte 73
Gestaltpsychologie 32
Gesundheitsbegriff 6
Gesundheitsdienst, öffentlicher 86
Gesundheitserziehung 86
Gesundheitsförderung 83, 86
Gesundheitskosten 81
Gesundheit, sozialer Gradient 55
Gesundheitssystem 80
Gesundheitswesen, Qualitätsmanagement 82
Gewöhnung 31
GKV (Gesetzliche Krankenversicherung) 80
Globaldaten 21
Glukokortikoid, Stressreaktion 8
Gratifikationskrise 50
Greenspoon-Effekt 30
Gruppengespräch 61
Gruppentherapie 61
GRV (Gesetzliche Rentenversicherung) 81
Gyrus postcentralis 26

H

Habituation 25, 31
Halo-Effekt 64
Hamburg-Wechsler-Intelligenztest 35
Härtefehler 64
Hartz 4 57
Hautleitfähigkeitsreaktion 25
Hautpotenzialveränderungen 25
Havighurst-Entwicklungsaufgaben 49
HAWI (Hamburg-Wechsler-Intelligenztest) 35
Hawthorne-Effekt 19
Health-Belief-Modell 84
Hemisphäre, rechte 31
Herz-Angst-Neurose 37
high expressed emotion 60
Hilflosigkeit, erlernte 39
Hirnareale 31
Hirnwellenmuster 23
Histrionische Persönlichkeitsstörung 44
Homosexualität 77
Hormon
- adrenocorticotropes 8
- thyreotropes 8

Hospitalismus 46
Hospizarbeit 78
Hypophysenvorderlappen-Nebennierenrinden-System 8
Hypothese 13
- soziogene 55

I

ICD-10 67
ICF (Internationale Klassifikation der Funktionsfähigkeit, Behinderung und Gesundheit) 68
Ich 10
Idealnorm 6
Identitätsstörung, sexuelle 76
Impact Evaluation 20
Implosion 71
Index 57
Individualdaten 21
Individualstereotypie 9
Induktion 22
Inferenzstatistik 22
informed consent 66
Inhaltsvalidität 16
Instinkthandlung 39
Intelligenz 34f.
Intelligenztest 34, 35
Interaktion
- arztzentrierte 61
- klientenzentrierte 61

Interaktionismus 43
Interaktionseffekt 18
Interferenzstatistik 21
Intergenerationsmobilität 57
Inter-Item-Konsistenz-Analyse 15
International Classification of Diseases, Injuries, and Causes of Death (ICD) 67
Internationale Klassifikation der Funktionsfähigkeit, Behinderung und Gesundheit (ICF) 68
Interozeption 6
Interrollenkonflikt 11
Intervallskala 14
Intervallverstärkung 30
Interventionseffekt 22
Intervention, zielgerichtete 66
Intragenerationenmobilität 57
Intrarollenkonflikt 11
Introversion 42
Invarianz 47
In-vivo-Konfrontation 71
Inzidenz 21
IQ (Intelligenzquotient) 34
Isolierung 69
IST (Intelligenz-Struktur-Test) 35
Item 15
Itemhomogenität 15
Itemschwierigkeit 15

J

James-Lange-Theorie 37

K

Katalogfrage 65
Katamnese 65
Kategorialskala 14
Kausalattribution 41
Kernfamlie 54
Klasse, gesellschaftliche 56
Klassenbegriff 56
Klassifikationssystem
- diagnostisches 67
- multiaxiales 67

Klaustrophobie 37
Kognition 7, 12, 32, 47
Kognitives Modell 7
Kognitive Therapie 70
Kognitive Verhaltenstherapie 73
Kohärenzsinn 83
Kohäsion, soziale 11
Kohlberg-Stufenmodell der Moralentwicklung 48
Kohorte 20
Kohortenstudie 20
Kollektivitätsorientierung 11
Kollusion 61
Kommunikation 59
- ärztliche 63
- Modell von Schulz von Thun 60
- Stil 74
- Störung 63

Komorbidität 54
Kompetenz 11
Kompetenzerwartung 72
Komplementärmedizin 62
Konditionierung
- höherer Ordnung 29
- klassische 27
- operante 29
- verbale 29

Konfabulation 34
Konfidenzintervall 16
Konformität, soziale 11
Konfrontation 70
- in sensu 71

Konfrontationstherapie 71
Kongruenz 74
Konsequenz 70
Konsequenz, antizipierte 40
Konstrukt, latentes 14
Konstruktvalidität 16
Kontingenz 60, 70
Kontraktionsgesetz 54
Kontrasteffekt 64
Kontrollgruppe 19
Kontrollüberzeugung 45
- internale 27

Konversion 69
Konversionsstörung 10, 69
Kooperation 61
- Störung 63

Korrelationskoeffizient 16, 18
Kortex, präfrontaler 32
Kortisol, Stressreaktion 8
Krankengeschichte 6
Krankenhausangst 63
Krankenpflege 87
Krankenrolle 11
Krankenversicherung 80
Krankheit
- Früherkennung 84
- Sichtweise, gesellschaftliche 7
- Wahrnehmung 79

Krankheitsanamnese 64
Krankheitsgewinn 10
Krankheits-Risiko-Faktor 55
Krankheitsspektrum 54
Krankheitstheorie, implizite 6
Krankheitsverarbeitung 75
Krankheitsverhalten 79
Krebserkrankung 74
Kriteriumsvalidität 16
Kübler-Ross, Elisabeth 77
Kunfundierung 18
Kurzzeitgedächtnis 33

L

Labeling-Theorie 7
Labilität, emotionale 42
Lächeln, soziales 46
Lachen 46
Laienätiologie 6
Laiensystem 79
Laienzuweisungssystem 79
Lallstadium 48
Längsschnittstudie 19
Langzeitgedächtnis 33
Langzeit-Potenzierung 33
Latenzphase 43
Lateralisierung 31
Lebensereignis, kritisches 50
Lebenserwartung 51
- soziale Schicht 55

Lebensqualität 6
- Verbesserung 86

Lebensstil 55
Leerlaufhandlung 40
Leistung 25
Leistungsmotivation 41, 48
Lernen 27, 46
Lerntheoretisches Modell 7, 26
Lerntheorie, sozial-kognitive 31
Letalität 53
Liaisondienst, psychoonkologischer 75
Libido 9
Lidschlagkonditionierung 28
Likert-Skala 14
Locus of Control 45
Löschung
- klassische Konditionierung 28
- operante Konditionierung 29

Lustlosigkeit, sexuelle 76

M

Magersucht 55
Magnetenzephalografie 24
Magnetresonanztomografie, funktionelle 24
maintenance 86
Managed-Care-Programme 86
Marx, Karl 56
Masochismus 77
Maturation 46
MDK (Medizinischer Dienst) 87
Medianwert 22
Mediatorvariable 18
Medikamentanamnese 64
Meditation 75
Medizin, evidenzbasierte 82
Medizinischer Dienst 87
Mehrfaktoren-Theorie von Thurstone 34
Metaanalyse 65
Midlife-Crisis 50
Migration 53
Mikrozensus 51
Mildeeffekt 64
Mischel, Walter 43
Mobilität 53
– soziale 57
Mobilitätsziffer 53
Modell
– biopsychologisches 8
– biopsychosoziales 26
– der fluiden und kristallinen Intelligenz von Cattell 34
– kognitives 7
– lerntheoretisches 7, 26
– paternalistisches 62
– psychodynamisches 9
– salutogenetisches 83
– soziologisches 12
– topografisches 9
Modelling-Effekt 31
Modelllernen 31
Moralentwicklung 48
Morbidität, Kompression 54
Mortalität 51 ff.
Motiv 40 f.
Motivation 39
Motivationskonflikt nach Lewin 41
Motivationstheorie, humanistische 40
Multimorbidität 55
Muster, neurotisches 61

N

Nachhallerinnerung 38
Narzisstische Persönlichkeitsstörung 44
Natalität 51, 52
Nebennierenmark-System, sympathisches 8
Nettoreproduktionsziffer 52
Netzwerk, soziales 12
Neurotizismus 42
Neutralität, affektive 11
NNT (number needed to treat) 65
Nominalskala 14
Non-Compliance, intelligente 62
Noradrenalinausschüttung 8
Norm 10
– ärztliche 59
– therapeutische 65
Normierung 15
Normstichprobe 15
Nozizeption 6
Number needed to treat 65
Nuptialität 52

O

Objektbeziehungstheorie 44
Objektivität 15
Objektpermanenz 47
Odd-ball-Paradigma 24
Odds Ratio 20
ödipale Phase 43
Ökologie 19
Operationalisierung 14
Operation, formale 47
Opportunitätsstruktur 55
Orale Phase 43
Ordinalskala 14
Orgasmus 76
Orientierungsreaktion 24
Overachiever 35
Over-Utilization 80
Oxytocin 41

P

P300 24
Paartherapie 61
Pädophilie 77
Palliativmedizin 78
Panikstörung 37
Paradox der Prävention 83
Parallelisieren 19
Paralleltest-Reliabilität 15
Paranoide Persönlichkeitsstörung 44
Paraphasie 34
Paraphilie 76
Paraphrasieren 74
Pathogenese 6
Patientenrolle, Beginn 79
Patientenschulung 66
Pawlow 27
Peergroup 50
Persönlichkeit 42
Persönlichkeitsentwicklung nach Freud 43
Persönlichkeitsinstanz 9
Persönlichkeitsmodell
– psychodynamisches 43
– statisches 42
Persönlichkeitsstörung 44
Persönlichkeitstest 42
PET (Positronenemissionstomographie) 24
Pflegestufe 88
Pflegeversicherung 87
Phallische Phase 43
Phobie 29, 37
– soziale 38
Piaget, Jean 47
PKV (Private Krankenversicherung) 80
Plastizität, neuronale 32
Plateauphase 76
Plazebo-Effekt 65
Positronenemissionstomografie 24
Potenzial 23
Prädikationswert 17
präoperationale Stufe 47
Prävalenz 17, 20, 21
Prävention 83
Premack-Prinzip 30
preparation 85
Preparedness 29
Primärdaten 22
Primärprävention 83
primary appraisal 9
primary mental abilities 34
Professionalisierung 58
Projektion 64, 69
Proletariat 56
Prompting 72
Propriozeption 6
Protektivfaktor 83
Prozessevaluation 20
Prozessforschung 65
Prozessmodell, sozialkognitives 84
Prozessqualität 82
Pseudokontingenz 60
Psychiater 67
Psychoanalyse 9, 68
– nach Freud 68
Psychodynamisches Modell 9
Psychologe 67
Psychologie 13
Psychotherapeut 67
Psychotherapie 67
Psychotizismus 42
PTBS (posttraumatische Belastungsstörung) 38
Punktprävalenz 21

Q

Quasiexperiment 18
Querschnittstudie 20
Quotastichprobe 21
Quotenverstärkung 30

R

Randomisieren 19
Rangskala 14
Rationalisierung 69
Rationalskala 14
Reaktanz 63
Reaktion
– konditionierte 28
– unkonditionierte 28
Reaktionsbildung 69
Reaktionsstereotypie, individuelle 9
Reaktionszyklus, sexueller 75
Real-Angst 37
Realismus 42
Refraktärphase 76
Regression 43, 61
Rehabilitation 6, 87
Reifung 46
Reiz, unterschwelliger 32
Reizdiskrimination, Konditionierung 28
Reizgeneralisierung 28
Reizüberflutung 71
Rektangularisierung 52
Reliabilität 15
Remission, Konditionierung 28
REM-Schlaf 23, 26
Rentenversicherung 81
Repression, Krebserkrankung 75
Repressor 37
Resilienz 83
Resistenz, Stress 8
Responsiveness 49
Retestreliabilität 15
Rezidiv 6
Reziprozität 49
Richtlinienverfahren 67
Risiko
– absolutes 21
– relatives 20
Risikoselektion 81
Risikostrukturausgleich 81
Rogers, Carl 73
Rollendistanz 11
Rollenidentifikation 11
Rollenkonflikt 11
Rolle, soziale 11
Rosenthal-Effekt 19
Rückbildungsphase 76
Rumifizieren 75

S

Sachinhalt 60
Sachleistungsprinzip 81
Sadismus 77
Sägezahnwelle 23
Säuglingssterblichkeit 53
Schichtindex 57
SchizoidePersönlichkeitsstörung 44
Schlaf 25
Schlafapnoe 26
Schlafparalyse 26
Schlafspindel 23
Schlüsselreiz 39
Schmerz 26
Schmerzkontrolle 27
Schmerzmessung 26
Schmerzmodell 26
Schmerzschwelle 27
Schmerztoleranz 27
Schulz von Thun, Friedemann 60
Schutzfaktor 83
SCL (sink conductance level) 25
SCR (skin conductance response) 25
secondary appraisal 9
Sekundärdaten 22
Sekundärprävention 84
Selbsthilfegruppe 75, 87
Selbstkonzept 45
– Bildung 46
Selbstmanagement 86
Selbstoffenbarung 60
Selbstunsicherheit 45
Selbstwirksamkeit 72
Selektionshypothese 55
Selje, Hans 8
Sensation Seeking 45
Sensitivierung 31
Sensitivität 17
Sensitization 75
Sensitizer 37
Sensomotorische Stufe 47
SEP (somatisch evoziertes Potenzial 23
Setting 61
– Interventionen 66
Sex flush 76
Sexualität 76
Sexualmotiv 40
Sexualpräferenz 76
Sexualtrieb 9
Sexuelle Abweichung 76
SF-36 (Short-Form-36 Health Survey) 6
Shaping 72
Shared-Decision-Making 62
Short-Form-36 Health Survey (SF-36) 6
Signallernen 28
Signifikanz 13
Simulation 10

sink conductance level 25
Situationismus 43
skin conductance response 25
slow-wave-sleep 23
social support 12
Sokratische Dialog 73
Solidarprinzip 80
Somatisierung 38
SORKC-Modell 70
Sozialisation 46
– geschlechtsspezifische 50
Soziologische Modelle 12
Soziotherapie 87
Spearmans Theorie der Intelligenz 34
Spezifität 17
– funktionelle 11
Spielsucht 30
Split-Half-Reliabilität 15
Spontan-EEG 23
Spontanremission 65
Sprachentwicklung 48
Stabilisierung 86
Stabilität 41
– emotionale 42
– transsituationale 42, 43
Standardabweichung 16
Standardmessfehler 16
State-Angst 37
Statistik, deskriptive 22
Status, sozialer 56
Statusinkonsistenz 57
Statuskonsistenz 57
Statuskristallisation 57
Statusverlust 56
Sterbehilfe 77
Sterbephase 77
Sterbetafel 51
Sterbeziffer 53
Sterblichkeit, perinatale 53
Stereotyp 64
Stichprobe 21
Stigmatisierung 7
Stimulus 70
– konditionierter 28
– neutraler 28
– unkonditionierter 28
Stimuluskontrolle 72
Stoizismus 75
Störung
– affektive 38
– psychische 67
– Sexualpräferenz 76
– sexuelle 76
– somatoforme 38
Störvariable 18
Strengefehler 64
Stress 8
– im Berufsleben 50
Stressbewertung 9
Stressmodell 8
Stressor 8
Stresspuffer-Modell sozialer Unterstützung 12
Stressreaktion 8
Strukturmodell 9
Strukturqualität 82
Struktur, soziale 56
Studie
– epidemiologische 85
– kontrollierte 19
– multivariante 19
– ökologische 19
– prospektive 85
– quasiexperimentelle 18
– retroperspektive 85
Sublimierung 43, 69
Suggestivfrage 65
Sympathie-Antipathie-Effekt 64
Sympathikus, Stress 8

T

Tanatos 10
Telegrammstil 48
Tendenz, zentrale 64
Tertiärprävention 86
Testaufgabe 15
Testgütekriterium 15
Testkonstruktion 15
Testosteronausschüttung 8
Test, psychologischer 15
Testtheorie, klassische 16
Teta-Welle 23
The Big Five 42
Themenwechsel 60
Theorie der Selbstwirksamkeit 72
Therapie
– kognitiv-behaviorale 73
– kognitive 70
Thurstone-Mehrfaktorentheorie 34
Thurstone-Skala 14
Tiefschlaf 23, 25
Time Out 72
Todestrieb 9
Token 30
– Economy 71
Top-down-Prozess 32
Topografisches Modell 9
Totgeburtlichkeit 53
Trait-Angst 37
Trait-Merkmale 75
Transfereinkommen 57
Transferlernen 31
Transformation, demografische 53
Transition, epidemiologische 85
Transsexualität 50, 76
Transvestismus 76
Trauerarbeit 77
Trennschärfe 15
Triade
– kognitive 39
– meritokratische 51
Trieb 9
Triebintensität 76
Triebspannung 39

U

Übelkeit, antizipatorische 28
Übereinstimmungsvalidität 16
Übergang, demografischer 53
Übergeneralisierung 39
Über-Ich 10, 43
Übersprungshandlung 40
Übertragung 61
– Therapeut 68
Überversorgung 80
Ultrakurzzeitgedächtnis 33
Umschüttaufgabe 47
Underachiever 35
Under-Utilization 80
Ungeschehen-Machen 69
Ungleichheit, neue soziale 56
Universalismus 11
Unterstützung, soziale 12
Unterversorgung 80
Utilitarismus 59

V

Vaginismus 76
Validität 16
Valorisieren 75
Variable 18
VEP (visuell evoziertes Potenzial) 23
Verantwortungsethik 59
Verbalhandlung 60
Verbalisierung 74
Verdrängung 68
Vereinigung, kassenärztliche 58
Verhalten
– Bestrafung 30
– generatives 52
– Konsequenz 29
– Verstärkung 29, 30
Verhaltensanalyse 70
Verhaltensänderung, Stufenmodell 85
Verhaltensausformung 72
Verhaltensgenetik 8
Verhaltensmedizin 8
Verhaltensmodelle 7
Verhaltensprävention 85
Verhaltensstil 45
Verhaltensstörung, genetisch beeinflusste 8
Verhaltenstherapie 7, 70
– kognitive 73
Verhältnisprävention 84
Verhältnisskala 14
Verleugnung 68
Verschiebung 69
Versicherungspflichtgrenze 80
Versorgung 81
Verstärker 30
Verstärkerplan 30
Verstärkersystem, sekundäres 71
Verstärkung 29, 30
Versuchsleiterfehler 19
Versuchspersonenfehler 19
Vertrauensintervall 16
Verursachungshypothese 55
Vierfeldertafel 17
Visite 60
Viszerozeption 6
Volkszählung 51
Vollerhebung 21
Vorhersagevalidität 16
Voyeurismus 76

W

Wachheit 25
Wahrnehmung 32
Wahrnehmungsfehler 64
Wanderungssaldo 53
Weber, Max 56
Wechsler-Intelligenztest 35
Wechsler-IQ 34
Wernicke-Aphasie 34
Wertschätzung 74
Widerstandsphase 8
Widerstandsressource 83
WIE (Wechsler-Intelligenztest) 35
Wolpe, Joseph 71

Y

Yerkes-Dodson-Regel 25

Z

Zivilisierung 46
Zuckerman, Marvin 45
Zufallsstichprobe 21
Zuhören, aktives 74
Zwanghafte Persönlichkeitsstörung 44
Zwangsgedanken 38
Zwangshandlung 38
Zwangsstörung 38
Zwei-Faktoren-Theorie 34
– Emotion 36
Zweiwortstadium 48